지금, 인생의 체력을 길러야 할 때

The Self-Care Solution:
A Year of Becoming Happier, Healthier, and Fitter
-One Month at a Time
by Jennifer Ashton, M.D., M.S. with Sarah Toland
Originally Published by William Morrow,
an imprint of HarperCollins Publishers, New York

지금, 인생의 체력을 길러야 할 때

제니퍼 애슈턴 지음
김지혜 옮김

나를 인생
1순위에 놓기 위해
꼭 필요한
12가지 습관

북라이프
booklife

옮긴이 | **김지혜**

연세대학교에서 심리학을 전공하고 서울대학교 경영전문대학원(MBA)에서 석사를 받았다. 음악 회사에서 전략 기획, 매출 관리 업무를 수행하던 중 숫자가 아닌 글로 소통할 수 있는 방법을 고민하다 번역의 길에 뛰어들었다. 글밥아카데미 출판번역과정 수료 후 바른번역 소속 번역가로 활동하고 있다. 옮긴 책으로는《빅 워크》,《사람들은 왜 스타벅스로 가는가?》,《마음을 고치는 기술》등이 있다.

지금, 인생의 체력을 길러야 할 때

1판 1쇄 발행 2020년 12월 2일
1판 5쇄 발행 2023년 9월 26일

지은이 | 제니퍼 애슈턴
옮긴이 | 김지혜
발행인 | 홍영태
발행처 | 북라이프
등 록 | 제2011-000096호(2011년 3월 24일)
주 소 | 03991 서울시 마포구 월드컵북로6길 3 이노베이스빌딩 7층
전 화 | (02)338-9449
팩 스 | (02)338-6543
대표메일 | bb@businessbooks.co.kr
홈페이지 | http://www.businessbooks.co.kr
블로그 | http://blog.naver.com/booklife1
페이스북 | thebooklife
ISBN 979-11-91013-04-7 03510

* 잘못된 책은 구입하신 서점에서 바꾸어 드립니다.
* 책값은 뒤표지에 있습니다.
* 북라이프는 (주)비즈니스북스의 임프린트입니다.
* 비즈니스북스에 대한 더 많은 정보가 필요하신 분은 홈페이지를 방문해 주시기 바랍니다.

비즈니스북스는 독자 여러분의 소중한 아이디어와 원고 투고를 기다리고 있습니다.
원고가 있으신 분은 ms2@businessbooks.co.kr로 간단한 개요와 취지, 연락처 등을 보내 주세요.

• • • •

더 나은 자신이 되기 위해 애쓰는 이 세상 모두에게
그리고 나에게 영감과 동기를 주는 최고의 원천
알렉스와 클로이에게

CONTENTS

처음부터 1년간의 셀프 케어(Self-Care, 나에게 집중해 현재 자신의 상태를 면밀하게 살피고 더 나은 상태로 나아가기 위해 스스로의 몸과 마음을 돌보는 모든 행위를 포함한다.—편집자)를 실천할 생각은 아니었다. 솔직히 누군가가 작년 초의 나에게 1년 동안 나 자신과 내 삶을 돌볼 필요가 있는지 물었다면 아마 그럴 시간은 없다고 대답했을 확률이 높다. 아니, 정말로 그렇게 말했을 것이다. 자칭 자기 계발 중독자인 나에게조차 지난 한 해는 그 어느 때보다 힘든 시간이었다. 자기 계발 혹은 그보다 더 중요한 셀프 케어는 전혀 고려 대상이 아니었다.

어쩌면 내가 셀프 케어를 가장 덜 중요하게 생각했다는 사실이 나에게 셀프 케어가 절실히 필요하다는 증거였을지도 모른다. 2019년이 시작되기 전 나는 무척 혼란스러운 상태였고 더 나은 사람이 되기 위해 시간을 투자한다는 생각을 감당하기 어려웠다. 나는 전남편의 자살 이후 극심한 후유증에 시달리며 2017년을 보냈다. 그 고통스러운 감정을 겪는 동안에는 나 자신을 돌보기 위해 시간을 쏟는다는 생각이 너무 이기적으로 느껴졌다. 아이들에게도 다른 가족들에게도 내가 필요했다. 나를 위한 시간이란 그저 옳지 못한 것, 비현실적인 것으로 느껴질 뿐이었다. 당시 나는 그렇게 고통스러운 때야말로 셀프 케어가 가장 필요한 시기임을 잊고 있었다.

아마도 그래서 내가 이 계획에 무모하게 덤벼들었던 듯하다. 어떤 계획도 목표도 세우지 않았다. 그저 한 달을 조금 다르게 살아 보기로 결심했을 뿐이다.

송년회 시즌이 끝나 갈 무렵 나는 불현듯 1월 한 달간 술을 마시지 않겠다고 다짐했다. 그간 술을 너무 많이 마셨기 때문은 아니었고 그저 습관을 바꾸면 삶이 얼마나 나아질지 실험해 보고 싶었기 때문이다. 한 달 동안 금주를 실천하면서 겪은 변화는 충격적이었다. 첫째로, 지난 30일 동안 나는 스스로를 더 잘 알게 되었다. 지난 수년간 나에 대해 알아낸 것보다 훨씬 더 많은 정보를 얻었다. 둘째로, 짧은 기간이었음에도 술을 대하는 내 몸과 마음, 기분과 태도에 극적인 변화가 일어났다. 이 실험을 통해 얻은 자기 발견과 기분 전환이라는 이점을 계속해서 누리고 싶었다.

성공적이었던 한 달이 나의 내면에 활력을 불어넣었다. 이 활력은 의사이자 미국에서 가장 시청률이 높은 TV 프로그램 출연자로 활약하는 나에게 어울리는 DNA다. 그러나 한편으로는 그저 나 자신, 즉 의욕적이고 목표 지향적인 A유형 성격(심혈관계 질병에 대한 취약성을 기반으로 분류한 성격 유형으로 A유형은 초조하고 조급한 성격을, B유형은 느긋하고 여유 있는 성격을 의미한다.—옮긴이)의 소유자 제니퍼 애슈턴 박사다운 DNA이기도 했다. 스스로 목표를 세우고 이를 달성하는 것만큼 내게 즐거운 일은 없다. 또한 나는 의학 전문가로서 과학적 접근법과 자료를 활용해 목표를 정조준하는 것을 좋아한다.

나 역시 새해가 되면 다른 사람들과 마찬가지로 한 가지 이상의 목표를 세운다. 물론, 어떤 것이 진짜 유익한지 알고 있어도 새해 목표를 끝까지 굳건히 지켜 나가는 일은 말처럼 쉽지 않다. 하지만 한 달에 단 하나의 목표라면? 해 볼 만하다 느껴진다. 한 달이면 무언가를 실험하기에 이상적인 시간인 것 같다. 어떤 종류의 셀프 케어가 삶에 긍정적인 영향을 미치는지 확인할 수 있는 좋은 기회라는 생각도 든다.

금주를 실천함으로써 첫 단추는 끼웠다. 적어도 계획 하나는 실행했다. 나는 계속해서 실험을 해 나가기로 결심했다. 매달 나를 위한 활동을 한 가지씩 해 보기로 했다. 플랭크와 팔 굽혀 펴기 한 달, 명상 한 달, 규칙적인 유산소 운동 한 달 등등. 매달 목표를 정해 1년 동안 성취해 나가면 각각의 시도가 얼마나 효과적이었는지 정확하게 이해할 수 있고 앞으로 도전을 계속할지 여부를 명확하게 선택할 수 있게 될 터였다.

당시 나는 이 개인적인 실험이 나의 삶에 이토록 지대한 영향을 미칠 것이라고는 상상도 하지 못했다. 실험을 마친 나는 그 어느 때보다도 건강한 상태로 한 해를 마무리했다. 정서적인 부분은 물론이고 식단과 수면 상태 모두 나아졌다. 그 과정에서 나 자신에 대해 여러 가지를 깨달은 것도 실로 놀라웠다.

의사이자 영양학자인 나 역시 습관이 건강에 미치는 영향을 알아차리기 어렵다. 이는 시간을 투자해 자세히 살펴야 알 수 있는데 그렇게까지 하는 사람은 거의 없다. 만약 누군가가 1년 계획에 돌입하기 전의 나를 봤다면 아마 완벽하게 관리되어 건강한 상태의 표본이라고 여겼을 것이다. 나는 그때도 날씬하고 탄탄한 몸매를 지니고 있었다. 담배도 피우지 않았고 약물도 하지 않았으며 음주 관련 문제도 전혀 없었다. 문제의 그해에도 거의 매일 운동을 했고 가급적 가공식품 대신 자연식품을 먹었으며 정신 질환을 앓고 있지도 않았고 매일 7시간 이상의 수면을 취했다.(적어도 그렇게 느낄 정도로 푹 잤다.) 성공적인 경력, 사회적 관계, 가족과의 친밀감도 유지했다.

매달 시도하는 사소한 변화가 어떻게 결정적인 변화를 이끌어 내는지 궁금한가? 답은 아주 간단하다. 우리가 매일 하는 행동은 건강에 큰 영향을 미친다. 무엇을 얼마나 먹고 마시는지, 얼마큼 휴식을 취하고 어떻게 움직이는지가 몸과 마음에 긍정적으로 작용할 수도 있고 파괴적으로 작용할 수도 있다. 음식, 수면, 운동은 모두 생존을 위한 필수 요소이기 때문이다. 물론 습관 하나하나가 일상에 미치는 영향은 미미할지도 모른다. 그러나 그 결과는 순식간에 쌓인다. 같은 행동을 매주, 매달, 매년 반복하면 그 영향력은 기하급수적으로 증가한다. 달리 말해 건강을 해치는 습관은 시간이 갈수록 강력해져 당신이 모르는 사이에 건강뿐 아니라 행복까지 심각하게 위협할 수도 있다는 얘기다.

예를 들어 어느 날 물을 조금 적게 마셨다고 해서 당장 입원하지는 않을 것이다.(나는 어렸을 때 탈수 때문에 세 번이나 입원했지만 그때는 무엇이 원인인지 몰랐다.) 그러나 몇 주, 몇 달 동안 수분을 충분히 섭취하지 않으면 만성 탈수에 빠질 위험이 커진다. 결과적으로는 체중 증가, 피로감, 입 냄새 등 여러 신체·정신 문제가 일어날 수 있다.

그런 의미에서 지난해 집중적으로 실천했던 건강 습관은 모두 큰 도움이 되었다. 이 책에서 소개하는 월별 과제가 건강과 행복을 위한 핵심 요인이라는 사실은 수많은 연구를 통해 밝혀졌다. 나에게만 효과 있었던 과제를 임의로 선정하지는 않았다. 각 과제는 일반적인 사람들의 건강에도 중대한 영향을 미친다는 사실이 충분히 입증되었다. 나이, 성별, 체형, 운동 능력, 경제 수준, 직업 경력, 생활 양식이 어떠하든 누구나 할 수 있고 또 해야만 하는 활동이다.

삶에 이로운 습관 들이기에 도전하고 실천했던 한 해를 보낸 경험을 토대로 이제는 자신 있게 말할 수 있다. 나는 그 어느 때보다도 행복하고 건강하다. 엄청나게 극적인 변화에 성공했거나 미쳤다는 소리가 절로 나오는 식단을 따라 말도 안 되는 다이어트를 했거나 고문당하듯 세 달 동안 쫄쫄 굶거나 값비싼 트레이닝 시설에만 매달렸기 때문이 아니다. 결론부터 말하면 나에게 꼭 맞는 셀프 케어 방식을 알아냈고 어떻게 하면 스스로를 돌볼 수 있는지 깨달았다. 그리고 그 방법을 이제 여러분과 공유하고자 한다.

예전에 나는 셀프 케어의 방식으로 미용만을 떠올리곤 했다. 외모를 가꾸기 위한 머리 자르기, 피부 관리, 화장품, 손톱 관리, 스파 같은 것들을 연상했다. 최근에는 많은 사람들이 헬스장에 가거나 명상하는 것도 셀프 케어의 일부로 여기기는 한다. 하지만 운동과 명상은 건강을 유지하는 활동에 가깝다고 생각했다. 반드시 해야 할 일이라고 생각하지는 않았다. 게다가 솔직히 말하면 나는 이 모든 것을 내 일의 일부라고 여겼다. 어쨌든 나는 전국 최고 시청률을 자랑하는 건강 프로그램의 얼굴이자 웰빙을 선도하는 목소리로서 활동 중이었다. 바로 내가 이 일의 적임자였던 셈이다!

하지만 1년 열두 달의 도전을 거치면서 셀프 케어의 범위가 외모 관리와 기본적인 심신 관리 수준을 훌쩍 넘어선다는 사실을 알게 됐다. 매일 내가 몸과 마음을 어떻게 다루는지, 여유 시간에 무엇을 하는지 깨달았다. 셀프 케어는 나의 행동과 생각, 의사 결정, 태도, 세계관 모두에 영향을 끼치며 나 자신에 대한 관점을 바꾸는 데 도움이 되었다. 행동하고 생각하고 결정을 내리며 다른 사람을 대하고 주변 환경을 느끼는 모든 행동이 셀프 케어에 포함되었다. 이제 적어도 나에게 셀프 케어란 외모를 꾸미기 위해 공을 들이는 것처럼 내면의 자아를 위해 일부러 시간을 들여 노력하는 행위를 의미한다. 머리 스타일과 얼굴, 피부에 정성을 쏟는 만큼 자신의 마음에도 신경 쓴다면 진정한 셀프 케어를 실천한다 할 수 있다.

이런 생각이 들지도 모른다. **이봐요, 난 몸과 마음의 변화는커녕 행동이나 감정에 주의를 기울일 여유조차 없어요.** 나도 한때 똑같은 생각을 했다. 만약 누군가 나더러 단 하루에 새로운 습관 12개를 추가하라고 요구했다면 아마 선뜻 나서지 않았을 것이다. 하지만 지금이라면 얘기가 달라진다. 셀프 케어는 할 시간이 있는지 없는지를 따져서 하는 일이 아니다. 평소 일과를 재조정해서 할 시간을 만들어야 한다. 세상에서 제일 바쁜 CEO, 누구보다 열심히 일하는 투잡 방송인, 재택근무를 하는 사람 그 누구라도 시간을 내어 할 수 있는 일이다. 또한 나는 매일 짬을 내어 자신을 돌보면 실제로 더 많은 시간을 **벌 수 있다**는 것을 깨달았다. 스트레스가 줄고 집중력이 높아지며 에너지가 솟고 자신감이 생기기 때문이다. 엄마로서 얻은 성과도 크다. 내가 시간을 들여 나를 가꾸니 아이들도 스스로를 돌보는 방법을 배웠다. 어쩌면 셀프 케어야말로 효율적인 시간 관리를 위한 결정적인 요소일지 모른다. 매일 셀프 케어를 하지 않는다면 당신은 시간을 낭비하고 있는 셈이다. 그 결과 건강과 행복이 타격을 입을 것이다.

물론 하룻밤 사이에 이런 깨달음을 얻지는 않았다. 나도 열두 가지 습관을 한꺼번에 들이지는 않았기 때문이다. 그 점이 바로 이 책의 백미다. 매달 다른 목표에 새롭게 도전하면서, 건강과 행복 수준을 높일 기회를 매번 새로 얻을 수 있다.

성미가 급한 사람이라면 12개의 목표를 단번에 정복하고 싶다는 유혹을 느낄지도 모르겠다. 하지만 의사이자 부단한 자기 계발자로서 단언하건대 그 유혹이야말로 결코 따라서는 안 되는 것이다. 식단 변화, 행동 교정, 생활 습관을 급격하게 바꾸려 들면 99퍼센트 실패한다. 나는 환자들을 통해 이 사실을 매번 확인한다. 어떤 환자가 식단, 운동 습관, 수면 패턴 등에 엄청나게 큰 변화를 주려고 하거나 너무 많은 것을 한 번에 다 바꾸려고 하면, 거의 예외 없이 지쳐 나가떨어진다고 보면 된다. 급격한 변화를 통해 일시적인 성과를 누리는 환자도 있긴 하지만 그 결과는 보통 몇 개월 안에 사라진다. 단 몇 주, 며칠 만에 사라져 버릴 때도 있다.

한 달에 1개씩 새로운 건강 습관을 들이는 방법의 가장 큰 장점이 바로 이 부분이다. 몸과 마음을 아주 조금씩, 짧은 시간을 들여 개선하다 보면 지속적인 성공을 누릴 수 있다. 유행하는 다이어트를 한 번이라도 시도해 봤다면 이 말이 무슨 뜻인지 잘 알 것이다. 밀가루, 유제품, 육류, 커피, 술을 한 번에 끊는 것은 결국 어느 날 밤 고기가 잔뜩 올라간 엑스트라 라지 사이즈 피자에 화이트 와인 몇 잔을 곁들이고 후식으로 커피아이스크림 한 통을 비우게 된다는 의미다. 하지만 한 가지씩, 가령 유제품만 제한하기로 결심한다면 성공 확률이 높아질 것이다. 치즈, 우유, 아이스크림을 대체할 다른 음식을 찾는 동안 천천히 지속적으로 유제품 섭취를 줄일 수 있다. 마찬가지로 습관을 대대적으로 바꾸기보다는 조금씩 바꾸는 편이 유지하기에 더 좋다. 직접 경험해 보니 한 달이야말로 변화를 받아들이기에 적절한 기간이다. 오래도록 변화를 유지하고 그 이점을 꾸준히 누릴 수 있도록 변화에 **적응**하기에도 충분하다.

한 번에 단 하나의 행동 변화에만 집중하는 방식에는 과학적인 근거도 존재한다. 의학 전문가로서 말하자면 신체·정신·기분에 영향을 미치는 X요소가 무엇인지 확인하기 위해서는 독립 변인을 하나만 두어야 한다. 그렇게 설계한 실험이 좋은 실험이다. 너무 많은 변인을 포함하거나 단번에 너무 많은 부분을 바꾸려 하면 어떤 요인이 어떤 효과를 일으키는지(혹은 일으키지 않는지) 알 수 없다.

유행하는 다이어트 사례를 다시 살펴보자. 밀가루, 유제품, 육류, 술, 커피를 한꺼번에 끊으면 피부가 좋아지고 체중이 3킬로그램 빠지고 갑자기 기운이 넘칠 것이다. 그러나 어떤 원인이 어떤 결과로 이어졌는지 알 수 없다. 속이 불편했던 건 유제품 때문이지 밀가루에는 아무 문제 없었을지도 모른다. 체중 감량을 방해한 범인은 의외로 술이고, 피부 트러블의 원인은 육류 위주의 식단이었을 가능성도 있다. 작은 변화를 한 번에 하나씩 시도해야 각각의 변화가 나의 건강에 미치는 영향을 파악할 수 있다. 또한 그래야만 긍정적인 변화를 유지할 최선의 방법을 정확히 찾아내 건강하고 행복한 삶으로 나아갈 수 있다.

여기서 하나만 분명히 짚고 넘어가자. 이 책이 제안하는 1년 동안의 여정이 깨끗한 피부, 3킬로그램 감량, 기운 회복이라는 결과를 반드시 가져다주지는 않는다. 물론 이 책에 실린 과제에 도전하면서 이 세 가지 결과를 모두 경험할 수는 있다. 하지만 나의 목표는 매일 건강 습관을 실천하고 스스로를 돌볼 때 얼마나 놀라운 현상이 일어나는지를 알려 주는 것이다.

이 책에 제시된 도전 순서나 내가 시도했던 방식을 그대로 따를 필요는 없다. 우리는 모두 고유한 DNA, 인생, 삶의 방식을 가진 존재다. 신체적·정신적·감정적 욕구가 서로 다른 만큼 실천 방법이나 과제 선호도 역시 다를 것이다. 나에게는 잘 맞았던 방법이 당신에게는 전혀 맞지 않을 수 있다. 그러니 여기서는 자신만의 셀프 케어 방법과 해결책을 찾도록 도와줄 도구를 제공하고자 한다. 이를 활용해 가장 건강하고 행복한 상태에 다다를 수 있기를 바란다.

나는 당신이 열린 마음으로 모든 목표, 특히 도전할 필요가 없어 보이는 목표에도 도전하기를 강력하게 권한다.(스포일러 주의! 당 섭취 줄이기에 도전했던 9월처럼 내가 잘할 거라고 단단히 착각했던 때야말로 가장 놀랍고 괄목할 만한 성과를 이룬 기간이다.) 하지만 여기에 소개된 과제를 전부 완수할 필요는 없다. 가장 와닿는 목표를 자유롭게 고르되, 최대한 다양한 셀프 케어 방식을 시도해 보라. 예를 들어 채식주의자, 특히 완전 채식주의자인 비건(모든 동물성 제품을 섭취하지 않는 강력한 채식주의자를 뜻한다. 그 외에도 고기와 계란은 먹지 않지만 유제품은 섭취 가능한 락토 베지테리언과 육류와 해물은 먹지 않지만 달걀과 유제품은 섭취하는 락토 오보 베지테리언, 우유·생선·달걀은 먹지만 붉은 살코기와 조류는 먹지 않는 페스코 베지테리언, 평소에 채식 식단을 유지하며 상황에 따라 생선과 닭고기는 섭취하는 폴로 베지테리언, 채식을 추구하나 상황에 따라 육식도 허용하는 플렉시테리언 등 다양한 유형이 있다.—편집자)이라면 5월 목표인 '육식보다 채식 위주의 식단'을 약간 변형해 더 다양한 종류의 식재료 먹기 또는 가공식품 줄이기에 도전해 보자.

한 달의 도전을 마치고 그다음 도전으로 넘어가기 전에 당신은 이 습관을 계속 유지할지 말지 선택할 수 있다. 도전을 몇 번 하고 난 뒤에는 원하는 시간에 원하는 곳에서 이전에 배웠던 행동을 되살려 그 유익함을 다시 누릴 수 있다. 다시 말해 이 책은 일상의 건강과 행복을 더 잘 다루는 방법을 알려 준다.

여기서 강조하고 싶은 점은 이 책 어디에도 명령이나 강요가 없다는 점이다. 셀프 케어에 성공하려면 X라는 행동을 해서 Y라는 결과를 얻어야 한다고 단정하지 말아야 한다. 과학 연구에서 으레 그렇듯 실험을 시작하기도 전에 결과를 예측할 수는 없다. 그러한 사실의 연장선상에서 솔직하게 말하면, 나는 이 책에 실린 모든 도전에 성공하지는 못했다. 하지만 각각의 도전을 통해 나에 대한 소중한 깨달음을 얻었고 무엇보다도 셀프 케어의 의미를 배울 수 있었다.

한 해 동안의 긴 여정을 시작하려는 당신에게 한 가지 조언을 하고 싶다. 자기 자신에게 호기심을 가지라. 지난 열두 달 동안 나는 자신을 위한 실험 중이라는 사실을 계속 상기했다. 매번 새로운 시도를 하려 애썼고, 나를 행복하게 만들거나 불행하게 만드는 것이 무엇인지 확인하기 위해 주저 없이 내 행동을 돌이켜 보았다. 실험 결과를 의학 저널에 싣기 위해서가 아니었다. 내가 원하지 않는다면 친구나 가족과 공유할 필요도 없었다. 나만의 해였기 때문이었다. 유일한 목표는 나 자신을 발견하고 소중한 자아를 진정으로 돌볼 수 있는 방법을 알아내는 것이었다.

올해는 당신의 해다. 당신이야말로 이 책에서 가장 중요한 존재다. 당신이 행동하고 보고 느끼고 믿는 모든 것이 중요하다. 당신을 둘러싼 것들에 주저하지 말고 현미경을 들이대라. 관찰은 심각한 일도 무서운 일도 아니다. 한 달에 하나씩, 아주 사소한 실험이라면 더더욱 그렇다. 밑져야 본전인 셈이다.

나는 누구든 더 건강하고 행복하며 자기다운 삶을 살 수 있다고 진심으로 믿는다. 당신의 자아는 단 하나뿐이다. 이 자아는 아주 아름답고 정교한 정원을 이루는 식물처럼 매일 자라고 변화한다. 이 정원을 어떻게 가꿀지는 당신에게 달려 있다. 식물들이 햇빛을 찾으려 애쓰다가 지쳐 시들어 버리도록 방치할 것인지 아니면 자신이 지닌 모든 빛깔을 환하고 아름답고 더욱 강렬하게 뽐내도록 꼭 맞는 빛을 선사해 줄 것인지 말이다.

2019년, 제니퍼 애슈턴

1월

금주의 달

술을 멀리하자
몸속 세포가
살아나기 시작했다

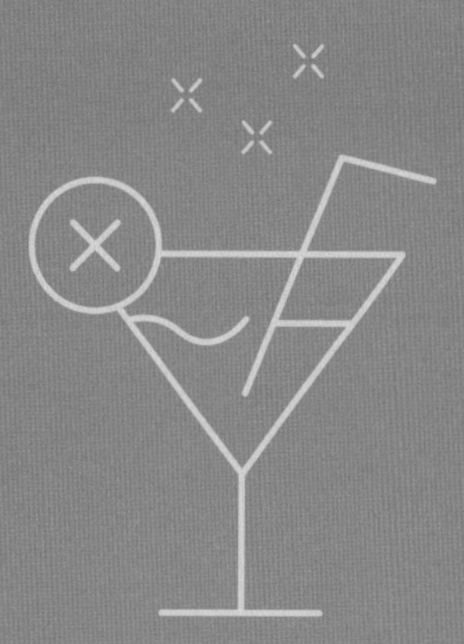

JANUARY

나의 이야기

한 달 동안 금주하기로 처음 마음먹은 시기가 언제였는지 정확히 기억나지는 않는다. 아마도 2017년 12월 초 무렵이었던 것 같다. 추수감사절 연휴가 막 끝난 시점이었다. 다른 사람들처럼 나 역시 송년회, 연말 행사, 그리고 가족 행사로 꽉 찬 한 달을 준비하고 있었다. 나를 포함한 대부분의 미국인이 이 모든 행사에 술을 빼놓을 리 없었다.

당시 나는 여느 때처럼 내 개인 병원에서 환자들을 맞이했다. 이즈음에는 환자의 주량에 대한 대화를 나누는 일이 잦다. 예를 들면 이런 식이다.

나: 술은 일주일에 몇 번이나 드시나요?

환자: 글쎄요, 와인 한두 잔 마시는 걸 좋아해서요. 일주일에 한두 번 정도? 금요일과 토요일에는 거의 마시고요……. 잘 모르겠네요. 아마도 일곱 번?

나: 보통 집에서 드시나요, 아니면 밖에서 드시나요?

환자: 둘 다인 거 같아요.

나: 그렇군요, 아시다시피 와인 한 잔은 150밀리리터, 데킬라 같은 술을 담는 작은 한 잔은 45밀리리터 조금 안 되는 양이에요. 하지만 환자분은 더 많이 마셨을 가능성이 커요. 특히 레스토랑이나 바에서 마셨다면 더더욱요. 자, 이걸 한번 보세요. (이때 나는 실물 크기의 와인 잔과 칵테일 잔이 그려진 자료를 꺼내 150밀리리터와 45밀리리터가 실제로 얼마나 적은 양인지 환자에게 보여 준다.)

나: 그러니까, 이 정도 양의 술을 드신 것이 맞나요?

환자: 그게…… 그보다는 좀 더 많을 것 같은데요.

나: (손으로 양을 표현하며) 그럼 아마도 와인은 이 정도 드셨을 것 같은데요? 칵테일은 이 정도 맞나요?

환자: 맞아요, 그 정도요.

나: 알겠습니다. 하지만 이 정도라면 일주일에 일곱 번 드셨다고 볼 수 없어요. 실제로는 열두 번에서 열네 번 정도 마신 셈이죠.

환자: 그렇게 많이요?

나: 네, 맞아요. 그리고 일주일에 열두 번에서 열네 번 음주를 하

면 여러 가지 증상에 시달릴 위험이 증가합니다. 유방암, 체중 증가, 비만, 우울증, 당뇨…….

매일 진료실에서 나눈 대화는 대부분 이런 식이었다. 절묘한 순간에 실물 크기의 그림 자료를 꺼내고 손으로 술의 양을 표현하면서 공감한다는 듯 고개를 끄덕이는 순간에 이르기까지 나는 이 대본을 달달 외울 정도였다.

수년 동안 이런 대화를 나누던(그리고 잘 해냈던) 나는 그해 12월에야 동정 어린 끄덕임이 너무 과했다는 것을 깨달았다. 나를 찾아온 여성 환자들이 무엇을 어떻게 하고 있는지 너무 잘 알게 되었기 때문이다. 내 모습은 그들과 똑같았다. 나는 환자들에게 행동을 고쳐야 한다고 말했지만 정작 내 행동을 바꾸려는 노력은 하지 않았다. 음주가 유방암 등의 발병률을 높인다는 말에 환자들이 진심으로 걱정하기 시작하자 그제서야 나 역시 불안해졌다.

그러니까 시작은 이랬다. 나는 절대로 술을 즐기는 타입이 아니었다. 사회 생활을 하면서도 술을 마셔야 하는 상황이 생길 때만 가끔 마셨다. 주중이나 주말에는 한두 번 술자리에 참석하긴 했지만 취하는 느낌을 좋아하지는 않았다. 컬럼비아 대학교를 다닐 때는 일주일에 사흘을 바텐더로 일했다. 하지만 가게에서 파는 술은 한 잔도 입에 대지 않았다. 손님들이 혀 꼬인 발음을 하고 불쾌한 행동을 하며 소리를 질러 대는 상황을 보면서 음주에 학을 뗐다. 솔직히 당시 나는 몸매

가꾸기와 운동에 더 관심이 많았기 때문에 술로 인해 얻는 칼로리야말로 엄청나게 부질없다고 생각했다.

학부를 졸업한 뒤 나는 결혼을 했고 의대를 다니는 동안 두 아이의 엄마가 되었으며 산부인과 전문의로 4년 동안 레지던트 생활을 했다. 이 기간에는 술을 마실 기회 자체가 없었다. 상황이 바뀐 것은 5년 전부터였다. 10대가 된 아이들이 스스로를 챙길 수 있게 되자 드디어 칵테일 한 잔 정도는 즐길 수 있는 여유가 생겼다. 어느 여름날 친구들과 야외 풀장에서 여러 음식을 곁들인 바비큐 파티를 했다. 왠지 와인 한 잔을 마시면 딱 기분이 좋아질 것 같았다. 그 무렵 나는 요리 솜씨가 좋은 친구들 집에서 자주 저녁 모임을 가졌고 그때마다 와인을 마시곤 했다. 지난 몇 년 사이 와인을 취미로 삼게 되어 포도 품종을 배우고 여러 종류의 고급 버라이어탈 와인(Varietals, 와인의 원료가 된 포도 품종을 표시한 와인 — 옮긴이)과 빈티지 와인을 시음했다.

지금도 와인을 좋아하기는 하지만 요즘은 카사미고스 블랑코 테킬라(Casamigos Blanco Tequila)를 얼음과 오렌지 한 조각을 곁들인 온더 락 스타일로 마시기를 즐긴다. 몇 년 전 친한 친구인 몰 앤더슨이 알려 준 방식인데 그의 표현에 의하면 이 술이야말로 완벽한 "구석기식 술"이다. 단맛을 내기 위한 첨가물이나 주스, 다른 술을 섞지 않기 때문이다. 테킬라에 오렌지 한 조각을 곁들였을 뿐이므로 다른 술에 비해 상대적으로 당과 칼로리 함량도 낮다.

2018년 1월 1일 이전까지는 주중에 한두 번 특별한 저녁 약속이

나 행사가 있을 때, 혹은 주말 밤에 테킬라나 와인을 마셨다. 내 환자들이 그랬듯 나 역시 여성에게 권장되는 최대 음주량을 착실히 준수하고 있다고 생각했다. 일주일에 일곱 잔 이하에 해당한다고 여긴 것이다. 하지만 2017년 12월, 수많은 환자들과 똑같은 대화를 반복하고 또 반복하던 중에 나 역시 환자들과 똑같은 실수를 저지르고 있다는 사실을 불현듯 깨달았다. 물리적으로는 일주일에 일곱 잔 이하의 술을 마셨는지 몰라도 늘 환자들에게 말했던 것처럼 레스토랑이나 바에서 제공하는 한 잔의 양인 테킬라 45밀리리터나 와인 150밀리리터보다 훨씬 많았다.

내가 저지른 위선이 스스로에 대한 모욕으로 느껴졌다. 나조차 따르지 못하는 충고를 환자에게 계속 할 수는 없는 노릇이었다. 우선 내 습관부터 바꿔야 했다. 이 사실을 12월에 깨달았기에 새해야말로 결심을 실천으로 옮기기에 완벽한 시기라는 생각이 들었다. 나는 새해 결심의 효과를 믿지 않는다. 과학적으로도 아무런 효과가 없다는 것이 입증되었다. 하지만 구체적이고 사소한 행동이나 습관을 바꾸려는 도전은 분명히 의미 있다고 믿는다. 연구 결과에 따르면 효과가 없다고 밝혀진 새해 결심과는 달리 구체적이고 실행 및 관리가 가능한 변화를 목표로 삼으면 이 목표가 삶의 일부가 될 때까지 꾸준히 유지하고 달성하기 쉽다고 한다.

나는 결심했다. 금주의 달을 보내기로 말이다. 새해를 맞이하기 전날 나는 곧 마주할 한 달을 걱정하는 대신 점심에는 로제 와인, 저녁에는 테킬라를 곁들여 즐거운 기념 식사를 했다. 어쨌든 변화를 결심한 만큼 어딘가에는 이전과 이후를 가르는 기준선을 그어야 했고 그날의 식사가 바로 기준선이었다.

1 weeks •

모두에게 나의 도전을 알리라

새해가 시작되는 첫날, 나는 가족들과 함께 보스턴에 머무르고 있었다. 아이스하키 포워드로서 최고 득점을 기록하고 있는 딸 클로이

의사 소견서

알코올 중독 및 음주 관련 질환 극복하기

금주는 비교적 심각하지 않고 건강한 음주 습관을 가진 사람이 30일 동안 술을 마시지 않으면서 효과를 얻을 수 있도록 고안한 건강 목표다. 따라서 알코올 관련 문제나 의존 증세가 있는 사람은 이 목표와 맞지 않는다. 그 대신 의사나 전문가의 도움을 받아야 한다. 잦은 숙취로 인한 고통, 술을 마셔야 한다는 강박, 한번 술을 마시면 멈추기가 어렵다는 느낌, 술을 마신 뒤의 좋지 못한 판단 혹은 위험한 행동, 음주로 발생한 부정적인 인간관계·사회생활·기타 대인 관계 등이 알코올 관련 문제가 있음을 알리는 신호다. 만약 당신이 이런 문제를 갖고 있다면 이를 감추거나 부끄러워하지 않기를 바란다. 굉장히 많은 사람들이 알코올 관련 문제를 가지고 있으며 전문적인 도움을 받으면 일상으로 복귀할 수 있기 때문이다.

가 그곳에서 원정 경기를 치를 예정이었다. 평소와 달리 실컷 먹고 마시자는 유혹과는 거리가 먼 새해 연휴였다. 근사한 레스토랑에서 저녁 식사를 해야 할 일도, 신년회에 참석할 필요도 없었다. 그 덕분에 새해 첫 아침을 맞이하며 나는 생각했다. **'좋아, 한번 해 보자. 오늘이 첫날이야.'**

신체적으로는 술을 마시고 싶다는 욕구가 전혀 생기지 않았다. 그런데 심리적인 갈증이 났다. 의사들이 금단 증상이라고 부르는 망할 것 때문이었다. 환자에게 뭔가를 먹거나 마시거나 해서는 안 된다고 말하면 환자는 그 뭔가를 먹거나 마시고 싶어 한다. 혹은 백번 양보해서 실제로 행동에 옮기진 않더라도 최소한 그 생각에 사로잡힌다. 금주를 하기로 한 첫 달의 첫날 나는 무언가를 마시고 싶다는 육체적 혹은 사회적 충동을 전혀 느끼지 않았음에도 한 달 동안 술을 일절 입에도 댈 수 없다는 사실에 정신을 빼앗겨 집착했다. **'말도 안 돼, 꼬박 한 달을?!'** 이 생각이 머리를 떠나질 않았다.

심리적 강박은 첫날 이후 곧바로 사라졌다. 다음 날 우연히 발생한 사건 때문이었다. 〈굿 모닝 아메리카〉(Good Morning America, 매일 아침 7시부터 9시까지 생방송으로 미국 전역에 방송되는 ABC 방송국의 대표 아침 방송 — 옮긴이)의 수석 의학 전문 기자로서 활동하고 있는 나에게 코너 하나를 맡아 달라는 요청이 들어왔다. 주간 최대 알코올 권장 섭취량을 초과한 여성이 어떤 합병증을 겪게 되는지 소개하는 내용이었다. 1월 2일 자 생방송에서 나는 여성이 일주일에 일곱 잔 이상의 술을 마시면 안 되는 여러 이유를 소개했고 프로그램 앵커인 로빈 로버츠(Robin Roberts)에게 나 또한 한 달간 금주하기로 했다고 언급했다.

놀라운 일이 벌어졌다. 나뿐 아니라 프로그램 제작진도 놀랄 만한 일이었다. 수많은 시청자가 해당 코너에 폭발적인 반응을 보내 왔다. 매일 아침 〈굿 모닝 아메리카〉를 시청하는 500만 명이 넘는 사람들이 나의 금주 도전에 이렇게 열광한다는 사실이 믿기지 않았다. 방송 이후 얼마 지나지 않아 〈굿 모닝 아메리카〉 공식 SNS 계정과 내 개인 SNS 계정에 댓글이 수백 개씩 달리기 시작했다. 대부분 "저도 함께할게요!" 혹은 "정말 좋은 생각입니다. 저도 끼워 주세요!"라는 내용이었다.

제작진은 이 반응에 무척 고무되어 방송이 끝난 뒤 방송 공식 계정의 페이스북 라이브를 통해 나의 도전에 대한 구체적인 질문과 답변을 담은 영상을 공유했다. 이 영상은 24시간 만에 30만 회가 넘는 조회 수를 기록했다. 미국에서 가장 높은 시청률을 자랑하는 지상파 프로그램의 일환이라 해도 놀라운 반응이었다. 한 달 동안 술을 입에 대지 않겠다는 발상이 수많은 미국인의 마음을 확실히 사로잡은 것이다. 게다가 나를 응원하던 사람들은 한 달이라는 기간이 지나도 계속해서 금주하기를 바라는 듯했다. 많은 사람들이 다른 이들과 함께 서로 소속감을 느끼며 이 도전에 참여하고 싶었던 것이다.

방송이 나간 주 후반에 나는 패션지 〈코스모폴리탄〉(Cosmopolitan)

의 전 편집장이자 미디어 그룹 허스트(Hearst)의 수석 콘텐츠 책임자인 조안나 콜스(Joanna Coles)를 만났다. 심지어 조안나도 그 코너를 봤다고 했다. 영국 출신인 조안나는 영국에서는 1월을 맞이해 술을 끊는 것이 꽤 일반적인 일이라고 말해 주었다. 믿을 수가 없었다. 온 나라 사람들이 매년 1월만 되면 술을 끊겠다 다짐한다고? 수천 명이 매년 같은 의식을 치르고 있다는 사실을 알게 된 것만으로도 수많은 지원군을 뒤에 거느린 느낌이었다. 그들이야말로 한 달 금주 성공 기록을 가진 산 증인이었다.

1월 첫 주는 평소 일과 덕분에 비교적 쉽게 술을 잊은 채로 보낼 수 있었다. 나는 매일 새벽 5시에 기상해 〈굿 모닝 아메리카〉에 출연하고 그 후 저녁 6시까지는 뉴저지에 있는 개인 병원에서 환자들을 진료한다. 저녁에는 따로 운동할 짬을 내기 어려울 때가 많아서 보통은 일을 마치자마자 헬스장으로 간다. 운동을 마치고 집에 돌아오면 너무 지쳐서 한잔하러 가겠다는 생각 자체를 하지 못할 때가 많았다.

그런데 첫 번째 주말에 클로이의 아이스하키 경기가 잡혔다. 이번에는 홈경기였다. 홈경기가 열릴 때면 학부모들은 자신의 차 트렁크를 열고 자리를 깔아 함께 식사하곤 한다. 40명 정도 되는 인원이 따끈하게 데운 사과주나 와인, 샌드위치, 그 외 주전부리를 함께 나눠 먹는다. 그야말로 트렁크 파티가 펼쳐지는 것이다. 문제는 내가 따끈한 사과주를 특히 좋아한다는 점이었다. 이것이 내가 마주한 첫 번째 유혹이었다.

그날 나는 파티 장소에 도착하자마자 그곳에 모여 있는 모든 사람에게 한 달 동안 술을 끊기로 했다는 목표를 알렸다. 스스로가 좀 바보 같기도 했고 너무 과한 선언이 아니었나 싶기도 했다. 하지만 모두에게 즉각 말하는 편이 좋겠다고 생각했다. 매번 술을 거절하거나 억지 핑계를 꾸며 둘러대거나 나의 도전에 대해 설명하고 또 설명하는 것보다는 나을 것 같았다. 또 한편으로는 잘 아는 사람과 모르는 사람 모두에게 결심을 공표함으로써 스스로에게 책임감을 부여하고 싶었다. 내 예상은 맞아떨어졌다. 누구도 나에게 술을 권하지 않았다. 그날 나는 술을 한 잔도 입에 대지 않았다.

시합이 끝난 뒤 남동생 가족과 함께 우리가 가장 좋아하는 이탈리안 음식점에 모여 점심을 먹었다. 평소에는 이 식당에 올 때마다 와인 한 잔을 함께 주문했다. 음식과의 궁합이 환상적이었기 때문이다. 하지만 나는 이번에도 유혹을 뿌리치고 싶었고 지난 파티에서 배웠던 점을 떠올렸다. 자리에 앉자마자 가족 모두에게 한 달 금주에 도전하고 있음을 알렸다. 늘 장난기 넘치는 남동생이 자신은 음주 도전 중이라고 맞받아치고는 평소보다 더 많은 술을 마셨다. 농담 덕분에 분위기가 한결 가벼워졌고 동생과 다른 사람들이 와인을 마시는 중에도 나는 전혀 부담을 느끼지 않았다.

그 자리에서 나는 매우 흥미로운 사실을 알아차렸다. 그동안 수도 없이 이 식당을 방문했는데 와인이 없으니 음식에 훨씬 더 집중하는 나 자신을 발견한 것이다. 술이라는 방해 요소가 없으니 건강한 음식을 더 쉽게 고를 수 있었고 술 때문에 자제력을 잃고 거리낌 없이 마늘빵 한 조각을 더 주문하는 일도 없어졌다. 와인을 마시는 즐거움이 사라졌기 때문에 나도 모르게 내가 고른 메뉴를 즐기는 데 더욱 집중하게 되었다. 식사를 마치고 나니 평소보다 훨씬 적게 먹었는데도 포만감이 느껴졌다.

2 weeks •

건강을 위해 술을 포기하는 것이 어렵다면 피부를 위해 포기하라

1월 8일, 나는 일어나자마자 기분 좋은 놀라움을 느꼈다. 피부가 완전히 달라진 것 같았다. 내 코는 늘 어느 정도 딸기코 상태였고 피부 곳곳에 조그맣고 붉은 여드름이 가시질 않았다. 그런데 그날 아침 거울을 보니 얼굴의 붉은 기가 훨씬 덜해 보였다. 피부는 평소에 비해 더 탄력 있고 촉촉해진 듯했다. 모두 수분 공급 덕분이었다. 심지어 눈가와 입가의 주름도 살짝이나마 줄어든 것처럼 보였다.

매일 아침 텔레비전에 얼굴을 비춰야 하기 때문에 나는 내 피부 상태에 신경을 많이 쓴다. 방송용 메이크업은 굉장히 진해서 얼굴을 두껍게 덮는 수준이다. 이 화장을 지우려면 금속의 녹을 제거하기 위한 모래 분사기를 뿌리는 수준으로 엄청나게 꼼꼼히 닦아 내야 한다. 방송이 끝나면 최대한 빨리 화장을 지우고 잠자리에 들기 전에 다시 한 번 확실하게 씻는다. 아침에 막 일어났을 때의 피부야말로 내가 볼 수 있는 가장 깨끗한 상태의 피부인 셈이다. 나는 아침마다 피부가 어떤

지 꼼꼼하게 살펴보곤 하는데 금주를 시작한 지 일주일 만에 놀라운 변화가 일어나 깜짝 놀랐다.

그리고 이 변화를 의사의 관점에서 생각해 보았다. 최근 내 일상에서 맞이한 유일한 변화는 술을 끊은 것이었다. 나는 알코올이 피부의 수분을 뺏는다는 사실을 알고 있었고 피부과 전문의에게 음주가 피부에 얼마나 치명적인지 들은 적도 있었다. 하지만 술을 끊는 것만으로 이런 효과가 나타날 줄은 꿈에도 생각지 못했다. 사실 이 효과는 나의 도전이 한겨울에 진행된다는 점을 감안하면 더욱 놀라웠다. 바깥의 춥고 건조한 공기와 탈수를 일으키는 실내의 열기 때문에 보통 겨울에는 피부 상태가 최악으로 치닫기 때문이다.

그날 나는 아침 방송을 준비하기 위해 찾은 내 담당 메이크업 아티스트 리사에게 내 피부 상태에 대해 물었다. 그저 나만의 느낌이 아니라 다른 사람 눈에도 내 피부 변화가 보이는지 궁금했다. 리사 역시 내 피부가 전보다 젊고 건강하고 촉촉해 보인다고 말했다. 올라가는 입꼬리를 막을 수 없었다. 마치 누군가 내 커피에 뭐라도 탄 것 같았다. 금주는 이렇게 상상도 못 했던 방식으로 보상을 안겨 주었다.

둘째 주를 보내는 동안 술을 피하는 것이 생각보다 어렵지 않다는 사실을 알아차렸다. 사회적으로든 논리적으로든 별문제가 없는 일이었다. 나는 박탈감에 시달리지도 않았고 달력을 바라보며 테킬라와 와인을 마실 수 있는 날을 손꼽아 기다리지도 않았다. 수많은 사람들과 함께 도전하고 있기 때문이었다. 나와 함께 금주를 결심한 영국 사람의 절반, 수백만 명의 팔로워, 〈굿 모닝 아메리카〉 시청자들까지 모두 나의 동료였다. 수천 명과 함께 마라톤에 참가한 느낌이었다. 이제 겨우 중간 지점에 왔는데 지금 포기하면 많은 동료들이 실망할 것이다. 그리고 나 역시 포기하고 싶지 않았다. 매달 하나의 목표에 도전하는 것 자체가 재미있었고 주변의 지지 덕분에 도전이 더 쉽게 느껴졌으며 이렇게 빨리 보상을 확인하니 도전이 더욱 값지다는 생각이 들었다.

3 weeks •

술을 마시지 않고도 신나게 노는 법

한 달의 절반이 지난 시점인 1월 17일, 친구와 저녁을 먹고 바에 자리를 잡았다. 친구는 프로세코 와인(Prosecco, 이탈리아 포도주의 일종으로 맛이 아주 드라이한 스파클링 백포도주 — 편집자)을 시켰다. 나는 사람들과 만날 때를 대비한 새로운 주문 방법을 실천했다. 알코올이 전혀 포함되어 있지 않으면서도 우아한 느낌을 주는 '와인 잔에 담은 탄산수'를 시킨 것이다. 이달 초부터 여러 번 바에 방문했기 때문에 술 없이 자리를 잡는 일이 특별히 새롭진 않았다. 이윽고 바텐더가 프로세코 와인을 내 앞에 내려놓았을 때 나는 무심코 잔을 들어서 입으로 가져가고 말았다.

다행스럽게도 이미 친구에게 한 달간 금주를 하겠다고 말해 둔 터였다. 친구는 내가 자기 와인 잔을 들고 있는 것을 목격하고 꽥 소리를 질렀다. 금주하고 있다는 사실을 그만 잊고 자동 반사에 가깝게 반응해 버린 것이다. 나는 친구에게 고맙다고 말한 뒤 미련 없이 깔끔하게 잔을 돌려주었다. 탄산수만 마셔도 충분히 즐거웠고 친구와의 대화에 집중할 수 있어서 좋았다. 술을 마시지 않으니 인간관계를 대하는 일이 훨씬 수월해졌다. 친구들이나 가족들과 훨씬 더 즐거운 시간을 보낼 수 있게 됐다. 술을 더 마실지 말지 또 무얼 더 주문할지 고민하느라 모임에 집중하지 못하던 시절은 과거일 뿐이었다. 취기로 인해 안개가 낀 듯 희미하고 집중력이 흐려진 상태로 사람을 대하는 일도 없어졌다.

도전 3주째가 끝나 갈 즈음에는 피부 상태가 훨씬 더 좋아졌다. 붉은 기와 건조함이 줄었고 피부 톤이 밝아졌다. 여드름도 나지 않았고 피부 트러블이 생기지도 않았다. 실제로 피부에 광이 나는 듯해서 화장을 옅게 하고 다녔다. 이보다 더 기쁜 성과는 아랫배가 납작해진 느낌이 든다는 것이었다. 내가 가장 싫어하는 군살인 아이를 낳느라 늘어졌던 뱃살이 눈에 띄게 줄어들었다.

이 같은 개선점을 느낀 후로 나는 곰곰이 생각해 보았다. 술을 끊으니 피부가 좋아지고 아랫배가 들어갔다. 음식의 맛을 더 음미하고 주변 사람들과 더 즐겁게 어울릴 수 있게 됐다. 애초에 술을 왜 마셨던 걸까? 친구나 가족이 음식점, 파티 혹은 누군가의 집에서 저녁을 먹을 때 으레 술을 곁들였기 때문일까? 아니면 와인과 테킬라의 맛을 정말 좋아했던 건가? 나는 한 번에 한두 잔만 마셨기 때문에 술의 영향을 크게 받지는 않았다. 그렇다면 이 사회적 관습으로 내가 얻은 것은 무엇인가? 앞으로는 주변 상황에 휩쓸려 술자리에 앉지 말아야겠다는 생각이 들었다. 술을 마실지 여부는 스스로 선택하리라 마음먹었다.

4 weeks •

술을 멀리함으로써 음주를 바라보는 시선이 바뀐다

깨달음을 얻고 나니 마지막 한 주는 놀라울 정도로 수월했다. 너무 수월했던 나머지 나는 올해가 끝날 때까지 술을 절제하기로 결심했다. 술을 마실 때마다 달력에 표시하고 이를 결산해 마치 은행 잔고 수준을 유지하듯 나의 '음주 잔고'를 유지하기로 했다. 술을 한 잔 마실 때마다 두 잔 마셨다고 계산해 일주일에 일곱 잔 이상은 절대 마시지 않기로 결심한 것이다.

술을 일절 입에 대지 않은 채로 3주를 보낸 뒤 4주 차에 접어들자 또 다른 변화가 느껴졌다. 바로 더 기운이 난다는 점이었다. 사실 나는 이미 기운이 넘치는 사람에 속했다. 결국 나의 활력 수준이 굉장히 높아진 셈이었다. 또한 스스로 예전에 비해 더 예뻐졌다고 확신했다. 술을 끊은 뒤 외모가 개선되기도 했고 지난 몇 달에 비해 몸에서 수분이 덜 빠져나갔으며 잠을 더 깊이 자게 된 것도 관련이 있을 터였다. 그 덕분에 피부 상태와 허리선이 훨씬 나아졌다.

심리적인 이점도 있었다. 나는 스스로가 자랑스러워졌다. 작년 연말까지만 해도 작은 변화를 시도하는 일조차 어렵게 느꼈지만 예상보다 훨씬 더 쉽고 즐겁게 도전에 임했고 결국 성공했다.

전문가들은 습관을 바꾸기 위해서는 30일이 필요하다고 입을 모은다. 술 없는 한 달 동안 술에 대한 태도와 욕구가 변했다. 나는 이 도전이 끝난 뒤에도 술과의 관계를 바꾸고 싶었다. 그래서 매주 마신 칵테일을 모두 기록하고 마신 양을 두 배로 계산해 음주를 제한하기로 했다. 유지 가능한 목표를 세워 꾸준히 지켜 나가기로 한 것이다.

1월 마지막 날 나는 오랜만에 마시게 될 블랑코 테킬라 혹은 레드와인을 상상하는 대신 금주 기간을 2월 첫째 주까지 연장하기로 결심했다. 술을 마시지 않음으로써 얻게 된 신체적·심리적 이점에 완전히 매료되었기 때문이다. 그 후엔 카리브해로 휴가를 떠날 예정이었다. 따뜻하고 편안한 휴양지 어딘가에서 술잔을 드는 것이야말로 금주 기간을 멋지게 마무리하는 방법이라고 생각했다. 하지만 솔직히 말하면 그해의 첫 음주가 언제인지 정확하게 기억나지 않는다. 아마 나에게 그 순간은 그리 중요하지도 엄청나게 짜릿하지도 않았던 모양이다. 심지어 5주 만에 마시는 첫 술이었는데도 말이다. 이제 와 돌이켜 보건대 이 사실은 내가 그동안 술을 사회적 습관으로 마셨을 뿐 그다지 즐기지 않았다는 점을 더욱 분명하게 증명한다.

금주 도전을 계속하기로 결심한 또 다른 이유가 있다. 사실 금주 자체와는 큰 관련이 없긴 하지만 당시 나는 더 건강해지기 위한 도전에 완전히 매료되었다. 한 달 사이 신체는 물론 정신도 상상을 뛰어넘는 수준으로 건강해졌다. 심리적으로 보람찼고 정서적으로 만족스러웠으며 개인적으로 즐거웠다. 과학 실험과 유사한 접근법을 취했다는 점도 마음에 들었다. 어떻게 해야 목표를 달성할 수 있을까? 이 도전을 통해 나 자신에 대해 무엇을 알게 될까? 다른 사람에 대해서는 어떤 것을 배울 수 있을까?

특히 수백 개의 페이스북 게시물과 인스타그램이나 트위터 댓글을 통해 응원해 준 수많은 SNS 친구, 팔로워, 시청자 덕분에 나는 이 도전을 더욱 즐길 수 있었다. 사람들은 목표에 도전한다는 아이디어에 흥미를 느껴 행동에 나섰고 나와 함께한다는 사실에 열광했다. 수많은 이들이 술을 끊을 기회가 아니라 공짜 사탕을 받기라도 한 듯 반응하니 성취감은 더욱 커졌다. 나는 훌륭한 지원군을 잃고 싶지 않았다. 이 사람들과 함께 새로운 도전을 계속해 나가는 건 어떨까? 2월에도 그리고 그다음에도 계속 말이다.

금주에 숨겨진 과학적 사실들

금주를 1월의 도전 목표로 선택한 까닭은 작은 생활 변화가 신체적·감정적·정신적 건강에 긍정적인 영향을 준다는 사실이 과학적으로 입증되었기 때문이다. 한 달 동안의 금주로 얻을 수 있는 건강상의 이득은 기존 음주량이 어느 정도였는가에 따라 달라질 수 있다. 1~2주에 와인 한 잔을 마시는 정도라면 술을 끊어 나타나는 변화가 그다지 극적이지 않을지도 모른다. 하지만 대부분의 미국인과 비슷한 수준으로 마시고 있다면(OECD가 2018년에 발표한 국가의 연도별 1인당 알코올 소비량을 보면 미국인은 평균 8.9리터, 한국인은 8.5리터를 소비하는 것으로 나타난다.—편집자) 당신 역시 30일간의 금주를 통해 의미 있고 지속적인 효과를 경험할 수 있다. 술을 마시지 않는 것이 건강에 어떤 도움을 주는지 이미 잘 알고 있겠지만 30일 동안 술을 끊는 것이 얼마나 놀라운 변화를 일으키는지 몇 가지 더 소개하고자 한다.

• 당신은 생각보다 훨씬 더 많이 마시고 있다

사람들은 대부분 자신이 생각하는 것보다 훨씬 더 많은 술을 마신다. 최근 학술지 〈중독〉(Addiction)에 게재된 연구 내용을 하나 소개한다. 저위험 음주군으로 분류되는 사람들, 즉 일주일에 열 잔에서 열다섯 잔을 마시는 사람들에게 평소 음주량을 물어봤더니 실제보다 무려 76퍼센트나 적게 보고했다고 한다. 실제 마신 술의 4분의 1 정도만을 마셨다고 대답한 것이다.

원인은 복잡하다. 첫째, 우리는 자신이 얼마나 마셨는지 잘 기억하지 못한다. 사람들은 대부분 여럿이 어울리는 자리에서 함께 술을 마시는 데다 주간 알코올 섭취량을 따로 기록하지도 않는다. 또 심리학자들은 음주량을 솔직하게 털어놓는 것이 어려운 일이라고 말한다. 평소 정크 푸드나 사탕을 얼마나 먹는지 기억하지 못하는 것과 비슷한 원리다. 그 양을 신경 써서 기억한다는 것 자체가 몸에 해로운 일을 하고 있다는 사실을 일깨우기 때문에 우리는 이 사실을 굳이 마주하려 들지 않는다.

수많은 연구에 따르면 우리는 술을 많이 제공받기 때문에 많이 마시게 된다고 한다. 술을 제공하는 사람은 우리 자신일 수도 있고 바텐더 혹은 음식점 종업원일 수도 있다. 말하자면 이런 식이다. 미국의 알코올 섭취 1회 권장량은 순수 알코올 14그램인데 이는 맥주로 치면 약 350밀리리터, 와인 약 145밀리리터, 보드카·진·럼·위스키·테킬라 등의 독주 약 45밀리리터에 해당하는 양이다.

문제는 여러 연구에서 밝혀졌듯이 술집이나 음식점에서 제공되는 대부분의 주류에 알코올이 14그램 이상 함유되어 있다는 점이다. 이는 본인이 직접 따라 마시는 경우에도 마찬가지다. 맥주, 와인, 독주까지 모든 종류의 술에 포함된 알코올 양은 기준치인 14그램을 넘는다. 학술지 〈알코올 의존증: 임상 및 실험 연구〉(Alcoholism: Clinical and Experimental Research)에 실린 2008년 연구에 따르면 레스토랑에서 제공하는 와인에는 평균적으로 기준치 145밀리리터를 43퍼센트 초과한 양의 알코올이 포함되어 있었다. 혼합 주류에는 42퍼센트, 생맥주에는 22퍼센트 더 많은 알코올이 들어 있었다.

게다가 와인이든 맥주든 칵테일이든 집에서 마시면 권장치보다 훨씬 더 많이 마실 가능성이 높아진다. 모든 것이 초대형 크기인 미국에서 음료수 한 잔의 양을 과소평가하는 것도 과음의 이유 중 하나다.

점점 커지는 술잔 역시 비판 대상으로 삼을 수 있다. 2017년 케임브리지 대학교의 연구에 따르면 지난 300년간 와인 잔의 평균 크기가 일곱 배나 커졌다고 한다. 오늘날 대부분의 와인 잔에는 술을 약 450밀리리터나 담을 수 있다. 잔의 절반만 채운다고 해도 225밀리리터나 된다. 와인 기본 권장량의 1.5배에 달하는 양이다.

집에서 마시는 양이 얼마나 어마어마한지 알고 싶은가? 계량컵으로 와인 145밀리리터, 맥주 350밀리리터, 독주 45밀리리터를 계량한 다음 평소 자주 쓰는 잔에 담아 보라. 기존에 마시던 양에 비해 얼마나 적은 양인지 확인하면 놀랄지도 모른다.

• 하루에 단 한 잔의 술도 유방암 발병률을 높인다

미국 여성 여덟 명 중 한 명은 유방암 진단을 받는다. 이는 상당히 높은 수치이기 때문에 나를 찾아온 환자들 중 상당수가 유방암에 걸렸다는 진단을 받는 상황이 내게는 낯설지 않다.

이와 관련해 내가 진료 중 꽤 많이 받는 질문 가운데 하나가 바로 피임약에 대한 것이다. 환자들은 피임약 복용이 유방암 발병 가능성을 높이는지, 그렇기 때문에 피임약 복용을 중단해야 할지 묻는다. 내가 해 줄 수 있는 말은 피임약과 암 발병 사이의 관계가 아직 과학적으로 확실히 밝혀지지 않았다는 것이다. 일부 연구는 피임약이 유방암 발생률을 약간 높이지만 유방암으로 인한 사망률에는 별 영향을 주지 못한다고 보고한다. 반면 다른 연구는 여성이 피임약을 복용하면 난소암 및 자궁암에 걸릴 확률이 현저하게 낮아진다는 사실을 보여 준다.

피임약과 유방암의 관계를 다룬 연구 결과는 아직 애매하다. 하지만 음주에 대한 연구는 그렇지 않다. 하루에 술 한 잔만 마셔도 유방암이 발생할 위험이 높아진다. 그럼에도 유방암 발병 확률을 줄이기 위해 술을 끊겠다는 환자는 지금껏 한 명도 본 적이 없다. 물론 나도 환자들을 이해한다. 심리적인 면이나 생활 방식을 고려했을 때에도 일반적인 사회 관습에 속하는 음주를 포기하는 것보다 피임약 복용을 중단하고 다른 피임법을 쓰는 편이 훨씬 더 쉽다.

그렇다면 알코올은 유방암 발병률을 어떻게 높이는 걸까? 이해하기 쉽게 설명하면 과학자들은 알코올이 여성 체내에서 에스트로겐 및 유방암 발생 확률을 높이는 호르몬의 분비를 촉진한다고 분석한다. 또한 술은 잘 알려져 있다시피 영양가 없는 고칼로리 식품으로 체중을 빠르게 증가시켜 모든 종류의 암 발병률을 높인다. 마지막으로 알코올은 체내 엽산 흡수를 방해할 뿐 아니라 DNA까지 파괴한다. 이 모든 요인이 유방암 발병률을 높이는 요소로 작용한다.

이러한 이유로 의사들은 가족력이나 습관 등으로 유방암에 걸릴 확률이 높은 환자들에게 술을 피하거나 최대한 멀리하라고 조언한다. 일주일에 두 잔 이상 마시면 안 된다. 미국 암 학회(AACR, American Association for Cancer Research)는 암 발병 위험이 적은 여성이라도 일주일에 일곱 잔 이상 마시지 말 것을 권고한다.

• 술이 심장에 좋다는 말은 믿지 말라

음주로 발생하는 질병은 유방암 외에도 많다. 미국 암 학회에 따르면 음주는 간암, 대장암, 직장암, 구강암, 인후암, 식도암, 후두암의 발병률을 높이는 주범이다. 음주의 양이 많을수록 암에 걸릴 가능성도 높아진다고 연구자들은 입을 모은다.

'술이 심장에 좋다던데?'라고 생각하는 독자가 있을지도 모르겠다. 그 생각도 맞다. 연구들에 따르면 적정한 수준의 음주를 하는 경우, 그러니까 여성이 하루에 한 잔, 남성이 하루에 두 잔 정도 섭취할 경우 혈전 응고가 줄어들고 '좋은' HDL 콜레스테롤이 증가하여 심장 건강에 도움이 된다고 한다.

하지만 매주 적정량을 넘어서는 알코올을 섭취하면 혈압이 상승하고 비만 위험이 높아지기 때문에 결과적으로 심장 기능 상실, 심장 발작 등의 위험이 높아진다. 2017년 케임브리지 대학교에서 실시한 연구는 일주일에 술을 다섯 잔 이상 마시면 뇌졸중, 치명적인 동맥류, 심장 기능 상실, 그리고 사망 위험이 높아진다는 사실을 밝혀냈다.

• 술은 꿀잠을 방해한다

음주는 진한 커피 한 잔을 마신 것과 같은 효과를 발휘해 숙면을 방해한다. 왜일까? 만약 당신이 평생 술을 딱 한 잔 마셔 봤다면 그 술은 긴장을 풀어 주는 이완제로 작용할 것이다. 많은 사람들이 자기 전에 와인이나 위스키를 마시는 것도 그 때문이다. 실제로도 효과가 있다. 알코올은 체내에서 수면을 촉진하는 물질인 아데노신의 생산을 돕는다. 하지만 이 효과는 일시적이다. 아데노신 분비가 멈추고 점차 사라지면 이는 생체 리듬, 즉 체내 내부 시계에 엄청난 충격을 준다. 결과적으로는 불현듯 더 각성한 상태에 이르게 된다.

아직 끝이 아니다. 알코올은 전반적인 건강 상태를 유지하기 위해 반드시 필요한 회복 기제인 렘(REM) 수면을 차단한다. 렘 수면 시간이 줄어들수록 다음 날 피곤한 상태로 눈을 뜰 확률이 높다. 마지막으로 음주는 코골이, 수면 무호흡 증후군 등의 호흡 문제를 악화시키고 밤새 화장실에 들락거리게 만들어 수면-각성 주기를 망가뜨린다.

• 술은 매우 교묘한 방법으로 당신을 살찌운다

술을 마시면 살이 찐다는 너무도 당연한 사실에 놀라움을 표하는 환자가 여전히 많다. 빵, 파스타, 다른 탄수화물 식품을 먹지 않아도 알코올을 섭취하면 체중 감량에 어려움을 겪는다는 사실을 모르거나 인정하지 않으려는 것이다. 술을 마시면 신체는 체내에 들어온 알코올의 단순 탄수화물을 빠르게 당으로 바꾼다. 술에는 당 변환을 늦추는 성분인 지방, 단백질, 섬유질이 없기 때문이다. 알코올이 든 음료를 마신다는 것은 설탕을 먹는 것과 마찬가지다. 탄산음료, 주스, 시럽 등 달달한 성분을 추가한 칵테일을 좋아한다면 알코올에 영양가 없는 칼로리를 더 섭취하는 꼴이다.

와인 1회 권장 섭취량인 145밀리리터의 열량은 대략 120칼로리이지만 연구에 따르면 당신은 이보다 더 많이 마시고 있을 가능성이 높다. 매일 와인 한 잔을 마시면 주당 최소 840칼로리, 한 달이면 3600칼로리를 더 섭취한 셈이며 이는 지방 약 450그램에 맞먹는 양이다. 하루에 한 잔 이상 마시거나 칵테일에 단맛을 내는 재료를 더한다면 칼로리 섭취량 역시 그만큼 올라갈 것이다.

또한 알코올은 자제력을 잃게 만든다. 살찌기 딱 좋은 나초 대신 건강한 훈제 연어를 고르겠다는 의지가 사라진다. 먹는 양에 대한 감을 잃을 확률도 높다. 나는 멕시칸 음식점에 가서 마르가리타 한 잔을 주문할 때마다 안주로 먹을 나초 칩이 떠오르는 걸 막을 수가 없다. 술 마시기와 안주 먹기는 심리적으로나 사회적으로 강력하게 연결된 행동이므로 술을 마시면서 이 연결을 끊기는 무척 어려울 것이다.

• 음주는 피부를 망친다

굳이 과학을 들먹이지 않아도 술을 마시면 탈수가 일어난다는 사실은 이미 널리 알려져 있다. 하지만 이 때문에 음주가 피부에 악영향을 미친다는 사실에 주목하는 사람은 많지 않다. 우선 알코올은 간 기능과 세포 해독 능력을 방해해 결과적으로 피부 세포에도 영향을 준다. 실제로 간 질환 환자들 중 피부 트러블로 고생하는 경우가 많다. 피부가 황색으로 변하거나 건조해지거나 탄력을 잃어 처지고 모공 확대나 여드름 등의 문제가 발생한다.

또한 알코올은 체내 염증 반응을 유발한다. 이는 곧 피부 세포 및 혈관 확장으로 이어진다. 이 현상은 술을 마시면 얼굴이 빨개지는 이유 중 하나다. 오랜 기간에 걸쳐 상당량의 술을 섭취할 경우 평소에도 얼굴의 혈관이 확장되고 모세 혈관이 파괴되어 평생 안면 홍조에 시달릴 가능성이 커진다. 비타민A는 매끈하고 탄탄한 피부를 만들어 주는 콜라겐 생성을 돕는 물질인데 많은 양의 알코올 섭취는 비타민A의 흡수도 방해한다.

• 음주는 당신의 기분을 망친다

친구와 함께 칵테일을 나누는 그 순간은 기분이 좋을지 모른다. 하지만 알코올은 각종 신체 기능을 떨어뜨린다. 우울증, 불안, 그 외 다양한 기분 장애를 유발한다는 점에도 이견의 여지가 없다. 많이 마시든 적게 마시든 마찬가지다. 폭음한 다음 날 아침 삶에 대한 절망감을 느낀 적이 있지 않은가? 바로 과음이 원인이다. 과음을 하면 자해 또는 자살을 하거나 정신 질환에 걸릴 확률이 더 높아진다.

• 음주는 통장을 '텅장'으로 만든다

금전적 손해에 대한 이야기가 과학적인 사안이라고는 할 수 없다. 하지만 금주의 달의 여러 이점 중 나의 씀씀이가 줄어들었다는 점을 빼놓을 수 없다. 절약은 금주의 여러 이점 중 하나임이 분명하다. 특히 이전에 고급 바나 음식점에서 술을 마셨던 사람이라면 절약의 효과를 그만큼 크게 실감할 수 있을 것이다.

금주의 달 막바지에 계산을 해 보니 30일간의 금주로 최소 300달러를 절약했음을 확인했다. 멋진 신상 구두 한 켤레(세일 기간을 활용하면 여러 켤레) 값에 맞먹는 비용이다. 여기에 12를 곱하면 1년 동안 술을 끊어서 절약할 수 있는 금액이 3600달러에 달한다. 그 돈이면 유럽으로 휴가를 떠나거나 새 차 계약금을 내거나 부엌 리모델링을 할 수 있다.

당신의 이야기

웰빙과 건강을 생각한다면 금주는 당연한 선택이다. 하지만 내가 비교적 쉽게 술을 끊었다고 해서 이 목표가 누구에게나 식은 죽 먹기인 것은 아니다. 특히 술자리를 피할 수 없는 사회생활이나 직장 생활을 하고 있다면 혹은 스트레스를 풀기 위해 술에 의존하고 있다면 더욱 어려운 문제다. 그런 사람들을 위해 금주 도전을 좀 더 쉽고 지속적으로 할 수 있는 열 가지 방법을 소개한다.

1. 금주에 도전하고 있다는 사실을 모두에게 알리라

이것이야말로 금주의 달을 성공으로 이끌어 줄 가장 중요한 조언이다. 나는 단 한 명을 만나든 여럿이 모인 파티에 참석하든 모든 사람에게 금주에 도전하고 있다는 사실을 밝혔다. 이 행동은 여러 가지면에서 내가 금주 상태를 지속할 수 있도록 도와주었다. 첫째로, 일단 금주 중이라고 공표하고 나면 누구도 당신에게 한잔하겠냐고 묻거나 샴페인이나 칵테일 잔을 건네지 않을 것이다. 또한 사회적 압박감도 훨씬 줄어든다. 무슨 문제를 겪고 있거나 내숭쟁이 또는 재미없는 사람이어서가 아니라 단지 1월 한 달 동안 술을 마시지 않겠다고 결심했을 뿐이니까.

모두에게 선언하고 나면 자기 행동에 더욱 책임감이 생긴다. 파티에서, 저녁 식사 자리에서, 친구와 만나는 자리에서 한 달 동안 술을 멀리하겠다 말해 놓고 갑자기 모히토를 시키거나 와인을 부탁한다면 얼마나 어리석고 변덕스러운 사람으로 보이겠는가.

아무도 묻지 않았는데 대뜸 너무 개인적인 결심을 공유하는 것일까 하는 걱정은 내려 두라. 내가 한 달 금주에 도전한다고 말했을 때 99퍼센트의 사람들은 긍정적으로 반응했다. 게다가 내 결심이 대단하다고 이야기하며 자기도 함께하고 싶다고 했다. 기억하라. 지금은 1월이다. 수많은 사람이 새해 결심을 하는 때다. 다이어트든 운동이든 식습관 개선이든 방 안에 앉아 새해 목표를 세우는 사람이 당신 혼자일 리 없다.

2. SNS를 활용해 응원군을 확보하라

나의 도전에 SNS가 미친 영향력은 무시할 수 없을 정도다. 관련 댓글과 트윗 수백 개를 보고 있노라면 마치 나만을 위한 응원단이 있는 것 같다는 생각이 절로 들었다. 그 덕분에 나 스스로가 아니라 이 팀 전체를 위해서라도 술에 취하지 말아야겠다는 결심을 굳게 다지곤 했다. 내 결심에 대한 댓글이나 트윗, 공유 수가 폭발적일 필요는 없다. 그저 단 하나의 '좋아요' 혹은 단 한 줄의 응원 댓글만 있어도 포기하고 싶은 마음을 다잡고 힘을 낼 수 있다.

페이스북, 트위터, 인스타그램 사용자들은 거의 자신의 성공담을 자랑한다. 어떤 경주를 마쳤거나 멋진 음식을 요리했거나 새 직장을 구했다고 널리 알리기 위해 SNS를 사용한다. 하지만 반드시 성공의 경험만을 공유할 필요는 없다. 때로는 금주 도전 자체를 자랑하는 것으로 이 도전이 칭찬할 만하고 축하할 만한 일이라는 인식을 널리 퍼뜨릴 수도 있다.

3. 술과 무관한 활동에 참여하라

반드시 술을 마셔야만 즐거워지는 것은 아니다. 어릴 적 당신이 얼마나 즐겁게 지냈는지 떠올려 보라. 밖에 나가 뛰놀고 친구들과 게임을 하고 운동 경기에 참여하고 파티에 놀러 갔던 때가 기억나는가? 지금이라고 그러지 못할 이유가 전혀 없다. 술이 없어도 얼마든지 그만큼 즐길 수 있다.

술을 마시지 않는 활동 중에 내가 좋아하는 것은 친구들과 새로운 운동을 배우거나 새로 생긴 카페에 가 보는 것, 박물관 또는 미술관의 새로운 전시를 보러 가는 것이다. 친구들과 오래 산책하는 것도 좋고 여자끼리 모여서 밤새 재밌는 영화나 넷플릭스 프로그램을 보거나 쿠킹 클래스를 수강하고 쇼핑하러 가는 것도 좋아한다. 일단 바와 술집을 빼고 생각하면 술 없이도 친구나 가족과 즐거운 시간을 보낼 수 있는 무궁무진한 방법을 떠올릴 수 있다.

4. 바 또는 음식점에 가면 무알코올 음료를 와인이나 칵테일 잔에 담아 마시라

이 팁은 〈굿 모닝 아메리카〉 시청자가 트위터를 통해 알려 주었다. 바 또는 음식점에서 탄산수를 주문해 와인 잔에 덜어 마시면 알코올 없이도 충분히 어른스럽고 우아한 기분을 낼 수 있고 술을 마시고 싶은 생각을 줄일 수 있어 좋다는 것이다. 칵테일을 좋아한다면 탄산수를 칵테일 셰이커에 넣고 흔들거나 마티니 잔에 따라 마셔도 된다. 칵테일을 마시는 기분을 느낄 수 있을 뿐 아니라, 왜 술을 마시지 않느냐는 사람들의 질문으로부터 벗어날 좋은 속임수를 만들 수도 있다. 요즘은 많은 술집에서 겉보기에도 맛도 모두 진짜 같은 여러 종류의 무알코올 칵테일을 구비하고 있다. 다만 칼로리는 주의할 필요가 있다. 단맛을 내기 위해 일반 칵테일에 넣는 재료를 대부분 똑같이 사용하기 때문이다. 가능하면 무알코올 음료 중에서도 탄산수, 콤부차(녹차나 홍차에 설탕을 넣어 발효시킨 새콤한 음료—옮긴이), 생과일 주스, 차, 채소 주스를 선택하라.

5. 즐겁게 운동하라

내가 퇴근 후 친구들과 한잔하고 싶다는 유혹에 빠지지 않을 수 있었던 이유 중 하나는 술집 대신 헬스장으로 직행했기 때문이다. 일단 헬스장에 도착하면 여러 '운동 친구'를 만날 수 있었다. 마치 동호회 모임에 온 듯한 느낌이 들었다. 퇴근 후에 바로 집에 가는 것보다 확실히 더 사회적인 활동을 한 셈이다. 게다가 소울사이클(SoulCycle: 미국의 유명 스피닝 스튜디오 브랜드로 유명인들이 많이 등록하는 것으로 잘 알려져 있다.—옮긴이)에서 한 시간 동안 무거운 기구를 들어 올리거나 음악에 맞춰 신나게 페달을 밟고 나면 그 어떤 빈티지 테킬라를 마실 때보다도 강력한 스트레스 해소를 경험할 수 있다. 운동을 마친 뒤에는 술을 마시러 나간다는 생각이 가장 뒷전으로 밀린다. 운동 덕분에 뇌 속 세로토닌이 충분해졌으므로 독한 술을 마셔서 이토록 힘들게 운동한 효과를 말짱 도루묵으로 만들겠다는 발상이 그리 와닿지 않는다.

6. 스트레스를 해소할 다른 방법을 강구하라

퇴근 후에 마시는 술 한 잔으로 스트레스를 해소하는 데 익숙해졌다면 금주 도전을 하는 동안만큼은 이를 대체할 다른 방법을 찾아야 한다. 그런 당신에게 좋은 소식을 하나 전하자면 적절한 휴식 방법을 찾는 일이 그리 어렵지 않다는 것이다. 연구에 따르면 밖에 나가서 푸르른 나무나 공원, 물을 바라보기만 해도 즉각적으로 상당한 진정 효과를 얻을 수 있다고 한다. 운동이 스트레스를 날려 버리는 훌륭한 방법이라는 것은 이미 잘 알고 있을 터다. 심박수를 올리는 유사한 활동, 예를 들면 춤이나 섹스에도 비슷한 효과가 있다. 명상, 심호흡, 요가 역시 불안을 줄이고 기분을 전환하는 데 유용한 방법이다. 또한 여러 연구에서 클래식 음악 감상, 절친과의 대화, 뜨개질이나 그림 그리기 같은 단순 반복 작업도 스트레스를 줄이는 효과가 있음을 증명했다.

나는 극도로 스트레스를 받을 때 인터넷 쇼핑을 한다. 하지만 실제로 구매를 하지는 않는다. 지갑, 구두, 재킷 등을 보면서 이리저리 매치해 입는 상상만으로 스트레스가 풀린다. 또 정신없이 바빴던 날에는 넷플릭스에서 〈오렌지 이즈 더 뉴 블랙〉(Orange is the New Black)이나 〈빌리언스〉(Billions)를 몰아 보며 하루를 마무리하기도 한다.

7. 금주를 통해 절약한 돈은 새 신발이나 여행에 쓰라

탄산수를 시라(Syrah, 시라 또는 쉬라즈라고 불리는 포도로 만든 와인—옮긴이)로 바꾸고 싶은 유혹에 빠질 때마다 그 10달러(뉴욕에서는 20달러)짜리 와인 한 잔을 주문하지 않고 절약하게 될 돈이 얼마인지를 생각하라. 이 방법이 효과적이었다면 스스로와 약속을 하자. 한 달 동안 술을 끊을 경우 절약할 수 있는 총 금액을 계산한 뒤 4주 동안 금주에 성공하면 그 돈을 자기 자신에게 쓰겠다고 다짐하라. 다음번에 또 시라 와인으로 유혹하는 세이렌의 노래를 듣게 된다면 스스로에게 주기로 한 선물을 눈앞에 떠올리라.

8. 달력의 날짜를 지워 가라

최근 들어 목표나 디데이를 설정하고 날짜를 지워 가면서 진척 상황을 확인하는 스마트폰 앱이 급증하는 데에는 이유가 있다. 그 방식이 실제로 유용해서다. 스마트폰 앱을 활용하든 벽걸이 달력을 사용하든 성공을 눈으로 확인하는 일은 엄청난 보상과 동기 부여로 작용한다. 금주의 달을 시작하기 전 나는 벽걸이 달력을 사서 부엌에서 눈에 띄는 곳에 걸어 두었다. 그 뒤로 술을 마시지 않은 날에 X 표시를 해 나갔다. 밝은 펜으로 하루하루를 지워 가는 과정은 그 자체로도 만족스러웠고 금주 목표를 얼마나 잘 지키고 있는지 눈으로 확인할 수 있다는 점에서 더욱 효과적이었다. 표시를 시작한 지 불과 며칠이 지났을 뿐인데도 나는 그 빨간색 표시를 계속 이어 가고 싶어졌다. 성공적인 하루를 보낸 뒤 빨간 표시를 하는 순간을 즐거운 마음으로 기다리게 되었다.

9. 초대를 거절해도 괜찮다

술을 마시지 않으면 바 또는 파티에 갈 수 없다고 생각하는가? 그렇게 생각한다면 그냥 집에 있으라. "저는 안 갈게요."라고 말해도 괜찮다. 그 거절이 곧 스스로에 대한 긍정이라고 생각하자. 자기 자신, 건강, 숙면, 잘 다듬어진 허리선, 그리고 음주를 포기하면 얻게 될 수많은 이점을 위해 결정 내린 것이다. 2월 1일 이후에도 초대는 계속될 것이다. 겨우 30일 동안 식사 모임이나 파티에 가지 않는다고 해서 가족이나 친구들과의 관계가 무너지지는 않는다. 초대를 거절하지 못해 결국 술을 마셔 버린다면 거절했을 때보다 더 큰 죄책감을 느낄 것이라고 장담한다.

10. 금주는 승마와 비슷하다. 말에서 떨어졌다면 바로 다시 올라타라

실수로 술을 입에 댔다고 해서 스스로에게 너무 가혹하게 굴 필요는 없다. 누구나 실수를 한다. 그보다 더 큰 실수는 기왕 마셨으니 에라 모르겠다는 심보로 밤새도록 퍼마시는 것이다. 딱 한 잔에서 멈추고 집에 가라.(혹은 술을 따라 버리라.) 그리고 다음 날부터 다시 금주 모드에 돌입하라. 완벽한 사람은 없다. 이 책에는 앞으로 도전할 수 있는 생활 습관이 11개나 더 실려 있다. 전세를 역전하고 건강을 회복하고 도전을 영구적인 변화로 바꿔 줄 목표들 말이다.

THE
SELF-CARE
SOLUTION

2월

플랭크와
팔 굽혀 펴기의 달

매일 아침 90초 만에
심장을 터질 듯
뛰게 만드는 법

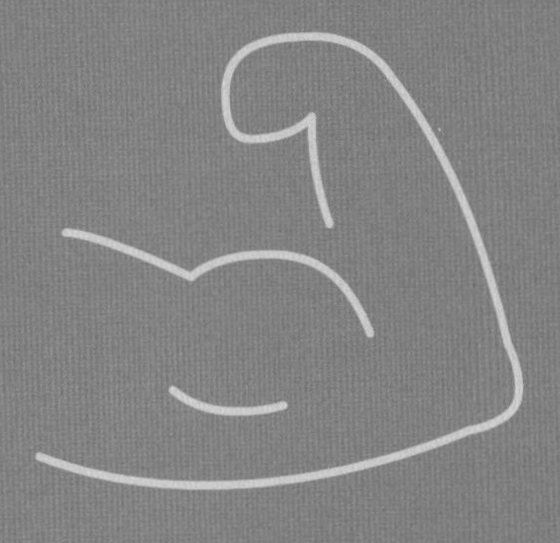

FEBRUARY

나의 이야기

한 달간의 금주에 도전했던 2018년, 나는 만 49세가 되었다. 1년 후엔 50대에 접어들 터였다. 지구에서 숨 쉬고 먹고 자며 생활한 지가 어느덧 반세기에 이른다는 의미다. 솔직히 걱정 반 설렘 반이었다.

나도 중년의 위기를 겪을까? 아마 그럴 것이다. 하지만 만약 그렇다 하더라도 갑자기 스카이다이빙을 하러 가거나 스포츠카를 지르거나 전 재산을 몽땅 팔고 멕시코로 떠나는 방식으로 생의 감각을 일깨우고 싶지는 않았다. 기왕이면 나이가 들어도 멋져 보일 수 있는 기분이 좋아질 만한 일을 해 보고 싶었다. 나는 중년의 위기를 이 책으로, 그러니까 건강과 웰빙을 위한 1년의 도전으로 극복하리라 마음먹었다. 의사로서 내 습관을 객관적으로 살핀 다음 잘하고 있는 것과 잘 못하고 있는 것이 무엇인지, 또 사소한 습관을 어떻게 바꿔야 더 건강해질 수 있는지 알아보고 싶었다.

방금 말한 문장의 방점은 바로 **'사소한'**에 찍혀 있다. 이번 도전의 핵심 단어이기도 하다. 생활 방식을 대대적으로 바꾸려는 시도는 현실적이지도 않고 지속 가능하지도 않다. 정제 탄수화물을 먹어 온 사람이 갑자기 저탄수화물 다이어트에 돌입하거나 수년간 운동을 전혀 하지 않았는데 매일 운동을 하기로 결심한다면 십중팔구 시작 단계에서부터 막히고 만다. 물론 야심 찬 건강 목표를 세우는 것은 대단한 결심이고 그 결심이 엄청난 결과로 이어질 수도 있다. 시도 자체를 말릴 생각은 전혀 없다. 하지만 비현실적인 목표 설정은 당신을 지속적인 패배감의 구렁텅이로 몰아넣을 가능성이 크다. 결과적으로 건강한 식습관을 갖거나 꾸준히 운동을 하겠다는 생각 자체가 두렵게 느껴질 수도 있다.

플랭크와 팔 굽혀 펴기를 하는 것과 이런 얘기가 무슨 관련이 있을까? 금주의 달을 끝낸 뒤 나는 목표를 그저 달성하기만 한 것이 아니라 아주 훌륭하게 해냈다는 사실에 굉장히 흥분하고 만족했다. 바로 또 다른 작은 목표 하나를 설정해 도전하고 싶었다. 게다가 금주의 달을 함께 보낸 수많은 사람들이 눈에 밟혔다. 시청자, 친구, SNS 팔로워로 구성된 엄청난 지원군과 한 팀으로 하나의 목표를 추구하는 데 성공한 만큼 이 사람들을 이대로 떠나보내고 싶지 않았다. 그들은 나와 함께한 금주 도전을 즐거워했고 매우 들떠 있었다. 나는 다음 도전을 부추기는 듯한 소셜 미디어의 파도에 올라탔다. 물이 들어왔을 때 계속 노를 젓고 싶은 마음이었다.

2월 도전 목표는 무엇으로 정해야 할까? 나는 여러 선택지를 두고 저울질을 했다. 1월엔 전반적인 건강 상태를 개선하기 위한 노력을 했으니 이번에는 더 구체적으로 신체 능력을 강화하는 목표를 설정하고 싶었다. 또한 장소에 구애받지 않기를 바랐다. 헬스장, 교실, 수영장, 필요하다면 자전거 도로에서라도 할 수 있는 도전이 필요했다. 하루에 한 시간이 아니라 단 몇 분만 투자해도 결과를 얻을 수 있는 활동이었으면 했다.

그리하여 2월에는 플랭크와 팔 굽혀 펴기를 하기로 했다. 약 6년 전 나는 소규모 바 메소드(발레 바(Bar)를 활용한 스트레칭으로 바른 자세를 유지하고 근력을 기를 수 있는 운동—편집자) 수업에 참여한 적 있다. 이 수업에서는 발레 바 위나 바닥에서 근육을 스트레칭하고 강화하는 동작을 연습하곤 했다. 특히 매 수업 시간에 팔 굽혀 펴기를 최소 45번씩 하고 플랭크 자세를 몇 분 동안 유지해야 했는데 수강생들에게는 실로 무자비한 수업이었다.

그 덕분이었는지 일주일에 네 번 열리는 바 메소드 수업을 두 달 동안 듣고 나니 몸이 바뀌어 있었다. 난생처음 근육으로 갈라진 팔뚝을 갖게 됐다. 근육이 붙었을 뿐만 아니라 아주 탄탄해졌다. 믿기지 않는 결과였다. 근육질 팔이야 항상 갖고 싶었지만 헬스장에서 아무리 무거운 기구를 들고 운동을 해도 지방이며 근육이 하나도 없는 닭

날개 같은 모습에서 벗어나지 못했다. 그런데 어느 날 갑자기 삼각근과 삼두근의 모양이 잡힌 것이다. 어깨 위에 위치한 우아하고 작은 원형 근육은 마치 기품 있는 견장처럼 보였다. 딸 클로이와 나는 그 근육을 '어깨 뽕'이라고 불렀다.

그와 동시에 나는 코어 근육이 더 강해지고 단단해지고 팽팽하게 당겨지는 것을 느낄 수 있었다. 아주 오래전부터 내 자세는 굉장히 형편없었다. 워낙 구부정해서 배에 의식적으로 힘을 주지 않으면 뱃살이 튀어나오기 일쑤였다. 그런데 이제는 좀 더 바르게 설 수 있었다. 어깨가 펴졌고 엉덩이가 올라붙었으며 아랫배가 납작해졌다. 모두 플랭크 덕분이었다.

나는 이 변화가 기쁘면서도 얼떨떨했다. 지난 두 달간 특별히 한 일이라곤 플랭크와 팔 굽혀 펴기가 전부였다. 이 둘을 제외한 다른 활동들은 이미 바 메소드 수업에서 평소에도 했던 운동이었다. 이로써 하루에 단 몇 분만이라도 뭔가를 꾸준히 하면 외면과 내면을 모두 **바꿀 수 있다**는 사실이 분명해졌다. 의사로서 이미 알고 있는 사실이었지만 직접 경험해 보니 놀랍기 이를 데 없었다.

이 경험을 염두에 두고 나는 2월의 도전 과제를 결정했다. 바 메소드 수업을 통해 얻었던 팔뚝이 갈라지는 효과를 똑같이 얻고 싶었다. 이는 곧 30일 연속으로 플랭크와 팔 굽혀 펴기를 최대한 많이 해야 한다는 뜻이었다. 하지만 달성 가능한 목표를 만들기 위해서는 조정이 필요했다. 초반에는 플랭크 자세 유지 시간이나 팔 굽혀 펴기 횟수를 적당한 수준으로 잡고 시간과 횟수를 점차 늘려 가는 편이 나을 터였다.

2월 도전 목표가 플랭크와 팔 굽혀 펴기라고 SNS에 공개하자 사람들이 폭발적으로 호응했다. 하루에 몇 분만 투자하면 되는 운동이라는 점이 사람들의 흥미를 끌었다. 어떤 트위터 사용자는 팔 굽혀 펴기를 단 한 번밖에 못 한다고 했다. 플랭크 자세를 몇 초라도 더 유지하려면 무릎을 땅에 대야 한다고 고백하는 사람도 있었다. 아무래도 괜찮았다. 중요한 건 **자신의** 능력을 최대한 발휘해 플랭크와 팔 굽혀 펴기를 하는 것, 그리고 한 달 동안 두 가지 운동을 지금보다 잘하게 되는 것이다.

내 초기 목표치는 얼마였을까? 당시는 바 메소드 수업을 그만둔 지 꽤 오래된 시점이었다. 그 대신 소울사이클 같은 다른 소규모 피트니스 수업에 참여하고 있었다. 그 결과, 나의 운동 루틴에는 안타깝게도 플랭크와 팔 굽혀 펴기가 빠져 있었다.

본격적으로 도전에 임하기 전 일단 팔 굽혀 펴기를 시도해 보니 가슴을 최대한 바닥 가까이 붙이는 자세로 최대 25개까지 가능했다. 플랭크는 1분 조금 넘게 유지할 수 있었다. 하지만 매일 운동을 반복하면서 기록을 늘려야 하니 처음부터 이 횟수와 시간을 목표로 삼는 것은 무리였다. 2주도 채 넘기지 못하고 완전히 지쳐서 나뿐 아니라 함께 도전하는 수많은 SNS 팔로워들을 실망시키고 싶지 않았다. 그래서 나는 플랭크 45초, 팔 굽혀 펴기 20개로 도전을 시작하기로 결심했다. 이것도 첫날치고는 꽤 부담스러운 목표였지만 마음만 먹으면 14일째까지는 횟수와 시간을 늘려 갈 수 있겠다고 판단했다.

1 weeks •

단 90초 만에 심장을 터질 듯 뛰게 만드는 법

1일째 나는 매사추세츠주의 한 호텔 방에서 외출복 차림으로 2월의 첫 도전을 시작했다. 딸 클로이가 보는 앞에서 바닥에 손을 짚고 팔 굽혀 펴기 20개를 한 뒤 45초간 플랭크 자세를 유지했다. 운동을 마치고 일어서자 예상보다 더 숨이 찼다. 한 세트에 90초가 걸리지 않았는데도 동작을 마치고 나니 쿨하게 손톱을 매만질 여유 따위는 남아 있지 않았다.

그 후로는 아침에 눈뜨자마자 커피 한 잔을 마시고(적어도 나는 커피를 마셔야 가만히 앉아 있기라도 할 힘이 생긴다.) 곧바로 침실 바닥을 짚은 뒤 두 동작을 연달아 실행했다. 첫째 주를 보내며 생긴 새로운 습관은 샤워기 꼭지를 돌려 물이 데워지길 기다리는 동안 엎드려서 플랭크를 먼저 하고 이어서 팔 굽혀 펴기를 하는 것이었다.

첫째 주에는 엿새나 도전에 성공했다. 멋지지 않은가? 하지만 하루를 거른 것이 못내 마음에 걸렸다. 문제의 그날 나는 헬스장에 가서 역기를 들었다. 플랭크와 팔 굽혀 펴기를 전혀 하지 않았다는 사실을 깨달았을 때는 이미 너무 지쳐 버린 뒤였고 팔이 떨어져 나갈 듯 아팠다. 그렇게 하루를 건너뛰었다.

물론 속 편하게 하루를 빼먹은 것은 아니다. 내 이성과 본능은 치열하게 협상을 전개했다.

본능: 이미 한 시간이나 운동을 했는데 팔 굽혀 펴기랑 플랭크를 꼭 해야 할까?

이성: 그렇진 않지.

본능: 이번 도전을 너무 만만하게 보는 거 아냐? 그 운동을 하는 게 목표잖아. 단 하루도! 빠지지 않고! 해야 해!

이성: 맞아.

본능: 뭐야, 앞뒤가 안 맞잖아! 나더러 어쩌라는 거야?

이성: 이미 늦었어. 그러니까 내일 해.

그래서 이렇게 된 것이다. 하지만 하루를 놓친 것이 나에게는 확실한 동기 부여 요소로 작용했다고 믿는다. 그 주의 나머지 엿새 동안은 빠짐없이 플랭크와 팔 굽혀 펴기를 완수했다.

한 주가 끝났지만 겉으로든 속으로든 이렇다 할 차이가 느껴지지 않았다. 이제 겨우 엿새 동안 플랭크와 팔 굽혀 펴기를 했을 뿐이었다. 그 정도로 멋진 복근이 생길 리 만무했다. 다만 매사추세츠 호텔에서 첫 도전을 했던 그날보다는 운동이 쉬워졌다. 적어도 이 도전이 아침 일과로 분명히 자리 잡은 듯했다. 나는 처음에 생각했던 것보다 훨씬 덜 버겁다는 사실에 흥분하며 한 주를 마쳤다. 일주일 동안 매일 플랭크 유지 시간을 조금씩 늘려 나중에는 10초 정도를 더 했고 팔 굽혀 펴기도 한 번이라도 더 하려 노력했다. 나는 점진적으로 발전해 나가겠다는 목표를 달성한 자기 자신과 하이 파이브 했다. 스스로가 해낸 일이 뿌듯했다.

첫 일주일 동안 내 소셜 미디어는 지금까지 한 번도 코어 운동을 해 본 적 없다고 고백하는 사람들의 댓글로 달아올랐다. 특히 무릎을 땅에 짚은 채 팔 굽혀 펴기 단 하나 성공하기를 목표로 도전을 시작한 여성 팔로워와 팔 굽혀 펴기 3개로 도전을 시작한 남성 팔로워의 이야기는 대단히 고무적이었다. 사람들은 신이 나서 도전에 참여했다. 신체적으로든 심리적으로든 이 목표에 나보다 훨씬 큰 부담을 느꼈을 사람까지 모두 말이다.

2 weeks •

2주 만에 초콜릿 복근을 만드는 쉬운 방법

2주 차 첫날이 밝았을 때 나는 매일 플랭크 자세로 1분 30초를 버티고 팔 굽혀 펴기를 25개 할 수 있게 되었다. 플랭크 자세를 오래 유지할 수 있다는 것은 무척 좋은 일이었지만 등허리 부분에 무리가 간다는 사실은 부정할 수 없었다.

그 이유 때문에라도 두 가지 운동을 동시에 하는 것이 더 이상 불가능할 것 같았다. 나는 두 동작을 연달아 하지 않기로 결정했다. 플랭크는 팔 굽혀 펴기보다 약간 더 불편하고 시간도 더 걸리지만 신체적으로나 정신적으로나 덜 부담스러웠다. 샤워기를 틀어 놓고 물이 따뜻해질 때까지 플랭크를 하는 것은 이제 평범한 아침 습관이 되었다. 하지만 횟수와 시간을 늘리면서 운동이 점점 더 힘들어졌기에 아침 운동으로는 플랭크만 했다. 팔 굽혀 펴기는 나중에, 적어도 오늘 중에만 끝내면 된다고 스스로를 달랬다.

그래서 둘째 주에는 주로 저녁에 팔 굽혀 펴기를 했다. 퇴근하고 집에 오자마자 티셔츠와 (내가 집에서 파자마로 입는) 수술복으로 갈아입고 곧바로 운동을 시작했다. 2월이 되어서도 몇 주간 금주 도전을 계속했던 것은 신의 한 수였다. 퇴근 후 약속이 잡혔을 때에도 나는 술을 마시지 않았다. 밤늦게 집에 도착해도 팔 굽혀 펴기를 할 만한 의지와 기운이 충만했다.

그럼에도 2주 차에는 팔 굽혀 펴기를 두 번 빼먹었다. 한 번은 완전히 잊었고 한 번은 의식적으로 피했다. 하루에 열다섯 시간을 일하고 나면 팔 굽혀 펴기 25개를 해야 한다는 생각만으로 온몸의 힘이 빠진다. 운동을 하루 빼먹는 것에 대해 이성과 본능이 내적 대화를 시작하면 본능은 나를 이렇게 꼬드기곤 했다. 플랭크는 무척 잘하고 있으니 팔 굽혀 펴기 몇 개는 건너뛰어도 될 거라고.

2주 차가 끝나자 바 메소드 운동을 통해 경험한 변화를 다시 맞이할 것이라는 첫 번째 징조가 나타났다. 어느 날 아침 욕실에서 출근 준비를 하다가 거울에 비친 내 모습을 보았는데 복근이 훨씬 팽팽해지고 탄탄해져 있었다. 특히 아랫배가 그랬다.

솔직히 인정한다. 나는 도전하는 내내 어떤 신체적 변화가 생겼는지 확인하려고 거울 앞에 설 때마다 내 몸을 찬찬히 뜯어보곤 했다. 마치 오븐에 넣은 케이크를 지켜보는 제빵사 같았달까. 실제로 변화를 두 눈으로 확인하니 엄청나게 뿌듯했다. 팔 굽혀 펴기를 사흘이나 빼먹었지만 낙담하지 않고 꾸준히 해 온 도전의 성과가 나타나기 시작한 것이다. 더 강해진 체력과 더 다부져진 몸매로 말이다. 체력이 좋아지고 몸의 선이 살아났다.

3 weeks •

허리 통증은 줄이고 코어 힘은 더하는 방법

셋째 주에 주제어를 붙인다면 뭐니 뭐니 해도 허리 통증일 것이다. 허리 통증의 원인은 분명 플랭크였다. 플랭크 자세를 취할 때만 통증이 나타나고 자세를 풀면 바로 사라졌다. 한번 통증이 느껴지기 시작하면 참을 수 없을 만큼 아팠다. 엄청 무거운 물체가 허리의 한 부분을 정확하게 내리찍는 것 같은 고통이 신경을 타고 퍼지면 결국 바닥에 무릎을 꿇을 수밖에 없었다. 도전 방식을 바꾸거나 아니면 도전 자체를 포기해야 했다. 포기를 선택하는 것은 상상조차 할 수 없었다. 나에게는 나만 바라보고 있는 응원 팀이 있었다. 나 또한 스스로를 믿고 있었다.

해결법은 의외로 쉽게 찾았다. 플랭크 자세를 조금 바꿨을 뿐이다. 플랭크에는 수많은 응용 동작이 있다. 내가 처음 도전을 시작할 때부터 해 온 자세는 팔꿈치 플랭크라고 불리는 자세였다. 팔 굽혀 펴기와 비슷한 자세로 전신을 일직선으로 지탱하되 양 팔꿈치로 바닥을 짚는 방식이다. 이 자세는 복부 근육을 환상적으로 잡아 준다. 나도 그 결과를 지난주에 거울로 직접 확인했기 때문에 가능하면 그 자세를 계속 유지하고 싶었다. 하지만 그 자세를 오래 유지하면 할수록 등허리를 스스로 고문하는 격이었다.

결국 나는 사이드 브리지라고도 불리는 사이드 플랭크 자세를 추가했다. 이는 몸통이 측면을 바라본 상태에서 하는 플랭크다. 시선은 바닥이 아니라 정면을 바라봐야 하고 한쪽 팔과 한쪽 발 측면으로 바닥을 짚어야 한다. 사이드 플랭크는 기본 플랭크 자세에 비해 배가로근 및 복사근 단련에 더욱 좋은 자세이기 때문에 나는 이 응용 자세가 허리 통증을 완화할 뿐 아니라 복부 전체를 아우르는 코어를 단련해 줄 것이라 생각했다. 이를테면 허리 통증을 줄이는 대신 끝내주는 복근은 포기한 것이다. 나는 플랭크라는 운동을 계속 이런 관점으로 바라봤다. 힘든 과정에 집중하는 대신 앞으로 생길 배가로근과 복사근을 자랑하기에 어떤 비키니가 더 어울릴지 생각하기로 했다. 홀터넥 스타일 비키니로 할까 아예 끈이 없는 스타일로 할까? 단언컨대 이건 플랭크를 하면서 고민해야 할 아주 중요한 문제였다.

3주 차 중반에 나는 또다시 플랭크 자세를 바꿨다. 첫째 주에 했던 팔꿈치 플랭크를 30~40초 동안만 유지한 후 사이드 플랭크를 좌우로 각각 30초씩 더했다. 이 방식으로 바꾸자 약간 과장을 보태 정말 **너무 좋았다.** 더 이상 통증을 느끼지 않았으니 그것만으로도 굉장한 성과였다. 나는 이 순서대로 한 세트를 더 반복해 총 3분 동안 플랭크를 했다. 팔꿈치 플랭크 자세를 할 때 살짝 통증이 느껴지긴 했지만 두 발에 번갈아 체중을 실으면 곧바로 통증이 줄어들었다.

이즈음 팔 굽혀 펴기 횟수는 30개에 이르렀다. 횟수가 증가할수록 물리적으로 들어가는 힘도 늘어나니 이제는 단순히 근력 운동이라기보다 유산소 운동을 함께 한다는 느낌이 들기 시작했다. 바른 자세를 유지하면서 30번 연속 팔 굽혀 펴기를 하고 나면 자연스레 땀도 나고 호흡도 거칠어졌다.

2주 차에 팔 굽혀 펴기를 두 차례 빼먹은 이후로는 팔 굽혀 펴기를 플랭크 뒤에 곧바로 하기로 마음을 굳혔다. 꾸물거리며 미룰 틈을 주지 않기 위해서였다. 너무 피곤하니까, 이미 근력 운동을 했으니까 팔 운동은 안 해도 된다는 논리로 스스로를 속일 여지도 없애고 싶었다. 아침에 운동 두 가지를 한꺼번에 끝내겠다는 결심이 효과를 거둔 덕에 일주일 중 엿새를 팔 굽혀 펴기에 성공했다. 빼먹은 날은 딱 하루뿐이었다.

주말 아침 욕실 거울에 비친 내 몸을 꼼꼼히 검사하니 지난주에 비해 복근이 눈에 띄게 달라 보였다. 하복부 전반에 더 탄력이 붙고 근육 모양이 잡힌 것이다. 더 신이 났던 부분은 팔 전체에 근육이 붙었다는 점이었다. 이두근, 삼두근, 삼각근을 이루는 선이 더 선명해졌다. 기존 일과와 달라진 점이 있다면 오로지 플랭크와 팔 굽혀 펴기뿐이었다. 새로운 운동을 하지도 식단을 바꾸지도 않았다.

나는 감격스러웠다. 5분도 안 걸리는 일을 매일 실행했다는 것만으로 이렇게 놀라운 결과를 얻을 수 있다니! 1년 내내 지금처럼 매일 플랭크와 팔 굽혀 펴기를 하고 싶다는 욕망이 들끓었다. 솔직히 어떤 날은 운동을 최대한 미루고 싶기도 했다. 팔 굽혀 펴기는 특히 건너뛰고 싶었다. 하지만 계속했다. 내가 들인 사소한 노력에 비하면 그 보상은 엄청났다.

일주일 동안 나는 신체적으로 더 나아졌고 도전에 성공했다는 성취감도 만끽했다. 플랭크 3분과 팔 굽혀 펴기 30번을 하는 동안 분비된 엔도르핀 덕분에 더 득의양양해진 거겠지만 하루 일과를 시작하기도 전에 뭔가를 이뤄 냈다는 느낌만으로 샤워하는 동안 엄청난 충족감을 느낄 수 있었다. 그 결과 아침 내내 좋은 기분을 유지할 수 있었고 이 도전을 통해 건강한 신체 그 이상의 보상을 얻었다.

***4 weeks* •**

매일 아침 단 몇 분을 투자해 비키니 몸매를 만드는 법

마지막 주를 시작할 무렵 나는 플랭크 3분과 팔 굽혀 펴기 37개에 성공했다. 아직 정체기에 접어들지 않았다는 점과 꾸준히 기록이 좋아지고 있다는 점은 기뻤지만 솔직히 팔 굽혀 펴기는 점점 힘들어졌다. 두 운동의 최고 기록이 부담스러워지기 시작했다.

팔 굽혀 펴기 기록 향상을 지켜보고 있노라니 주식 시장의 트레이더가 된 심정이었다. 과연 내 기록은 어디까지 올라갈까? 현재 40개를 향해 가고 있는데 이달 말에 45개까지 할 수 있을까? 아무래도 터무니없는 목표 같았다. 플랭크 역시 상황은 비슷했다. 플랭크 목표 시간이 너무 길다는 느낌이 들었다. 비키니를 입은 내 모습을 상상해도 괴로움을 물리치기에는 역부족이었다. 그래서 나는 음악을 듣기 시작했다. 음악 덕분에 시간이 더 빨리 흐르는 듯했고 그제야 플랭크 4분과 팔 굽혀 펴기 40개를 해야 한다는 생각에서 해방되었다.

알고 보니 음악은 실제로 효과적이었다. 플랭크 자세를 30초 더 유지하는 데 브루노 마스의 음악을 듣는 것만큼 도움 되는 일은 없었다. 하지만 나는 스스로와 약속했다. 이달 말까지 팔 굽혀 펴기는 딱 1개 더 하고 플랭크는 5초만 더 버티기로 말이다. 이번 한 달간의 여정을 마라톤에 비유하면 나는 이미 40킬로미터를 달린 상태였다. 흐느적거리는 걸음으로 결승점을 통과하는 것이 완벽한 마무리일 수 없다.

2월의 마지막 날 아침 나는 일어나 커피를 마신 뒤 평소처럼 샤워기를 틀었다. 그리고 플랭크 4분 5초, 뒤이어 팔 굽혀 펴기 46개를 하는 데 성공했다. 해냈다! 몸은 완전히 뻗어 버렸지만 정신은 희열에 휩싸였다. 예전에는 절대로 할 수 없을 거라 생각했던 5분간의 운동을 마치고 완벽하게 결승선을 통과한 나 자신이 대견하게 느껴졌다. 징징거리는 일 없이 어마어마한 한 방을 날리며 한 달을 마무리한 것이다.

그날 아침 거울에 비친 내 모습 또한 나에게 대단한 한 방이었다. 팔뚝이 예전 바 메소드 수업을 듣던 당시의 그 상태로 돌아가 있었다.

삼각근, 삼두근 그리고 가슴 근육까지 성난 듯 살아났다. 갈라진 복근이 선명했다. 누군가를 칭찬할 때 쓰던 표현을 스스로에게 쓸 수 있다니 너무나 기뻤다. 자세도 훨씬 좋아졌다. 굳이 노력하지 않아도 바른 자세로 설 수 있었다. 그토록 혐오했던 툭 튀어나온 뱃살은 탄탄한 근육에 눌려 납작해졌다. 온몸이 훨씬 탄탄하고 단단해졌다는 느낌이 들었다. 〈굿 모닝 아메리카〉에서 비키니를 입고 전 국민을 대상으로 방송을 하라 한대도 기쁜 마음으로 내 몸매를 선보일 수 있을 것 같았다. 뭐, 수백만 미국인에게 보여 준다는 건 좀 많이 간 것 같긴 하지만. 아무튼 단단해진 내 몸에 대한 자신감이 그만큼 흘러넘쳤다는 얘기다.

무엇보다 그토록 짧은 시간에 이렇게 믿기 어려운 결과를 이루어냈다는 점이 정말 놀라웠다. 사실상 나는 이 도전을 하는 데 기껏해야 하루에 2분에서 5분 정도를 투자했을 뿐이다. 하지만 내 몸은 헬스장에서 한 시간씩 운동하던 때와는 비교도 할 수 없을 만큼 바뀌었다.

두 운동 뒤에 숨겨진 과학적 사실들

규칙적으로 근력 운동을 해야 하는 과학적 근거는 차고 넘친다. 특히 많은 연구들이 플랭크와 팔 굽혀 펴기를 매일 할 만한 운동으로 추천한다. 두 운동에는 특별한 장점이 있다. 특별한 장비나 근사한 헬스장, 개인 트레이너, 클래스 강사, 화려한 운동 경력이 필요하지 않다. 심지어 시간도 별로 안 든다.

• 플랭크는 더 탄력 있는 복부 근육을 만든다

플랭크는 팔 굽혀 펴기 시작 전 자세라고 생각하면 쉽다. 팔 굽혀 펴기와 마찬가지로 플랭크 역시 전신 운동으로 팔, 가슴, 다리, 엉덩이, 허리, 복부에 이르는 광범위한 근육을 모두 활용한다. 이에 비하면 크런치(바닥에 누워 허리 부분이 바닥에서 떨어지지 않는 선까지 상체를 위로 들어올리는 운동—편집자)나 앉았다 일어나기는 주로 복부에 부분적으로 작용하는 운동이다.

플랭크는 단순한 앉았다 일어나기, 크런치, 복부 컬업(Curl Up)보다 더 많은 복부 근육을 자극한다. 앞서 언급한 운동들은 주로 우리가 '식스팩'이라고 부르는 복직근을 강화한다. 반면 플랭크는 내·외 복사근과 고정근은 물론 횡 복부 조직, 척추와 상반신을 단단히 붙잡아 주는 심부 근육에까지 작용한다. 이 모든 근육을 강화하면 부상을 예방할 수 있고 더 바른 자세로 운동할 수 있다. 또한 플랭크는 복부 전체 근육이 선명하게 자리를 잡는 데에도 도움이 된다.

• 플랭크는 따로 운동하기 어려운 코어 근육을 강화한다

플랭크가 유일한 코어 운동은 아니지만 효과가 특히 확실하다고

과학적으로 밝혀진 운동임은 분명하다. 이 운동은 허리, 복부, 골반, 엉덩이 근육 강화에도 효과적이다. 그 이유 중 하나는 플랭크가 근육 길이나 관절 각도를 바꾸지 않는 이른바 등척성 운동(Isometric Exercise)이기 때문이다. 동일한 자세를 유지하는 운동을 하면 다른 근육이 아닌 코어 근육에만 힘이 들어간다. 결과적으로 움직임에 상관없이 바른 자세를 유지할 수 있다. 알려진 바와 같이 복근은 움직임을 최소화하기 위해 설계된 근육이다. 복근의 주요 역할 중 하나는 척추를 한곳에 모으고 지탱하는 것이다.

• 허리에 문제가 있다면? 통증을 없애는 나만의 방식을 개발하라

비록 나는 플랭크를 하는 동안 허리 통증을 느꼈지만 미국 운동위원회(American Council on Exercise)를 포함한 대부분의 전문가들은 플랭크가 등허리 관련 통증과 부상을 예방하는 데 효과적이라고 말한다. 플랭크는 배가로근 및 척추 주변 근육을 강화하는 운동이기 때문이다. 강화된 근육은 운동을 할 때, 걸을 때, 서 있을 때, 가만히 앉아 있을 때도 허리를 더 단단하게 지지한다. 앉았다 일어나기나 크런치 또는 기타 대부분의 복부 운동과는 달리 플랭크는 척추를 움직이지 않는 운동이다. 다시 말해 몸통을 굽히지 않기 때문에 척추에 어떠한 자극도 주지 않는다. 또한 플랭크는 앉았다 일어나기나 크런치에 비해 고관절 굴곡근을 과도하게 발달시키지 않으며 허리 근육을 더 탄탄하게 만든다.

• 플랭크와 팔 굽혀 펴기를 하면 우아하게 바로 설 수 있다

플랭크와 팔 굽혀 펴기는 모두 편안한 자세, 즉 바닥에 앉거나 서 있는 자세를 취할 때 척추를 지탱하는 근육을 발달시킨다. 이 근육들이 튼튼할수록 척추 또한 튼튼해지고 곧게 펴진다. 팔 굽혀 펴기는 특히 등 위쪽 견갑근을 강화하므로 계속 연습하면 앉은 자세에서든 선 자세에서든 어깨가 안으로 말리지 않고 뒤로 젖혀 바르게 펴진다. 더불어 이 운동들은 배가로근을 탄탄하게 조이기 때문에 어떤 자세를 취하든 팽팽한 복부를 유지하도록 돕는다.

완벽한 플랭크 자세 완성하기

플랭크는 보기와 달리 절대 쉽지 않다. 앞서 소개한 플랭크의 효과를 얻으려면 반드시 올바른 자세로 임해야 한다. 기본 플랭크 자세를 취할 때는 발꿈치, 다리, 엉덩이, 허리, 몸통, 머리에 이르는 몸 전체가 일직선을 이루어야 한다. 허리가 위로 솟거나 엉덩이가 아래로 처져서는 안 된다. 후자의 상황이 발생하면 둔부 근육에 힘을 줘 엉덩이가 아래로 꺼지지 않도록 하라. 손을 넓게 펴서 바닥을 짚고 어깨가 안으로 말리지 않도록 한다. 상반신과 팔에 불필요한 긴장감을 주는 대신 오직 코어 근육으로 버티는 것이다. 고개를 들어 거울을 보지 말고 시선은 바닥에 고정하라. 고개를 들면 목과 허리에 부담을 줄 수 있다. 팔과 다리는 모두 어깨 너비로 벌린다. 호흡을 유지하는 것도 잊어서는 안 된다. 플랭크를 하는 동안 숨을 참으면 운동이 더 힘들어진다.

• 팔 굽혀 펴기는 온몸의 근육에 작용한다

수많은 생리학자와 운동선수, 심지어 하버드 대학교 보건 책임자도 팔 굽혀 펴기를 "세상에서 가장 위대한" 혹은 "가장 완벽한" 운동이라고 표현하는 데에는 이유가 있다. 팔 굽혀 펴기는 사실상 몸의 모든 근육을 사용하는 운동으로 발가락부터 목에 이르는 온갖 근육에 영향을 준다. 더 나아가 힘줄과 인대, 세포의 결합 조직까지 강화한다. 다시 말해 팔 굽혀 펴기는 흔히 알려진 것과는 다르게 단순히 팔과 가슴만을 위한 운동이 아니다. 이 운동의 더 큰 장점은 다른 운동으로 발달시키기 어려운 등이나 엉덩이, 다리, 복부 근육을 동시에 탄탄하게 만들어 준다는 점이다. 팔 굽혀 펴기는 대근육뿐만 아니라 숙련된 운동선수조차 강화하기 어려워하는 소근육에도 영향을 미친다. 마지막으로 팔 굽혀 펴기는 몸의 자기 수용 감각, 흔히 신체 균형감이라 부르는 감각을 향상한다. 따로 집중 운동하기 어려운 고정근에 도움이 되기 때문이다. 이 근육은 몸이 움직일 때 주요 근육들이 균형을 잡을 수 있도록 지지해 주는 역할을 한다.

• 방법만 제대로 알면 누구든 할 수 있다

혹시 자신이 팔 굽혀 펴기를 하지 못할 거라 생각하는가? 자신 있게 말하건대 나이가 몇이든 체형이 어떻든 현재 체력 수준이 어느 정도든 상관없이 누구나 팔 굽혀 펴기를 할 수 있다. 이 운동은 각자의 체형이나 체력에 맞도록 다양하게 변형할 수 있다. TV에 나오는 신참

병사나 운동 마니아들이 끙끙대며 용을 쓰고 팔 굽혀 펴기 20개를 한다고 해서 우리가 똑같이 반복할 필요는 없다.

바닥에 손과 무릎을 짚는다는 생각만으로 고통스럽다면 똑바로 서서 벽을 짚고 하는 팔 굽혀 펴기부터 시작하라. 몸의 각도를 잘 잡고 손바닥을 벽에 단단히 짚은 다음 팔꿈치를 구부려 가슴을 벽 쪽으로 최대한 가깝게 가져가는 것이다. 탁자형 팔 굽혀 펴기도 시도해 볼 만하다. 손과 무릎으로 바닥을 짚고 등을 곧게 편 뒤 코가 바닥에 닿을 정도로 팔꿈치를 구부려 내려갔다가, 팔과 가슴을 사용해 전신을 밀어 올리면 된다. 혹은 기본 팔 굽혀 펴기 자세를 취하되 무릎을 바닥에 짚고 발은 지면에 약간만 댄 채로 움직일 수도 있다.

운동을 많이 해 본 사람이라면 기본 팔 굽혀 펴기 자세를 변형해 손바닥 대신 주먹으로 바닥을 짚거나 한 팔만 사용하는 등 더 어려운 자세를 시도해도 좋다. 삼두 운동(그저 양손에 아령을 들기만 해도 운동이 된다.)과 같은 팔 근육 강화 운동을 중간에 끼워 넣거나 양손을 가까이 붙여 검지와 엄지로 다이아몬드 모양을 만든 채로 팔 굽혀 펴기를 할 수도 있다. 보수 볼(반구 형태의 운동 기구로 균형 감각을 기르는 데 많이 사용된다.—옮긴이) 위에서 균형을 잡거나 혹은 근력 운동용 공 위에 발을 올린 상태에서 팔 굽혀 펴기를 하는 것도 가능하다. 다만 이번 달 도전 목표는 횟수를 늘리는 것이므로 이 점을 감안해 자세를 선택해야 한다.

- 팔 굽혀 펴기는 칼로리를 소모하고 성장 호르몬 분비를 촉진하며 골다공증을 차단한다

유산소 운동만이 칼로리를 태우는 유일한 방법은 아니다. 많은 연구에서 팔 굽혀 펴기 같은 근력 운동 역시 신진대사를 촉진해 칼로리를 태우고 체중을 줄인다는 사실을 밝혔다. 사실 우리 몸은 유산소 운동보다 근력 운동을 할 때 더 많은 칼로리를 소모한다. 저항력을 활용한 운동을 하느라 소모된 근육을 보수하는 과정에서 칼로리가 연소되기 때문이다. 게다가 팔 굽혀 펴기 같은 운동을 통해 근육을 키우면 기초 대사량이 높아져 쉬거나 놀 때에도 더 많은 칼로리를 태우게 된다.

또한 팔 굽혀 펴기 같은 저항 운동은 내분비계를 자극해 성장 호르몬 분비를 촉진하는데 그로 인해 신체 기능은 향상되고 체지방은 감소한다. 심지어 신체 노화 속도까지 느려진다. 팔 굽혀 펴기를 하면 체내 테스토스테론 수치가 높아진다는 점도 남성과 여성 모두에게 이롭다. 이 호르몬은 건강한 신진대사, 성욕, 적절한 수준의 골 질량을 유지하는 데 필수적이기 때문이다.

마지막으로 팔 굽혀 펴기는 체중 부하 운동(Weight-bearing Activity), 즉 뼈의 성장을 촉진하고 골다공증을 예방할 수 있는 운동이다. 실제로 미국 은퇴자 협회(AARP, American Association of Retired Persons)는 50세 이상 여성에게 매일 팔 굽혀 펴기를 해서 건강한 골질량 수준을 유지할 것을 권고하고 있다.

당신의 이야기

헬스장에 갈 시간을 따로 빼거나 운동을 하겠다는 의지를 발휘하는 것은 어려운 일일 수 있다. 하지만 나는 분명 그 누구에게나 플랭크와 팔 굽혀 펴기를 할 2분 정도의 시간은 있다고 확신한다. 시간이 없다거나 운동할 장소가 없어 못하겠다는 핑계가 통하지 않는 도전인 셈이다. 하지만 좀 더 쉽고 재미있게 운동할 수 있는 방법이 있기에 이제부터 소개하고자 한다. 모두 열 가지 팁이다.

1. 아침에 일어나면 플랭크와 팔 굽혀 펴기부터 해치우라

플랭크와 팔 굽혀 펴기를 아침에 집을 나서기 전 해치워 버리는 것이 다른 시간으로 미루는 것보다 명백히 쉽다. 운동을 아침 일과로 삼으면 걱정이 줄어든다. 낮에 짬을 내 운동을 하러 갈 수 있을지 야근을 하지는 않을지 집에 도착한 뒤 너무 지쳐서 운동을 못 하게 되진 않을지 염려할 필요가 없어진다. 우리 뇌는 너무 피곤하거나 불쾌한 일을 억지로 많이 하는 경우 무척 흥미롭게도 신체를 설득한다. 업무 프로젝트에 오랫동안 집중하거나 자판기에서 달달한 간식 뽑아 먹기를 포기한 뒤에는 플랭크와 팔 굽혀 펴기를 하지 말라고 부추기는 것이다. 나는 개인적으로 모닝 커피를 마시고 난 직후 샤워하기 전에 운동하는 것을 선호했지만 사람마다 아침 일과는 제각기 다르다. 내가 해 줄 수 있는 최선의 조언은 플랭크와 팔 굽혀 펴기를 양치질처럼 빼먹을 수 없는 핵심 일과로 생각하라는 것이다. 그리고 양치질에 걸리는 시간이나 운동에 필요한 시간이나 거의 같다는 점을 명심하라.

2. 기록을 향상하고 싶다면 음악을 들으라

직접 경험해 보니 음악이나 오디오 콘텐츠가 목표를 더 쉽게 달성하는 데 도움이 된다. 라디오를 듣든 스마트폰을 활용하든 컴퓨터로 팟캐스트를 듣든 좋아하는 아침 TV 프로그램의 볼륨을 높이든 소리로 주의를 분산해 힘들다는 느낌에서 벗어나 보자. 어떤 방법을 선택해도 좋지만 TV나 스마트폰 혹은 아이패드 화면을 보려고 고개를 들거나 꺾지 않도록 주의하라. 자세를 망칠 뿐 아니라 목과 허리 통증을 유발할 수 있다.

3. 운동 파트너와 함께 목표에 도전하라

그렇다, 나도 당신의 파트너다! 이달의 도전 목표를 동료, 친구, 가족에게 공유하는 일은 기록을 향상하고 습관을 유지하는 데 큰 도움이 된다. 내 운동 파트너는 딸 클로이였다. 맞다, 클로이는 아이스하키 1부 리그를 뛰는 운동선수다. 클로이는 매일 나와 함께 운동하지는 못했지만 내가 마지막까지 기록을 향상하는 데 큰 도움을 주었다. 한 달 동안 꾸준히 플랭크 시간과 팔 굽혀 펴기 횟수를 늘릴 수 있었던 건 클로이 덕분이다.

4. 기껏해야 몇십 초면 끝나는 일이라는 걸 명심하라

만약 내가 도전 막판에 그랬듯이 플랭크 유지 시간이 부담스럽게 느껴지기 시작한다면 자세를 유지하는 시간이 총 몇 초인지 떠올려 보라. 나의 지론은 무언가를 하는 데 걸리는 시간을 초 단위로 환산하면 그 일이 별로 어렵게 느껴지지 않는다는 것이다. 그게 내가 이번 달 내내 플랭크 유지 시간과 팔 굽혀 펴기 개수를 늘려 갈 수 있었던 비결이다. 플랭크 자세를 4분 동안 유지해야 한다는 부담을 느낀 나머지 제풀에 지쳐 나가떨어지는 대신 나는 240초만 노력하면 된다고 생각했다.

5. 더 많은 동기 부여가 필요하다면 중요한 이벤트를 목표로 운동하라

중요한 촬영 직전 남자 배우가 팔뚝과 가슴 근육이 더 커 보이도록 팔 굽혀 펴기를 하는 모습은 우리에게 익숙한 장면이다. 실제로 이런 시도에는 과학적 근거가 있다. 짧은 시간 동안 근육에 급격한 혈액을 공급하는 운동을 하면 근육이 더 뚜렷해진다. 물론 그 효과가 오래 지속되지는 않는다. 하지만 나의 경우 운동이 하기 싫을 때 이 생각을 하면 확실한 동기 부여가 되었다. 나는 평소 아침마다 방송 출연 준비를 하느라 서두르는데 지금 플랭크와 팔 굽혀 펴기를 해 두면 TV 화면에서 팔은 더 매끈하고 아랫배는 더 납작해 보일 수 있다고 스스로에게 말하곤 했다. 고백하건대 달라진 몸매를 눈치채고 언급해 준 시청자는 단 한 명도 없었지만 꿈 정도는 꿀 수 있지 않은가?

6. 플랭크 자세를 과감하게 수정하라

만약 기본 플랭크 자세를 유지하는 데 어려움을 겪고 있거나 허리와 목과 어깨가 아프고 욱신거린다면 혹은 단순히 운동 루틴에 변화를 주고 싶다면 사이드 플랭크를 추가하는 것도 좋다. 어떤 자세를 유지하기가 너무 힘들 경우에는 10초 간격으로 짧은 휴식을 취해도 된다. 일부 생리학자들은 이렇게 휴식과 운동을 번갈아 하는 것이 코어 근육을 강화하기에 훨씬 더 좋은 방법이라고 이야기하기도 한다.

7. 편안하게 할 수 있는 수준부터 시작하라

내가 이번 도전을 소셜 미디어에 공유하자 남녀 불문 수많은 사람이 플랭크 유지 시간 몇 초, 팔 굽혀 펴기 단 몇 개 정도를 목표로 시작하겠다고 대답했다. 이런 목표를 대할 때면 나는 더 의욕이 생기곤 했다. 나와는 달리 코어 운동을 한 번도 해 본 적 없지만 함께 도전에 참여하고 기록을 향상하자는 제안에 열정적으로 응해 주었기 때문이다. 이 도전은 친구보다 플랭크는 얼마나 오래 하는지 팔 굽혀 펴기를 얼마나 많이 하는지를 따지지 않는다. 이번 달 도전의 핵심은 이 책의 다른 모든 도전과 마찬가지로 어떤 방법으로든 최선을 다해 당신의 건강과 체력을 이전보다 향상하는 것이다.

8. SNS 지원군을 꾸리라

1월 금주 도전을 할 때와 마찬가지로 2월에도 SNS 덕분에 당초 생각했던 것 이상으로 플랭크와 팔 굽혀 펴기를 해낼 수 있었다. 마지막까지 의욕적으로 도전에 임할 수 있었던 동기가 되어 주기도 했다. 오늘은 운동을 건너뛸까 하는 생각이 들 때마다 나는 내 랜선 친구들과 팔로워들이 공유한 이야기들을 확인하곤 했다. 이들이 팔 굽혀 펴기를 얼마나 많이 했고 플랭크를 얼마나 오래 했는지 확인하고 나면 우리 모두가 함께 몇십 초를 버티고 있다는 사실이 새삼스럽게 다가오면서 확실한 동기 부여가 되었다. 그러니 당신의 도전을 현실 친구와 랜선 친구들에게 알리라. 함께 도전에 참여하고 기록을 공유해 달라고 부탁하라. 단 하루든 한 달이든 상관없다.

9. 손 짚을 곳만 있다면 얼마든지 성공할 수 있다

이전에도 언급했지만 한 번 더 말하겠다. 이 도전에는 어떤 변명도 통하지 않는다. 플랭크 몇 초, 팔 굽혀 펴기 몇 개를 하자고 굳이 헬스장에 갈 필요는 없기 때문이다. 디딜 바닥만 있다면 누구나 어디서든 이 목표에 도전할 수 있다.

10. 호흡하라

운동을 하며 힘을 줄 때 숨을 참는 사람들이 정말 많다. 수년 전 내가 산부인과 수련의였을 때는 그렇게 해야 한다고 배웠다. 하지만 숨을 참으면 팔 굽혀 펴기를 포함해 어떤 일을 하더라도 더 힘들어지기만 할 뿐이다. 숨을 멈추면 복부가 압박을 받으면서 심장, 뇌, 근육으로 가는 혈류량이 감소하기 때문이다. 반드시 잊지 말고 호흡하라. 그렇게 하면 플랭크도 팔 굽혀 펴기도 생각보다 더 많이 할 수 있을 것이다.

THE
SELF-CARE
SOLUTION

3월

명상의 달

20분간 눈을 감았을 뿐인데
믿을 수 없이 차분하고
긍정적인 사람이 되었다

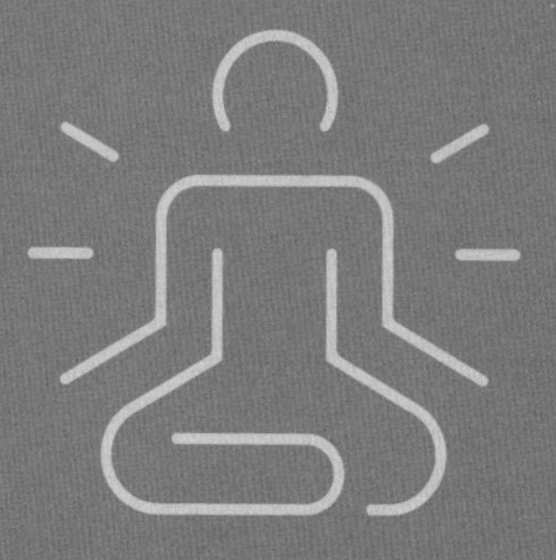

MARCH

나의 이야기

4년 전쯤 나는 명상하는 법을 배우기로 마음먹었다. 느닷없이 충동적으로 그랬던 것은 아니다. 지난 수년 동안 여러 친구, 동료, 지인으로부터 명상이 삶을 어떻게 바꿨는지 꾸준히 들어 온 터였다. 하지만 대부분의 사람들이 그렇듯 나 역시 어떻게 명상을 시작해야 할지 전혀 감을 잡지 못했다. 바닥에 양반다리를 하고 앉아서 모든 일이 잘되기를 바라면 되나? 특정한 생각에 집중을 하는 게 나을까? 아니면 머릿속에 떠오르는 모든 생각을 지우는 게 좋을까? 도무지 알 길이 없었다. 내 성격은 너무나 A타입이라서 몇몇 친구처럼 약간의 인터넷 검색 후 바로 명상을 시작할 수가 없었다. 일단 명상에 대해 알고 싶었고 수행 방법도 제대로 배우고 싶었다.

나는 뉴욕에서 초월 명상(Transcendental Meditation), 줄여서 TM이라고도 불리는 명상 분야의 대가인 밥 로스(Bob Roth)와 연이 닿았다. 초월 명상은 인도의 요가 수행자가 1950년대에 처음 개발한 이래로 점점 명성을 얻었다. 오늘날에는 전 세계적으로 가장 많은 수행자를 보유하고 상당히 많은 연구가 진행된 명상법으로 자리 잡았다. TM 연습을 할 때는 하루에 두 번씩 15분에서 20분 정도 눈을 감고 앉아서 만트라(기도나 명상을 할 때 반복적으로 외우는 주문—옮긴이)를 집중해 생각하거나 차분한 상태를 유지하며 만트라를 반복해서 읊조린다. 수행 단계에 따라 각각 다른 만트라가 비공개로 제공된다.

나는 로스가 전무 이사로 일하고 있는 데이비드 린치 재단에서 주최한 TM 4일 코스에 등록했다. 이 코스를 통해 나는 명상하는 동안에는 내 생각조차 통제할 필요가 없다는 것을 배웠다. 마음속에 무엇을 떠올리든 모두 허용됐다. 이것이야말로 진정 **감사한** 일이었다. A타입인 사람이 으레 그렇듯 내 마음은 끊임없이 돌아가는 영화 필름 같아서 그 안에 오만 가지 생각이 가득했다. 이 영화를 20분은 고사하고 단 1분이라도 멈춘다는 건 그야말로 끔찍했다.

그뿐만 아니라 호흡에만 집중할 필요도 없고 호흡을 조절할 필요도 없었다. 그저 만트라를 반복하기만 하면 됐다. 그러다 집중이 흐트러져도 괜찮았다. 나는 생각했다. **'이 정도라면 할 수 있겠어.'** 명상이란 건 그리 겁낼 만한 일이 아닐지도 모른다! 어쨌든 수많은 사람들이 이미 하고 있지 않은가. 그로부터 나흘 후 나는 명상을 시도하기 위한 마음의 준비를 마쳤다.

하지만 여전히 몇 가지 의구심이 남아 있었다. 명상 코스가 끝난 뒤 나는 로스에게 20분간 하루 두 번을 꼭 채워서 수행해야 하는지 물었다. 그는 나를 보며 이렇게 말했다. "하루에 두 번씩 2주간 해 보세요. 아무 변화도 느껴지지 않으면 그땐 그만하세요." 아마도 그 대답을 들은 내가 상당히 의아하다는 표정으로 그를 쳐다봤던 것 같다. 그가 이 말을 빠르게 덧붙였기 때문이다. "보통은 2주 후에도 명상을 계속 합니다. 왜냐하면 대부분 그사이에 긍정적인 변화를 느끼거든요." 그 한마디가 결정타였다. 그래, 나도 해 볼래.

그 후 거의 1년 동안 매일 명상을 했다. 로스의 말이 맞았다. 체험 기간이었던 첫 2주 사이에 놀라운 경험을 했다. 그 어느 때보다 정신이 맑아졌고 활력이 증가했으며 스트레스가 줄었다. 처음에는 20분씩 두 번 명상을 했지만 머지않아 매일 아침에 한 번만 해도 충분히 놀라운 효과를 누릴 수 있음을 깨달았다.

하지만 이 놀라운 에너지는 2년 전에 사라져 버렸다. 사실 명상 수행이 흐지부지해지기 시작한 바로 그때가 나에게 명상이 가장 필요했던 순간이었을 것이다. 그 무렵 너무 급작스럽게 남편과 이혼했고 얼마 지나지 않아 그가 자살했다. 나는 정신적으로도 감정적으로도 심지어 신체적으로도 엄청난 충격을 받았다. 의사로서의 삶 역시 스트레스를 더했다. 일상을 제대로 유지할 수 없었다. 폐에 공기가 점점 부족해져 질식할 것 같았지만 너무 숨이 차서 바로 옆에 있는 산소 호흡기에 손을 뻗을 수조차 없다는 느낌이 들었다. TM이 절실했지만 예전의 일과로 돌아갈 수가 없었다.

2017년 로스앤젤레스에서 열린 한 행사에 연사로 참여했을 때 역시 연사로 초대받은 로스와 우연히 마주쳤다. 나는 그에게 지금 어떤 상황에 놓여 있는지를 털어놓았다. 명상을 그만두게 된 경위를 얘기했고 개인적으로나 직업적으로나 인생이 완전히 망가졌다고 고백했다. 또 아침 방송 때문에 너무 일찍 일어나야 하기 때문에 다시 명상할 시간을 어떻게 마련할지 모르겠다고 말했다. 그는 내 이야기를 듣더니 〈굿 모닝 아메리카〉 공동 진행자인 조지 스테파노풀로스(George Stephanopoulos)는 매일 TM을 하기 위해 몇 시에 일어날 것 같으냐고 질문했다. 이미 알고 있는 얘기라 정답을 고민할 필요조차 없었다. 조지는 방송 준비를 위해 매일 새벽 3시 30분에 일어났다. 그의 기상 시간은 나보다 두 시간이나 빨랐다. 그렇다면 나는 명상 연습을 하기 위해 20분 일찍 일어날 수 있을까? 로스는 그만의 미묘하고도 효과적인 질문을 통해 나에게 핑계가 통하지 않는다고 말하고 있었다. 그가 옳았다. 조지가 할 수 있다면 나도 할 수 있다.

1년 동안 도전을 계속하기로 마음먹은 뒤 나는 명상을 월별 도전 목록 중 하나로 삼기로 결심했다. 나 자신만이 아니라 몇 년 전의 나처럼 이 수련이 일으킬 엄청난 변화를 꿈에도 생각지 못하고 있을 사람들에게 안성맞춤인 계획이었다. 게다가 이 도전 역시 20분밖에 걸리지 않으며 누구나 할 수 있고 내가 수련을 시작했을 때 들은 강의를 굳이 수강할 필요가 없다는 장점이 있었다.

나는 매일 20분씩 일주일 내내 명상하는 것을 이번 달 목표로 삼았다. 이 목표를 달성하려면 아침에 눈뜨자마자 명상부터 해야 했다. 하루가 시작되어 바빠지기 전에 미리 해 두어야지 퇴근하고 집에 오면 너무 피곤할 것이 분명했다. 마침 나는 아침 명상을 선호했다. 아침에 명상을 하면 하루를 보내는 데 필요한 정신 에너지와 기운을 바로 충분히 확보할 수 있었다.

1 weeks •

뇌를 단숨에 바꾸는 명상의 놀라운 효과

명상을 시작하면 엄청난 변화를 경험할 것이라는 사실을 잘 알고 있었음에도 첫날에는 약간 불안했다. 한 달 동안 매일 명상할 시간을 낼 수 있을지 걱정이 된 것도 사실이다. 2월 과제였던 플랭크와 팔 굽혀 펴기는 단 몇 분이면 끝났지만 이번 도전은 달랐다. 한편으로는 시간에 대한 걱정이 어리석다는 것도 잘 알고 있었다. 이런 걱정을 하는 나 자신이 위선자 같았다. 환자나 친구 혹은 가족들이 운동할 짬이 안 난다거나 건강에 유익한 뭔가를 할 여유가 없다고 말할 때마다 나는 늘 이렇게 말해 왔다. 운동은 **시간이 나서** 하는 것이 아니라 **직접 시간을 마련해서** 하는 것이라고 말이다. 도전 첫날 나는 이 말을 스스로에게 되뇌었다. 첫째 주 내내 그렇게 했다. 시간을 **내야 했다**. 내 정신 건강과 감정 상태가 바로 이 도전에 달려 있었다.

첫째 날 명상에 앞서 나는 (평소 아침 방송을 준비하기 위한 기상 시간인) 새벽 5시 30분이 아닌 새벽 5시로 알람을 맞추었다. 명상을 한 뒤 여유 있게 아침 일과를 마무리하기 위해서였다. 첫날 아침 꼭두새벽에 핸드폰 알람이 울리자 한 달간의 명상 계획과 핸드폰을 내가 사는 뉴욕의 아파트 창밖으로 내던져 버리고 싶은 심정이 되었다. 하지만 이 충동과 싸우며 꾸역꾸역 일어났고 커피를 내린 뒤 다시 침대로 기어 들어가 쌓여 있는 베개들 위에 자리를 잡고 바르게 앉았다. 전날 밤에 명상 기록을 체크할 수 있는 무료 명상 앱인 인사이트 타이머(Insight Timer)를 다운로드해 뒀다. 나는 시작 버튼을 누른 뒤 눈을 감았다. 그리고 해냈다.

눈을 뜨자마자 나는 충만한 평온함을 느꼈다. 동시에 누군가 내 뇌에 고급 연료를 가득 채워 넣은 듯한 느낌도 받았다. 집중력이 좋아지고 정신적으로 활기가 생겼다. 나는 주의력 결핍 장애(ADD, Attention Deficit Disorder)를 겪고 있지 않지만 이 상태를 최대한 정확히 설명해 보자면 몇 달 동안 ADD 치료를 받지 못한 채로 살다가 갑자기 딱 맞는 약을 먹은 느낌에 가까웠다. 수리수리 마수리, 얍! 그 정도로 집중력이 즉각 향상되었다는 느낌이 들었다.

그날 하루 종일 그리고 처음 며칠 동안 나는 믿을 수 없을 정도로 차분하고 집중력 높고 긍정적인 사람이 되었다. 매일 해야 하는 결정과 매번 마주치는 난관이 이전처럼 두렵게 느껴지지 않았다. 병원 출근길에 차가 막힌다면? 얼마든지 마음을 다스릴 수 있었다. 또한 향상된 정신력을 이용해 다양한 일을 훨씬 효율적이고 효과적으로 처리할 수 있었다. 예를 들어 복잡한 건강 이슈를 어떻게 정리해서 TV 시청자에게 설명할 것인지 분석하느라 몇 시간이나 들이지 않아도 되었다. 또한 산더미처럼 쌓인 메일을 들여다보며 편지 하나 고지서 하나까지 빠짐없이 처리하면서도 지쳐 나가떨어지지 않을 수 있었다. 누군가 내 머릿속을 스캔한다면 뇌세포들이 이전보다 훨씬 빠르게 움직이는 모습을 봤으리라 확신했다. 굳이 병원에서 검사를 해 보지 않아도 스트레스 호르몬인 코르티솔 수치가 상당히 낮은 상태라는 것, 그래서 허기를 훨씬 덜 느낀다는 것을 알 수 있었다.

첫 주에는 일주일 중 엿새 명상을 했다. 너무 짜릿했고 약간은 어안이 벙벙했다. 이 좋은 것을 왜 그만뒀을까 싶었다. 앞으로 한 달 동안 매일 30분 일찍 일어나야 한다는 부담이 있기는 했지만 이 방법 말고는 목표 지점에 다다를 길이 없다고 스스로 되뇌었다. 지금까지 경험한 바로는 그 목표 지점이란 놀라운 무아지경일 것이 확실했다.

2 weeks •
하루를 놓치면 일어나는 일

명상 도전 2주 째 가운데 하루는 아침 방송 스케줄이 없어 일찍 일어날 필요가 없었다. 자유다! 이런 날이 올 때면 늘 아침 일찍 일어났다가 폭설 예보 덕분에 학교에 가지 않아도 된다는 걸 기뻐하며 다시 잠자리에 드는 초등학생이 된 기분이 들었다.

이런 날의 유일한 문제는 명상하기에 좋은 날이 아니라는 점이다. 아침 방송을 위해 준비를 마쳐야 하는 마감 시간이 없으면 내 아침 일과는 무너져 버린다. 그날 아침 나는 세상의 모든 시간을 다 가진 듯 여유를 부렸다. 늦잠이 달콤한 사치처럼 느껴졌다. 11월 목표에 도전하면서 수면 시간을 꼭 확보해야 한다는 사실을 알게 되긴 했지만 그날 게으름을 부린 결과는 참담했다. 20분 명상을 빼먹은 채로 병원 출근 시간을 맞추기 위해 부리나케 뛰쳐나가야 했다.

나는 스스로에게 실망했다. 도전을 망쳤을 뿐만 아니라 긍정적이지 못한 기분을 안고 신경을 곤두세운 채 눈에 띄게 흐트러진 상태로 하루를 보냈기 때문이었다. 지난달에 플랭크와 팔 굽혀 펴기를 하루 빼먹었던 날에는 이렇게 눈에 띄는 악영향은 없었다. 하지만 명상을 하지 않으면 부정적인 결과가 바로 나타났다. 원치 않았던 일이다.

그날은 2주 차에서 유일하게 명상을 하지 못한 날이다. 나는 교훈을 얻었다. 주말에는 지켜야 할 아침 일과가 없었지만 어렵지 않게 짬을 내서 명상을 했다. 토요일과 일요일에는 시간이 많았다. 아침 6시에 일어나서(그렇다, 나는 주말에도 일찍 일어난다.) 밤 10시쯤 잠들 때까지 열여섯 시간 정도의 시간 여유가 있었다. 환자도 없고 때론 아침 방송도 없으며 집중을 방해하는 이메일 수백 통도 없으니 명상에 집중하기에는 충분했다.

나는 첫째 주에 느꼈던 향상된 집중력과 긍정적 감정, 높아진 생산성과 같은 명상의 이점을 계속 느낄 수 있었다. 이제는 식욕까지도 더 쉽게 다스려진다는 느낌이 들었다. 식탐이 줄었고 건강에 해로운 음식을 충동적으로 선택하는 일도 줄었다. 일부 독자에게는 다소 생소하게 들릴 수도 있겠지만 2주간 명상을 하고 나니 마음과 뇌와 몸 그리고 매일 마주하는 극심한 스트레스 사이에 부드러운 쿠션이 끼워진 느낌이 들었다. 이는 조지 스테파노풀로스가 명상의 장점을 묘사할 때 썼던 표현으로 나도 전적으로 동의한다.

3 weeks •

당신의 명상을 멈추게 만들 단 하나의 실수

아침 명상을 빼먹는 것이 얼마나 안 좋은지 잘 알고 있었음에도 셋째 주에는 이틀이나 실패하고 말았다. 주말에 저지른 첫 번째 실패는 어떤 변명의 여지도 없다. 그날 밤 잠들기 전에는 내 잘못을 생각하며 창피함에 이불을 찼다. 생각할수록 고개를 절레절레 내젓게 되는 순간이다. **'지금 장난해? 대체 무슨 일을 저지른 거야?'**

두 번째 실패는 주중에 일어났다. 명상을 방해하는 요소를 간과했다. 그날 아침 명상을 시작하긴 했는데 평소에 늘 하던 핸드폰의 '방해 금지 모드' 설정을 깜빡했다. 그리고 머피의 법칙이 발동했다. '누가 연락을 하겠어.'라고 생각한 바로 그 시간에 사람들이 전화를 하고 문자를 보냈다. 나는 무시하지 못하고 눈을 떠 핸드폰을 들여다본 뒤 바로 전화를 걸어야겠다고 생각했다. 전화를 끊었을 때는 이미 출근 전 명상할 기회를 놓친 뒤였다.

지난주와 마찬가지로 나는 명상을 하지 못한 스스로에게 화가 났다. 그 전화 한 통이 하루 종일 누리게 될 놀라운 정신 에너지와 침착함보다 더 중요했을까? 명상을 하지 못했다는 사실은 나에게 심각한 영향을 미쳤다. 심리적·정서적 결핍 상태가 하루 종일 이어졌다.

다른 사람들과 마찬가지로 나 역시 업무적으로나 개인적으로나 많은 스트레스를 받는다. 명상을 빼먹은 날에는 이 두 종류의 스트레스가 모두 매우 심하게 느껴졌다. 사실 그날따라 유독 더 어려운 상황을 마주하지는 않았다. 그저 명상을 했던 날에 비해 스트레스 대처 능력이 떨어졌을 뿐이다.

3주 차 중 명상에 성공했던 날에는 전처럼 긍정적이고 생산적인 태도로 높은 집중력을 발휘했다. 어떤 일이 들이닥쳐도 아주 잘 대처할 수 있었다. 짜증 나는 이메일? 그런 건 문제도 아니었다. 이 주에는 처음 2주 동안 느끼지 못했던 새로운 장점도 경험했다. 나는 비교적 잘 자는 편이지만 이따금 심한 스트레스를 받으면 쉽게 잠들지 못하고 걱정하다 잠에서 깨곤 했다. 그런데 명상 도전을 한 기간 중 특히 3주 차에는 내 삶에 무슨 일이 일어났는지와 관계없이 충격적인 수준으로 꿀잠을 잤다. 평소와 다르게 한 행동이라고는 명상뿐이었다.

4 weeks •

명상 덕분에 체중을 줄이고 공감 능력을 얻다

도전 마지막 주, 나는 매일 명상을 하리라 다짐했다. 할 수 있는지 여부를 의심조차 하고 싶지 않았다. 그저 명상의 달을 정복하는 데 전념했다. 나는 4주간, 그 후로도 몇 주 더 술을 한 방울도 입에 대지 않는 데 성공한 사람이었다. 그러니 일주일 동안 명상을 빼먹지 않고 하는 정도는 분명 가능할 터였다. 그리고 결국 해내고야 말았다. 만세!

결과는 놀라웠다. 매일 명상을 하는 게 너무나 쉬워진 것이다. 일주일에 한 번 알람을 설정해 놓으면 두 번 다시 수정할 필요가 없었다.(솔직히 아침 5시 기상에 대해 몇 번 더 고민하기는 했지만 결국 명상은 그만한 가치가 있었다.) 그뿐만 아니라 놀라울 정도로 긍정적인 기분과 집중력, 활력이 지속된다는 사실이 기뻤다. 의심의 여지 없이 명상 도전 4주 차는 지난 몇 년을 통틀어 가장 즐거운 주간이었다. 특별히 좋은 일이 일어나거나 스트레스가 갑자기 증발해서가 아니었다. 인생의 난관은 여전히 존재했다. 다만 행복하고 활기찬 마음으로 어려운 일들을 더 능숙하게 다룰 수 있게 된 것뿐이었다.

그 주에 새롭게 겪은 일도 있었다. 사람들과 더 가까워진 느낌이 들기 시작한 것이다. 평소에도 공감을 잘하고 사람들과 잘 어울리는 편이라고 생각했기에 이런 감정이 커질 수 있다는 사실이 놀라웠다. 그 무렵에는 평소보다 긍정적이었고 스트레스를 덜 받았기 때문에 인내심, 이해심, 공감 능력을 잘 발휘할 수 있었던 것 같다. 심지어 예전 같았으면 성마르게 대했을 사람들에게조차 그러했다.

나는 여전히 잘 잤다. 지난주에 비하면 집중력과 정신력이 더 좋아졌다. 흥미롭게도 식욕이 바닥으로 떨어진 상태가 유지되면서 체지방이 조금씩 빠진다는 느낌이 들기 시작했다. **'말도 안 돼!'** 플랭크와 팔 굽혀 펴기에 도전한 2월에 상상했던 비키니 몸매를 다시금 떠올렸다. 도대체 명상이 도움이 안 되는 분야가 있긴 한 건가? 이번 달 도전을 시작하며 시간을 내서 명상을 할 수 있을지 진심으로 걱정했던 것을 생각하면 정말 놀라운 일이었다.

마지막 주에 느낀 명상의 장점들은 첫 주에도 동일하게 느꼈던 것들이다. 하지만 4주간 명상을 지속하며 점점 더 도드라졌고 효과가 강력해졌으며 그 지속 시간도 길어졌다. 중간에 듬성듬성 빼먹은 날이 있었음에도 말이다. 나는 이번 달을 신체적으로나 정신적으로나 감정적으로 훨씬 건강해진 상태로 마무리할 수 있었다. 약간 더 가볍고 날씬해진 몸을 갖게 된 건 덤이었다.

명상에 숨겨진 과학적 사실들

이 책에 실린 다른 많은 도전 과제와 마찬가지로 명상 역시 장점이 아주 많다. 여기에 일일이 다 열거하기가 어려울 정도다. 명상이 건강과 삶의 질에 미치는 영향이 너무나 지대해서 나를 포함한 수많은 의사들은 불면증, 급격한 체중 증가, 우울증 등 여러 건강 문제에 대한 해결책으로 명상을 추천한다. 규칙적인 명상이 신체적·정신적·감정적 건강에 미치는 긍정적 영향을 지금부터 소개한다.

• 명상은 체질을 바꾼다

여전히 많은 사람들이 명상이 그저 뜬구름 잡는 얘기일 뿐이라고 오해하곤 한다. 명상의 효과라고 해 봐야 눈에 보이지도 않고 측정이 불가능하다는 것이다. 이들이 갖고 있는 명상에 대한 가장 큰 오해는 명상을 한답시고 눈을 감고 가만히 앉아 있는 동안 다른 유익한 활동을 위한 시간을 빼앗긴다고 여기는 점이다. 이는 전혀 사실이 아니다. 명상의 힘에 대한 가장 강력한 증거는 수련을 통해 실제로 체질이 바뀌었음을 보여 주는 다양한 사례들이다. 유럽 연구진이 최근 발표한 여러 연구에 따르면 규칙적인 명상은 유전자 수준에서 발현되는 염증을 억제한다. 다시 말해 명상을 꾸준히 하면 염증 반응과 스트레스로 인해 발생하는 세포 손상을 되돌릴 수 있다. 연구에 따르면 잠재적 위험에도 불구하고 소염 진통제를 과잉 처방하는 것 외에는 별다른 방안이 없었던 일부 유전적 증상을 명상이 호전시킬 수 있다고 한다.

• 잠 못 드는 밤으로 고생하고 있는가? 아침에 명상하라

나는 수면 장애를 겪는 모든 환자에게 명상을 권한다. 불면증 진단을 받은 사람이나 잠에 들지 못하고 새벽에 자주 깨는 사람에게도 빠짐없이 권유한다. 이를 받아들인 환자들은 명상을 시작한 지 단 몇 주 안에 수면 문제가 덜해졌다고 말한다. 심지어 어떤 환자는 수면제를 처방받았을 때보다 증상이 호전되었다고도 했다. 실제로 명상은 굉장히 효과적인 수면 보조제다. 여러 연구에 따르면 규칙적인 명상은 수

면 방해 요소의 수와 지속 시간을 줄여서 전반적인 수면의 질을 높인다. 이 결과는 수면 장애를 겪는 사람에게든 (나처럼) 특별한 수면 문제가 없는 사람에게든 동일하게 나타났다. 전날 혹은 며칠 동안 제대로 잠들지 못했을 때에는 쉽게 피곤해지고 늘어지고 둔해지기 쉬우며 이는 낮 시간 활동에 영향을 미친다. 관련 연구는 규칙적인 명상이 이러한 문제를 효과적으로 막을 수 있다는 사실을 보여 준다.

• 명상은 항우울제와 동일한 효과를 낸다

2016년 미시간 주립 대학교에서 수행한 연구 및 후속 연구에 따르면 명상은 감정 조절 능력을 영구적으로 향상한다. 기분 장애 치료에서 처방 약물만큼이나 강력한 효능을 발휘한다고 한다. 어떻게 명상이 이런 효과를 발휘하는 걸까? 다양한 신경 과학적 요소가 작용하긴 하겠지만 명상이 뇌 속 회백질의 부피를 늘리고 오른쪽 해마 크기를 키운다는 점과 가장 큰 관련이 있을 것이다. 이 두 영역은 감정 통제 및 조절 능력 향상, 스트레스 감소, 의식적 행동 증가에 관여한다.

명상을 수행한 날 내 기분이 긍정적으로 변했다는 사실을 기억하는가? 여기에도 과학적 근거가 있다. 여러 연구에 따르면 명상이 긍정적인 정서를 담당하는 뇌 영역을 활성화하는 동시에 부정적인 감정을 발전시키는 영역의 활동을 억제한다고 한다. 좀 더 쉽게 말하면 명상을 할수록 더 행복해진다는 것이다. 인생에 무슨 일이 일어나든 관계없이 순전히 인지 신경학적인 효과 때문에 그런 변화가 나타난다. 또 다른 연구는 명상이 자기 인식 능력과 자기 수용 감각을 향상한다는 점을 밝혀냈다. 지금까지의 이야기를 아우르면 결국 규칙적인 명상은 우울증과 불안 장애 치료에 쓰이는 처방 약물의 효과를 부작용 없이 발휘하는 셈이다.

• 명상을 통해 식욕을 조절할 수 있다

사실 명상이라는 목표를 세웠을 때 나에게 다이어트는 안중에도 없었다. 그런데 명상을 진행하니 식단을 바꾸거나 새로운 운동을 추가하지 않았음에도 다이어트 효과를 얻을 수 있어서 나는 기분 좋게 놀랐다. 명상을 했을 뿐인데 식탐이 사라지고 배고픔도 느껴지지 않았다. 그 덕에 가볍고 날씬해진 몸으로 월말을 맞이할 수 있었다.

과학적으로도 식욕 억제와 체중 감소는 규칙적인 명상의 효과로 입증된 바 있다. 그 이유 중 하나가 학술지 〈국제 행동 의학〉(International Journal of Behavioral Medicine)에 게재된 2015년 연구에서 소개되었다. 명상을 하면 몸이 보내는 신호를 더 잘 파악할 수 있다고 한다. 그 결과 진짜 배고픔과 정신적·감정적 욕구로 인한 가짜 배고픔을 분별하기 쉬워지는 것이다. 또한 명상은 지방 및 당분을 섭취하고 폭식을 하고 싶다는 욕구를 일으키는 체내 코르티솔 수치를 낮춘다. 이 외에도 규칙적인 명상은 기분 전환을 돕고 자존감을 높이면서 불안감과 스트레스 수준을 낮춰 준다. 따라서 우리가 더 건강한 음식을 고를 수 있게 해 주고 기분에 따라 충동적으로 먹는 일을 막아 준다.

• 규칙적으로 명상하면 더 똑똑해진다

명상을 하던 시기에는 높은 집중력을 발휘했고 생산적으로 움직였으며 동시에 여러 가지 일을 해낼 수 있었다. 이는 부분적으로 명상이 뇌의 회백질 및 해마 영역을 확장하기 때문이다. 그 결과 기분이 좋아질 뿐 아니라 더 크고 똑똑하고 민첩한 뇌가 만들어진다. 회백질이 증가하고 해마가 커지면 집중력이 향상되고 주의 집중 시간이 길어지며 장기·단기 기억력이 모두 좋아진다. 또한 멀티태스킹 능력과 학습 능력도 나아진다. 예일 대학교에서 시행한 최근 연구에 따르면 정기적인 명상은 종잡을 수 없는 생각들을 유발하는 신경망 활동을 줄임으로써 뇌파를 변화시킨다. 명상이 멀티태스킹을 돕는다는 또 다른 근거인 셈이다. 다른 최근 연구들 역시 몇 주간 명상을 하는 것만으로도 집중력과 주의력이 향상된다는 사실을 입증한다.

• 명상은 신체와 외모의 시간을 거꾸로 돌린다

수많은 연구들이 정기적으로 명상하는 사람의 염색체가 다른 사람의 염색체와 다르다는 사실을 보여 준다. 꾸준히 명상하는 이들의 텔로미어(Telomeres, 염색체 말단의 덮개)가 더 길다는 것이다. 텔로미어는 생물학적 나이와 연관된 부분으로 세포가 분열할 때마다 텔로미어도 점점 짧아진다. 따라서 텔로미어가 길수록 더 오래 살 수 있다는 게 과학자들의 공통 의견이다. 또 다른 연구에 따르면 명상의 결과로 증가한 뇌 속 회백질이 노년기의 인지 능력 유지에 도움을 준다고 한다. 명상으로 얻을 수 있는 또 다른 장점은 명상을 통해 더 어려 보일 수 있다는 것이다. 꾸준한 명상은 노화를 일으키는 스트레스를 줄이고 염증 반응으로 인해 망가진 피부와 머릿결을 회복시키는 데다 내부 장기의 노화까지 늦추기 때문이다.

• 명상을 통해 고혈압과 만성 통증, 중독을 치료한다

고혈압, 만성 통증, 중독은 명상이 건강에 도움이 되고 증상을 완화할 수 있다는 사실을 과학적으로 입증하는 수많은 사례 중 일부에 불과하다. 한 연구에 따르면 초월 명상은 혈압을 낮추었고 심장 발작, 심장 마비, 전반적인 사망 위험을 줄였다. 다른 연구에서는 명상의 탁월한 혈압 강하 효과로 실험에 참가한 일부 참여자가 전문의의 지도 아래 고혈압 약을 더 이상 복용하지 않게 되었음을 밝혔다.

명상이 통증 조절을 관장하는 뇌 영역의 변화를 유발한다는 연구 결과도 있다. 몇몇 연구는 꾸준한 명상이 만성 통증을 57퍼센트나 줄일 수 있다고 주장한다. 또한 명상은 약물, 알코올, 니코틴, 음식 등에 대한 중독을 효과적으로 치료할 수 있는 부가 요법으로 각광받고 있다. 갱년기 증상, 일반 감기, 과민성 대장 증후군, 암에 이르기까지 모든 종류의 병이 일으키는 증상을 완화하는 데 명상이 도움을 준다.

• 명상은 당신을 '인싸'로 만들어 준다

명상은 극도로 개인적인 수행이다. 하지만 명상을 하면 사회성이 높아져 주변 사람들과 더욱 깊이 교제할 수 있다는 것이 과학을 통해 밝혀졌다. 이는 명상이 스트레스를 줄이고 긍정적인 감정을 고양하기 때문이다. 연구자들은 이 두 작용이 타인을 향한 공감과 자비를 발휘하게끔 도와준다고 말한다. 또한 연구에 따르면 명상이 외로움을 줄인다고 한다. 사회적 불안 장애 완화와 치료를 위해 명상을 처방하곤 하는 이유다.

당신의 이야기

다른 도전 과제들과는 달리 명상은 신체적 노력이나 식단 변화를 필요로 하지 않는다. 명상 20분을 위해 모든 것을 포기하거나 시나몬 번의 유혹을 피하려 시선을 돌리거나 너무 마시고 싶은 피노(Pinot) 와인 한 잔을 거절하지 않아도 된다. 그저 조용히 20분 동안 앉아 있기만 하면 충분하다. 하지만 나도 잘 알고 있다. 많은 사람들에게 명상하기란 굉장히 큰 난관이라는 것을 말이다. 우리가 너무 바쁘기 때문만은 아니다. 명상을 한 번도 해 보지 않았든 평생을 요가 수행자로 살아왔든 상관없이 명상을 생활의 일부로 삼을 수 있게 해 주는 열 가지 방법을 소개한다.

1. 당신에게 잘 맞는 명상법을 찾으라

초월 명상은 내 성격과 생활 방식과 분위기에 가장 잘 맞았지만 이 방법이 당신에게도 잘 맞으리라는 보장은 없다. 세상에는 다양한 명상법이 존재하므로 주변에 물어보거나 정보를 찾고 온라인 검색도 해보라. 명상을 처음 시도한다면 앱을 활용할 수도 있다. 헤드스페이스(Headspace), 부디파이(Buddhify), 캄(Calm) 같은 명상 앱을 활용하면 여러 종류의 명상법을 경험하고 어떤 것이 자신에게 가장 잘 맞는지 확인할 수 있다. 헬스장이나 피트니스 클럽에서 제공하는 명상 수업도 있다. 나와 비슷한 A타입의 사람이라면 인근 대학교나 영성 센터에서 제공하는 강의를 찾아볼 수도 있을 것이다. 온라인으로 들을 수 있는 강의도 굉장히 많다. 다만 믿을 만한 사이트인지 충분히 검색한 후 이용하길 바란다.

2. 의식을 바꾸는 방법을 터득하라

놀랍게도 꽤 많은 사람들이 명상에 대해 부정적인 인식을 품고 있다. 명상이 그저 일정 시간 동안 멍하니 앉아 애매모호하고 측정 불가능한 효과를 얻으려 하는 행위라고 생각하는 것이다. 하지만 여러 연구가 명상이 신체적·정신적·감정적 건강에 실질적이고 심오한 효과를 가져온다는 것을 명백하게 보여 준다. 심지어 명상이 뇌의 성장과 유전자 기능 방식에도 영향을 미친다는 사실이 밝혀졌다. 따라서 명상은 위생 수칙, 운동, 식단에 맞먹을 정도로 인간의 건강과 행복 수준에 결정적인 영향을 미친다고 볼 수 있다. 당신은 하루라도 양치를 거를 수 있는가? 명상 역시 이처럼 타협 불가능한 활동이 되어야 한다.

3. 명상을 하루의 생산성 향상을 위한 투자라고 생각하라

아침에 명상을 한 날에는 집중력과 생산성이 놀라울 정도로 높아졌다는 사실은 두 번 말할 필요가 없을 정도다. 명상할 시간이 없다는 생각이 들더라도 일단 20분만 투자해 보라. 장담컨대 하루 내내 훨씬 생산적인 태도로 집중하며 효과적으로 시간을 보낸 덕에 투자한 시간의 열 배에 달하는 이득을 얻을 수 있을 것이다. 내가 알고 있는 한 세상에서 가장 성공했고 제일 바쁜 사람들 대다수가 매일 최소 한 번은 명상을 한다. 무언가 느껴지는 바가 있지 않은가?

4. 알람 시간을 30분만 당기라

이것이야말로 명상을 일상적인 습관으로 만드는 가장 쉽고 효과적인 방법이다. 적어도 나를 포함해 꾸준히 명상하는 주변 사람들에게는 분명히 효과가 있었다. 그렇게 하지 않으면 업무적으로든 개인적으로든 수많은 일에 치여 정신없이 시간을 보내는 사이 명상을 뒷전으로 밀어내기 쉽다. 게다가 이를 깨달았을 때는 이미 하루가 다 지나간 시점일 확률이 높다. 일단 집 밖으로 나가 하루를 시작해 버리면 신체와 정신의 속도를 늦추기가 매우 어렵다. 업무 중간에 20분 동안 가만히 앉아서 정신을 집중하는 데 시간을 내기란 거의 불가능하다. 이외에도 아침 명상에는 장점이 많다. 긍정적인 마음가짐을 갖게 되고 생산성이 높아지며 전반적인 기분이 고양된다. 명상을 마치고 눈을 뜨면 그날 하루를 맞이할 준비를 완벽히 마치게 될 것이다.

5. 매일 명상할 공간을 마련하라

만약 배우자나 아이들, 룸메이트 혹은 돌봄이 필요한 반려동물과 함께 살고 있다면 이 조건이 이번 달 목표 달성에 아주 결정적인 영향을 미칠 수 있다. 이번 달 도전을 시작하기에 앞서 매일 아침 방해받지 않고 명상할 수 있는 공간을 고르라. 첫날 어디에서 시작할지 정해두기만 해도 명상에 대한 부담이 줄어 쉽게 적응할 수 있을 것이다. 나는 주로 침대에서 명상을 했다. 아이들이나 반려견 메이슨의 방해를 절대 받지 않을 곳이었기 때문이다. 또한 다른 습관들과 마찬가지로 명상이라는 새로운 행동을 일상의 습관으로 바꾸는 가장 좋은 방법은 일관성을 유지하는 것이다.

6. 명상에 대한 고정 관념을 버리라

장소는 중요하지 않다. 나는 아침에 명상하는 것이 명상을 습관으로 만드는 최고의 방법이라고 강력하게 믿고 있지만 살다 보면 30분 일찍 일어나는 데 실패하거나 도저히 아침 명상을 할 수 없는 날도 생기게 마련이다. 하지만 내가 경험해 본바 뜻이 있는 곳에는 길이 있다. 만약 새벽 비행기를 타야 하는 경우라면? 나는 개인적 경험을 통해 비행기 안에서 명상을 하는 것이 매우 쉬울 뿐 아니라 그 장점 역시 헤아릴 수 없이 많다는 것을 깨달았다. 기내 명상은 비행의 무료함과 스트레스를 모두 줄이는 데 도움이 되었다.

이른 시각에 열리는 회의 때문에 서둘러 집을 나서야 한다면 사무실에서 명상을 해도 괜찮다. 나는 진료실에서 명상을 진행할 때면 문을 닫고 방해 금지 팻말을 걸어 바쁜 상태라는 것을 알린다. 또 유무선 전화를 무음 모드로 설정해 놓고 이메일 알림과 컴퓨터 소리도 꺼 모든 방해 요소를 제거한다.

명상을 하기에 좋은 또 다른 장소는 바로 차 안이다. 나는 딸 클로이의 하키 경기가 끝나기를 기다리면서 명상을 하곤 했다. 조용한 방, 헬스장, 피트니스 센터에 있는 별도의 요가 스튜디오에서 명상을 할 수도 있다. 어떤 사람들은 운동 직후에 명상을 시도할 수 있기 때문에 이런 공간을 선호한다. 해변, 공원, 뒷마당 같은 야외에서 명상하는 것 역시 굉장히 편안하고 도움이 된다. 명심하라. 어디서 명상하는지보다 어디서든 시작하는 것이 더 중요하다는 사실을.

7. 핸드폰 방해 금지 모드를 설정하라

나처럼 핸드폰 전원을 끄는 것을 깜빡해 시간을 낭비하는 도박을 감수하지 말라. 그 이른 아침에 누가 전화나 문자, 이메일을 보내겠느냐고 방심해선 안 된다. 이건 감수할 가치도 없는 위험이다. 아침 일찍 일어나기 위해 기울인 노력을 생각하면 더욱 그렇다. 게다가 명상하는 동안에는 톡, 딩동, 따르릉 같은 소리가 유독 거슬린다. 그렇게 하루를 시작한다니 안 될 말이다. 당신에게 문자나 전화를 시도한 어떤 이라도 당신이 명상을 끝마칠 20분 정도는 기다려 줄 것이다.

8. 명상 타이머를 활용하라

어떤 명상법을 활용하든 타이머를 활용해 명상 체계를 갖추라. 핸드폰 앱을 다운로드하든 일반 스톱워치를 쓰든 주방 타이머를 활용하든 간에 타이머를 쓰면 명상에 오롯이 집중하는 데 도움이 된다. 명상을 시작하고 얼마나 시간이 지났는지 또는 눈을 뜨려면 얼마나 더 오래 기다려야 하는지 궁금해하느라 정신이 흐트러지는 것을 막아 주기 때문이다.

9. 명상 경험을 주변에 알리라

당신이 가장 사랑하고 신뢰하는 사람들에게 요즘 명상을 하고 있다는 사실을 알리면 수행이 더욱 자랑스럽게 느껴지고 명상이 주는 긍정적인 효과를 더욱 풍부하게 누릴 수 있다. 내가 명상 목표에 도전하면서 했던 유일한 후회는 친구나 동료, 환자들에게 명상을 다시 시작했다는 사실을 더 많이 알리지 못했다는 것이다. 그렇게 했더라면 이 도전을 통해 훨씬 더 많은 에너지를 얻었을 뿐 아니라 명상을 하루도 빼놓지 않겠다는 의지를 더욱 쉽게 다질 수 있었을 것이다. 금주의 달을 보낸 후 1년간 도전을 계속한 경험으로 미루어 보건대 도전 사실을 친구와 가족들에게 널리 알리면 책임감이 늘어나 도전에 성공하겠다는 마음이 강해진다.

10. 스스로에게 관대해지라

명상이 누구에게나 쉬운 활동은 아니다. 어떤 사람은 명상이라는 개념부터 낯설어 무엇을 어떻게 해야 할지 알아보는 과정에서 불안감을 느낄 수 있다. 하지만 나는 누구나 명상을 할 수 있다고 믿는다. 마음을 고요하게 유지하려는 시도를 했다면 요가 수행자나 강사가 뭐라 하든 당신은 목표를 달성한 것이다. 조금도 가만히 있지 못했다고 스스로를 너무 질책하지 말라. 자애 명상의 가르침을 지렛대로 삼아 내면에 적용하라. 실패하는 날이 오거든 이 수행을 통해 스스로에게 관대해지는 법과 실패할 수 있는 기회를 주는 법을 터득하라. 명상이란 근본적으로 자신을 사랑하는 일이지 패배자라고 비난할 새로운 핑계들을 만드는 일이 아니다. 명상을 하고자 하는 동기만 있어도 이미 반쯤 시작한 것이나 다름없다. 수행의 근본 의도를 이미 터득한 셈이기 때문이다. 명상은 스스로에 대해 그리고 새로운 가능성에 대해 열린 마음을 품는 것임을 기억하자.

4월

유산소 운동의 달

온몸이 활력으로
펄떡이게 만드는
가장 확실한 방법

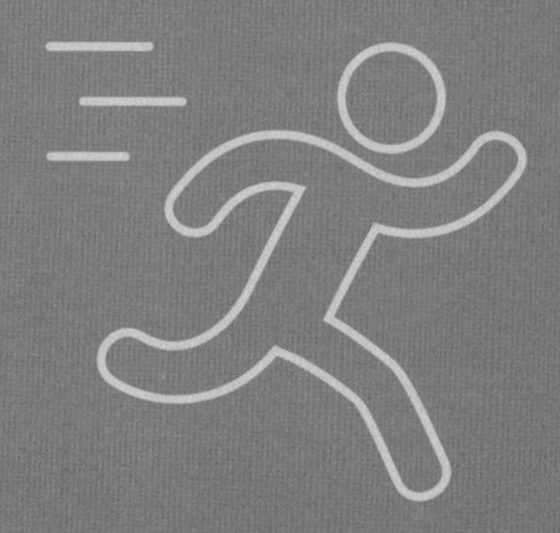

APRIL

나의 이야기

체력을 길러 가장 멋진 외모와 최고의 정신 상태를 만들겠다고 결심한 사람이라면 누구나 가장 어려운 도전으로 운동을 꼽는다. 나도 잘 알고 있다. 꾸준히 규칙적으로 운동하기란 결코 쉽지 않다. 꾸준히 운동하기 위해서는 신체적·정신적·감정적 수양은 물론 책임감과 탁월한 시간 관리, 해내고야 말겠다는 꾸준함까지 필요하다. 나는 다행히도 이런 자질을 이미 가지고 있기 때문에 꾸준히 운동을 해 나갔다. 사실 무엇보다도 워낙 운동을 좋아했다. 하지만 2년 전 나는 모든 유산소 운동을 그만두기로 마음먹었다. 무척 충격적인 일이었다. 운동광으로서는 물론 환자들에게 늘 유산소 운동을 추천하는 의사로서도 말이다.

어느 날 아침 눈뜨자마자 뜬금없이 생각이 바뀌어서 그런 결심을 한 것은 아니다. 자전거, 달리기, 수영 등 지금까지 해 온 온갖 유산소 운동이 전반적인 건강 상태에 전혀 영향을 주지 못한다는 생각 같은 건 하지 않았다. 유산소 운동에 싫증이 나서 의욕을 상실했기 때문도 아니었다. 오히려 그 반대였다. 그즈음 나는 일주일에 닷새는 헬스장에 갔다. 대부분의 사람들은 상상도 못 할 정도로 엄청나게 힘든 습관을 유지하는 중이었던 셈이다.

내가 유산소 운동을 그만둔 까닭은 순전히 개인적인 욕심 때문이었다. 당시 나는 거의 하루도 거르지 않고 최소 한 시간 이상 유산소 운동과 저항 운동을 완벽하게 조합하여 고강도-저강도를 오가며 운동하고 있었다. 그런데도 내가 바라는 수준으로 건강하고 탄탄한 몸매를 만들지 못했다.

그러던 어느 날 당시 운동 수업 시간의 강사였고 이후 내 개인 트레이너가 된 클리프 랜들(Cliff Randal)에게 조언을 구할 기회가 생겼다. 내가 하고 있는 운동을 상세히 설명하니 그는 망설임 없이 현재 유산소 운동을 **너무 많이** 하는 것 같다고 말했다. 놀란 기색을 보이자 그가 말을 이었다. 고강도 유산소 운동은 체내에서 이미 활성화된 글리코겐, 즉 근육과 간에 저장되어 있던 탄수화물을 태울 뿐 축적된 지방을 태우지는 않는다는 설명이었다. 웨이트 트레이닝을 해서 체내 글리코겐을 격감시켜야 몸이 저장된 지방을 꺼내 쓰기 시작할 것이라는 얘기를 덧붙였다. 또 심장과 뇌 건강에 핵심적인 유산소 운동을 계속

할 거라면 장시간 저강도로 하라고 조언했다. 나는 그의 충고에 따라 지구력을 요하는 유산소 운동을 그만두고 웨이트 트레이닝을 시작했다. 운동 기구 중량을 올리기 전 몸에 열을 내고자 할 때만 러닝 머신이나 실내 자전거 위에 올라탔다.

클리프가 제안한 운동 루틴을 1년간 지속하니 근육량은 확실히 늘어났지만 유산소 운동으로 얻었던 신체적·정신적 장점들이 무척 그리워졌다. 체력이 떨어지는 게 실감 났다. 10센티미터 힐을 신고도 무리 없이 올랐던 계단이 이제는 버겁게 느껴졌다. 과거에는 기분 좋게 땀을 뻘뻘 흘리는 운동으로 고뇌를 털어 버렸지만 이제는 그때만큼 스트레스를 잘 처리할 수가 없었다. 게다가 자전거를 타고 달리기를 하고 유산소 운동 수업을 들었던 때보다 무거운 중량을 들지도 못했다. 고중량 운동은 유산소 운동보다 근육에 훨씬 더 많은 부담을 준다. 근육량은 늘었을지언정 운동의 질은 점점 나빠지고 있다는 느낌이 들기 시작했다. 12개월간 힘들게 웨이트 트레이닝을 했는데 근육, 힘줄, 인대에 타격만 주었을 뿐이었다. 게다가 근육량이 많아지면 어느 시점부터는 매일 무거운 기구를 들어도 근육 증량 효과가 점점 줄어들었다.

땀을 흘리고픈 마음이 간절했다. 좀 이상하게 들릴 수도 있겠다. 하지만 나는 언제나 어떤 형태로든 유산소 운동을 해 왔다. 고등학교에 다닐 때는 필드하키와 라크로스(작은 그물이 달린 크로스라는 라켓을 이용한 하키와 비슷한 스포츠—옮긴이)를 했는데 좋은 선수가 되기 위해서는 상당한 육상 실력과 지구력 훈련이 필요했다. 의대에 다닐 때 받은 스트레스를 날려 버리는 가장 효과적인 방법도 유산소 운동이었다. 대부분의 의대생과 레지던트는 장시간 병원에서 생활하며 수면 부족에 시달렸기에 감기와 기타 여러 질병을 달고 살았지만 나는 유산소 운동 덕분에 그런 일을 겪지 않았다.

하지만 막상 1년이라는 공백기를 깨고 다시 유산소 운동을 규칙적으로 시작하려니 굉장히 부담스러웠다. 사실 이번 도전을 하기 전에도 유산소 운동 습관을 다시 들이려 시도한 적이 있었다. 퇴근하고 스피닝 수업에 참여하거나 러닝 머신 위를 달리겠다 다짐했지만 매번 실패하기 일쑤였다. 긴 하루를 보낸 뒤에는 상대적으로 덜 힘들게 느껴지는 웨이트 트레이닝으로 돌아가곤 했다. 걱정이 되기 시작했다. 과연 다시 유산소 운동을 할 수 있을까?

이런 이유를 고려한 뒤 나는 유산소 운동을 월별 도전 목표 중 하나로 삼기로 결심했다. 이 도전이 내가 아는 모든 사람에게 울림을 줄 것이 분명했다. 내가 만나는 수많은 환자들과 친구들, 동료들, 유산소 운동에 대한 공포를 호소하는 소셜 미디어 팔로워들은 그 누구도 운동을 안 하면 안 했지 절대 충분히 하지 않는다. 운동을 오랜 기간 삶의 일부로 여겼던 나는 그제야 비로소 깨달았다. 대부분의 사람에게 꾸준히 운동한다는 것이 극도로 어렵다는 것을! 사람들은 헬스장에 가거나 달리기를 하러 나가는 것이 어마어마한 도전이라고 생각한다. 누군가에게는 운동이 신체적 고통이나 몸매에 대한 부끄러움, 심리적

지루함, 어쩌면 불안 그 자체일 터였다. 시간이라는 요소도 고려해야 한다. 우리가 살아가며 해야만 하는 일들은 너무나 많다. 이 모든 것을 생각하면 사람들이 왜 그토록 운동할 시간을 마련하기 어려워하는지를 충분히 이해할 수 있다.

어찌 보면 이번 달 도전 목표를 세운 동기는 굉장히 개인적인 것이었다. 내가 사랑하는 일이자 전반적인 건강 상태를 개선하기 위한 기본 활동으로 돌아가고 싶었다. 일단 종류에 상관없이 어떤 유산소 운동이든 시도하는 것을 도전 목표로 해야 최대한 많은 사람에게 유익하리라 생각했다. 현재의 건강 상태나 생활 방식에 구애받지 않고 누구나 함께할 수 있는 도전 목표를 선정하고 싶었다. 그래서 매일 20분씩 심박수를 올리는 유산소 운동을 무엇이든 실천하는 것을 목표로 삼고 원하는 사람은 누구든 함께하자고 권했다. 굳이 심장이 터질 것처럼 뛰거나 헬스장에서 땀을 뻘뻘 흘릴 필요는 없었다. 그저 빠른 걸음으로 골목을 돌거나 거실에서 좋아하는 음악에 맞춰 춤추는 것이면 충분했다. 심지어 화단을 새로 가꾸는 일까지도 모두 도전에 포함할 수 있었다.

막상 유산소 운동의 달을 시작하려니 설레면서도 걱정이 되었다. 1년 넘도록 내가 한 유산소 운동이라곤 몸에 열을 내기 위해 10분쯤 러닝 머신이나 자전거를 탄 게 전부였다. 이번 도전 기간 중에 웨이트 운동을 충분히 하지 못할까 봐 걱정되기도 했다. 유산소 운동을 더 오래 하면 중량 운동을 할 시간이 그만큼 부족해질 것 같았다. 하지만 나는 해결책을 찾았다. 플랭크와 팔 굽혀 펴기를 더 하기로 했다. 두 운동이 짧은 시간에 얼마나 놀라운 운동 효과를 내는지 나는 이미 잘 알고 있었다.

SNS에 이번 달 목표를 공표하자 사람들은 이전에 비해 좀 뜨뜻미지근한 반응을 보였다. 유산소 운동이 자신에게 필요하다고 답하는 반응도 많았지만 너무 힘들고 시간을 내기 어려운 도전이라는 반응도 많았다. 분명한 건 이 도전이 우리 모두에게 절실히 필요하다는 점이었다.

1 weeks •

땀을 많이 낼수록 스트레스가 줄어드는 이유

1일 차, 집을 나서자마자 내가 제일 좋아하는 강사 중 한 명인 줄리 더머(Julie Dermer)가 진행하는 45분짜리 소울사이클 수업에 등록했다. 예전부터 스피닝 운동을 좋아해서 꾸준히 수업에 참여했다. 일단 가기만 하면 뭘 할지 고민할 필요 없이 강사가 말하는 대로 다양한 속도와 움직임, 음악에 맞춰 바퀴를 굴리기만 하면 된다. 수업을 마칠 때쯤이면 땀을 충분히 빼고 엔도르핀이 충만한 상태가 된다. 유일한 단점은 소울사이클 수업을 들으려면 수업료를 선불로 지불해야 한다는 점이다. 일단 등록하고 난 다음에는 수업료 36달러를 날리겠다고 작정하지 않는 한 돌이킬 방법이 없다.

수업 첫날 나는 일부러 일찍 도착해 뒤쪽에 자리를 잡았다. 보통은 앞쪽 자리를 선호하는데 앞자리에서 타야 더 열정적으로 수업에 참여할 수 있기 때문이다. 등 뒤 70명이 넘는 사람들의 시선을 느끼면 더욱 열심히 수업에 참여할 수밖에 없다. 하지만 오늘은 수업을 따라가지 못할지도 모른다는 생각이 들었다. 그 누구도 나를 보지 않았으면 했다.

하지만 막상 뚜껑을 열어 보니 실패에 대한 두려움은 근거 없는 것이었다. 나는 수업의 모든 순간을 즐겼다. 1년 전에 비하면 체력이 떨어졌고 그때만큼 격하게 타지도 못했지만 뒤쪽 자전거에 자리를 잡고 노래를 따라 부르며 나만의 리듬에 맞춰 자전거를 타는 것이 너무나 좋았다. 자전거에서 내리자 온몸이 땀으로 흠뻑 젖은 상태였다. 온몸에 엔도르핀이 한껏 차올랐다. 이 두 가지는 웨이트 트레이닝으로는 절대 경험할 수 없는 것이다. 수업이 끝나고 스튜디오를 나오면서 이대로만 한다면 이번 달도 성공할 수 있겠다고 생각했다.

나는 신체적으로든 심리적으로든 지쳐 버리지 않도록 다양한 운동을 시도하고 싶었다. 그래서 다음 날에는 수영을 해 보기로 마음먹었다. 수영을 하려면 스피닝 수업을 할 때보다 더 큰 노력이 필요했다. 나는 수영이 꽤 높은 수준의 체력을 요구하는 운동이라 생각한다. 호흡이 부자연스러운 수중 환경에서 스스로 추진력을 발휘해야 하기 때문이다. 게다가 심리적으로도 상당히 부담스러운데 운동을 시작하기 전 수영복으로 갈아입고 샤워를 하는 번거로운 과정을 거쳐야 하는 까닭이다. 여기에 내 개인적인 거부감도 더해졌다. 나는 축축한 수영장 바닥 위를 걷는 느낌을 싫어한다. 상상만 해도 정말 끔찍하다.

하지만 몇 년 전 철인 3종 경기 훈련을 받으면서 나는 수영을 꽤 좋아하게 되었다. 수영은 그동안 내가 해 온 여느 운동들과는 다른 종류의 활동이었고 운동한 뒤의 효과도 달랐다. 충분히 훈련을 하고 수영장을 나설 때면 몸 전체가 안팎으로 활기차게 펄떡이는 느낌이 들었다. 그동안 시도했던 어떤 운동에서도 느낄 수 없는 감각이었다.

내가 등록한 뉴욕 집 주변의 스포츠 센터에는 레인 3개를 갖춘 소규모 수영장이 있었다. 꽤 오랜 기간 회원이었음에도 이제껏 한 번도 수영장을 이용해 본 적 없었다. 하지만 도전 2일 차에 나는 스포츠 센터로 가서 수영복으로 갈아입고 끔찍하게 축축한 시멘트 바닥을 까치발로 통과한 뒤 50분 동안 실내 수영을 했다. 시간을 10분씩 쪼개서 자유형, 오리발, 핸드 패들(오리발처럼 손에 끼워 훈련하는 수영 도구—옮긴이), 땅콩 킥보드 등을 오가며 단조로움을 피하고 다양한 부위의 근육을 단련했다.

물 밖으로 나오니 기분이 한껏 좋아졌다. 수영하기 전 준비 과정이 싫다는 생각에 휩싸여 내가 물속에 있는 시간을 얼마나 즐거워했는지 잊고 있었다. 수영은 전날의 스피닝과는 완전히 다른 느낌을 주었다. 일단 수영장은 어둡지 않았고 클럽을 연상케 하는 음악과 디스코볼도 없었다. 운동을 한 뒤의 느낌도 달랐다. 몇 년 만에 처음으로 폐에 산소가 엄청나게 들어차는 느낌이 들었다. 운동이 끝났을 땐 근섬유 하나하나가 모두 느껴진다고 생각될 정도였다. 마치 전날 아무런 유산소 운동을 하지 않은 듯 말이다. 그건 내가 운동 종류를 바꿔 가며 웨이트 트레이닝을 할 때에는 전혀 경험하지 못한 느낌이었다.

실내 수영이 너무 마음에 들어서 그다음 날에도 50분 동안 수영을 했다. 그다음 날에는 아파트 내부에 있는 운동 시설에서 실내 자전거를 55분간 탔고 그다음 날에도 45분을 탔다. 사실 아파트 내부의 운동 시설을 별로 좋아하진 않지만 시간에 쫓길 때에는 편리함이 나의 선호도를 압도했다. 엘리베이터를 타고 지하로 내려가면 바로 운동을 할 수 있기 때문이다. 가까운 곳에서 타는 실내 자전거도 만족스럽긴 했지만 소울사이클 수업을 들을 때처럼 스스로를 밀어붙이기는 쉽지 않았다. 다양한 움직임도 없고 앞에서 끊임없이 동기 부여를 해 주며 이끄는 줄리 같은 강사의 에너지도 없으니 쉽게 지루해졌다.

나는 이번 주에 여섯 번 운동하겠다고 다짐했으나 실제로는 유산소 운동을 다섯 번밖에 하지 못했다. 하지만 실망하지 않았다. 닷새 모두 최소한으로 설정했던 20분보다 훨씬 오래 운동을 했으니까. 그중 이틀은 수영을 했다는 점도 마음에 들었다. 또 유산소 운동을 하지 않은 날에는 웨이트 트레이닝을 한 시간 동안 했고 아침에 플랭크와 팔 굽혀 펴기도 했다. 운동을 꾸준히 했다는 사실만으로도 기뻤다.

하지만 그보다 더 중요한 건 지난달 명상 도전을 하기 이전과 비교했을 때 신체적으로나 정신적으로나 훨씬 여유를 느끼게 되었다는 점이다. 다섯 번의 지구력 운동으로 이미 스트레스를 조금씩 날려 버리고 있었음에도 명상과 유산소 운동을 함께하니 마치 더블 잽을 날린 것 같은 놀라운 기분 전환 효과가 느껴졌다. 몸도 바뀌었다. 꾸준한 근력 운동으로 근육이 강해진 것은 물론이고 전체적으로 놀라울 정도로 탄탄해졌다. 나는 잠을 잘 자는 편이긴 하지만 이번 주, 특히 유산소 도전의 셋째 날부터는 훨씬 더 깊이, 푹 잘 수 있었다.

2 weeks •

여행 중에도 운동할 방법 찾기

둘째 주는 아파트 운동 시설에서 심심하게 실내 자전거를 타는 것으로 시작했다. 이날은 유산소 운동 도전을 시작한 이래로 가장 긴 시간 운동을 했지만 아주 낮은 강도로 탔기 때문에 아무런 자극도 느끼지 못했다. 그저 지루했다. 그냥 다리만 움직이고 있는 것 같았다. 그래도 운동을 했다는 사실 자체에는 만족했다.

다음 날 나는 또다시 45분 동안 실내 자전거를 탔다. 이번에는 퇴근 후에 웨이트 운동도 할 수 있었다. 그날은 드물게 외래 환자 진료가 없던 날이었기 때문에 하루에 두 번 운동을 하는 특별한 사치를 누릴 수 있었다. 실내 자전거 운동을 그리 인상적으로 한 건 아니었지만 하루 일과를 마치고 웨이트 운동을 하면 위대한 터프 걸 파워를 얻고 엔도르핀을 충전할 수 있다는 생각에 아주 신이 났다.

나머지 주간에는 로스앤젤레스 출장이 잡혔다. 출장을 떠나는 당일에는 의도적으로 운동을 하지 않기로 계획했다. 일주일에 하루는 꼭 운동을 쉬어야 한다고 생각하는데 실제로는 계획에 따라서라기보다 상황에 따라 어쩔 수 없이 쉬게 되는 경우가 많다. 너무 바빠서 혹은 출장이나 여행을 간 상황이라 운동을 위한 20분을 따로 빼기가 어렵다는 식이다.

하지만 로스앤젤레스는 달랐다. 나는 이곳에 갈 때마다 으레 같은 호텔에 머무는 편이고 그 호텔에서 엎어지면 코 닿을 거리에는 소울사이클 스튜디오가 있다. 그동안 익숙해져 있던 뉴욕의 수업 스타일과는 다른 분위기를 경험할 수 있다는 생각에 무척 신이 났다. 나는 도착 다음 날 로스앤젤레스를 거점으로 활동하는 멋진 소울사이클 강사 에드워드 페각(Edward Pegac)의 수업을 신청했다.

로스앤젤레스 소울사이클 스튜디오의 모습은 몇 달 전 내가 마지막으로 수업을 들었던 때와 모든 것이 똑같았다. 아파트 운동 시설에서 볼품없이 자전거를 탔던 때를 생각하면 새로운 스튜디오에 있는 것만으로도 너무 즐거웠고 수업은 더욱 그러했다. 땀방울을 뚝뚝 흘리며 엔도르핀을 가득 충전했다. 나는 뉴욕으로 돌아가기 전까지 수업을 이틀 더 듣기로 했다.

집으로 돌아온 다음 날에는 50분 수영으로 이번 주를 마무리 지었다. 수영은 자전거 타기와 소울사이클 수업으로 채워진 일주일간의 운동에 다양성을 부여하는 결정적 요소였다. 나는 일주일 중 엿새 동안 유산소 운동을 하는 데 성공했고 하루는 웨이트 트레이닝도 했다. 이루 말할 수 없이 놀라운 결과였다. 여러 일정이 빡빡하게 자리 잡은 출장 스케줄에도 불구하고 고강도 스피닝 세 번, 저강도 실내 자전거 타기 두 번, 수영 한 번 등 다양한 운동을 하며 생산적인 한 주를 꾸렸다.

한 주를 마무리하며 나는 지난 몇 주에 비해 훨씬 더 넘치는 에너지를 느낄 수 있었다. 명상을 하면서 스트레스도 꾸준히 줄었다. 흥미롭게도 몸이 탄탄해지고 발걸음이 가벼워져 예전보다 더 날씬해진 것처럼 느껴졌다. 중량 운동을 쉬다 보니 몸이 더 유연해지고 효율적으로 움직인다는 느낌도 들었다. 이렇게 좋은 유산소 운동을 도대체 왜 그만뒀지?

3 weeks •

'운태기'를 극복하고 운동을 습관으로 만드는 방법

업무를 보고 출장을 다녀오고 일주일 내내 운동을 하느라 고된 한 주를 보내고 나니 심신이 지쳐 휴식이 필요한 상태가 되었다. 멀게만 느껴지는 스포츠 센터에 가는 대신 좀 한가하게 와인 한 잔을 즐길 자격은 충분하다고 생각했다.(이때도 정량을 지켜 딱 한 잔만 마셨다. 1월에 한 금주 도전 경험 덕분이었다.) 3주 차는 또 한 번의 의도적인 휴식으로 시작한 셈이다. 다음 날에는 꼭 다시 운동을 시작하리라 다짐하며 소울사이클 수업을 미리 신청하는 것도 잊지 않았다.

나는 소울사이클을 무척 좋아했고 실내 자전거 타기도 좋아하는 편이었다. 나는 자전거 타기에 몰두하면서 이번 달에 하려고 했던 운동 하나를 계속 피하고 있었다. 바로 달리기였다. 많은 사람들처럼 나 역시 달리기와는 애증 관계다. 철인 3종 경기를 준비할 때는 조깅을 했고 내 나름대로 즐기기도 했다. 하지만 아킬레스건염이 생긴 이후 조깅을 그만뒀다. 그 뒤로 달리기만 하면 염증이 재발했다. 러닝 머신에서 짧은 거리를 뛰며 부상을 완화하는 방법을 배웠는데도 소용이 없었다. 게다가 달리기는 사이클이나 스피닝처럼 편하지가 않았다. 신체적으로 무척 무리가 가서 내 몸은 이 운동에 맞지 않는 것 같았다.

그러나 이번 주에는 달리기에 꼭 도전하고 싶었다. 그래서 몇 년 만에 러닝 머신 위에서 1분 조깅, 1분 빠른 걸음을 번갈아 35분 동안 이어 갔다. 마치고 나니 기분이 무척 좋아졌다. 소울사이클 수업을 들을 때보다 숨도 더 많이 찼고 엔도르핀 충전도 더하면 더했지 덜하지는 않았다. 더 좋은 점은 아킬레스건도 멀쩡했다는 거다.

그렇게 엄청났던 유산소 한 방 이후 다음 날에는 아파트 운동 시설에서 무지하게 낮은 강도로 자전거를 타면서 온갖 이메일과 문자 메시지를 처리했다. 보통은 이렇게 하지 않는다. 그러니까 운동을 할 때는 업무나 다른 일에는 신경을 끄고 오직 운동에만 집중한다는 말이다. 하지만 이날은 운동을 안 하느니 멀티태스킹을 하는 것이 차라리 낫겠다 싶었다. 그렇게라도 하지 않았다면 하루 종일 환자들을 진료하느라 운동할 시간을 전혀 마련하지 못했을 것이다.

느슨했던 운동을 만회하기 위해 다음 날에는 웨이트 트레이닝을 한 시간 동안 한 뒤 러닝 머신에서 45분간 걷기와 뛰기를 반복했다. 유산소 운동 덕분에 나는 근래 어느 때보다도 에너지 넘치고 날씬해진 느낌을 경험했다. 하지만 한편으로는 웨이트 트레이닝을 하면서 느꼈던 거친 느낌이 그리웠다. 무거운 것들을 들고 메친 뒤에만 느껴지는 감각이 있었다.

다음 날엔 소울사이클 수업에 가려고 했지만 내 일정에 맞는 수업이 없었다. 고백하건대 나는 굉장히 까탈스러운 편이라 뉴욕에서 활동하는 소울사이클 강사 제임스 제럿(Jame Jarrott)과 줄리의 수업 외에는 듣지 않는다. 이 둘의 수업이 없으면 보통은 그냥 포기하곤 한다. 하지만 아파트 실내 자전거를 타는 것은 별로 내키지 않았기에 내가 다니는 스포츠 센터 내부 스튜디오 한구석에 따로 비치된 스핀 자전거를 타 보기로 했다. 도착해 보니 그 방에서 운동하는 사람은 나 혼자였다. 환상적인 환경이었다. 혼자서 완전히 거울로 둘러싸인 채 땀이 날 때까지 초초초고강도 운동을 하리라 작정한 나 자신을 보고 있자니 마치 개인 스튜디오에서 운동하는 엘리트 운동선수가 된 듯한 기분이 들었다. 그곳에서 한 시간 동안 자전거를 탔다. 처음에는 음악을 듣다가 나중에는 팟캐스트를 들었는데 운동하면서 팟캐스트를 들은 건 이번이 처음이었다.

나는 러닝 머신에서 세 번째 달리기를 하며 이번 주를 마무리했다. 이번엔 달리기로만 30분이었다. '운태기'를 성공적으로 극복해서인지 짧게 달리고 싶지 않았다. 주말에 있을 클로이의 하키 경기를 보려면 오래 서 있어야 하기에 아킬레스건에 부담을 주면 안 된다는 걱정만 아니었다면 훨씬 더 오래 달렸을 것이다.

한 주를 마치며 오늘에 이르기까지 얼마나 많은 유산소 운동을 해냈는지 헤아려 보니 놀라울 정도로 기뻤다. 그동안 수영도 했고 달리기도 했으며 자전거도 탔다. 심지어 웨이트 트레이닝도 했다. 다만 근력 운동에 좀 더 많은 시간을 쏟지 못한 점은 인정할 수밖에 없었다. 유산소 운동과 저항 운동을 매일 운동 일과에 모두 포함할 방법을 찾는 것이 앞으로의 목표가 되리라는 생각이 들었다.

4 weeks •

더 나은 몸매를 만드는 수수께끼 풀기(힌트: 답은 체중 감량이 아니다)

마지막 주는 내가 유산소 운동 목표 달성을 위한 '최저 기준'으로 설정한 아파트 운동 센터 자전거 30분 타기로 시작했다. 유달리 바쁜 날이었다. 자전거를 타겠다는 목표 역시 신체적으로나 정신적으로나 특히 더 재미가 없었다. 하지만 이것도 운동은 운동이었다. 하기만 하면 칼로리를 태울 수 있고 그냥 앉아서 노트북을 켜 놓고 SNS를 하느라 시간을 허비했다면 절대 얻지 못했을 이득을 주는 운동 말이다.

좀 더 열정적인 운동이 필요하다고 생각한 나는 다음 날 스포츠 센터에 있는 스피닝 스튜디오로 향했다. 이번에는 한 시간 내내 팟캐스트를 들으며 자전거를 탔다. 그리고 새로운 발견을 했다. 운동을 하는 동안엔 늘 음악을 들어 왔기에 사람 목소리가 활기를 주리라고는 한 번도 생각해 보지 못했다. 그런데 웬걸, 저명한 와인 잡지 〈와인 애호가〉(Wine Enthusiast)의 에피소드를 들으며 나는 큰 만족감을 느꼈다. 운동을 하면서 뭔가를 배울 수도 있다는 점과 멀티태스킹의 가장 이상적인 상태를 경험했다는 사실에 무척 흥분했다. 어찌나 들떴는지 시계를 보기 전까지는 한 시간이나 자전거를 탔다는 사실을 전혀 눈치채지 못할 정도였다.

그다음 이틀은 소울사이클 수업을 들으며 고강도 유산소 운동을 두 번 마쳤다. 땀범벅이 된 채로 근육통을 느끼며 두 번째 수업을 마치고 나니 어려운 운동과 쉬운 운동을 번갈아 가며 하는 나 자신이 무척 자랑스럽게 느껴졌다. 고강도 소울사이클로는 체력 향상과 날씬한 몸매를 얻을 수 있었고 저강도 자전거 타기로는 체력 유지와 칼로리 소모라는 효과를 얻었다.

마지막 주말 나는 스키 여행을 떠나 난생처음 스노우슈잉(Snowshoeing, 눈길 전용 신발을 신고 트레킹을 하는 동계 스포츠의 일종—옮긴이)을 경험했다. 말도 못 하게 재미있었다. 눈 위에서 계속 넘어지지 않을까 걱정했지만 몸은 예상보다 훨씬 본능적으로 움직였다. 운동 강도가 예상보다 훨씬 더 세긴 했지만 말이다. 나는 한 시간 동안 숨을 가쁘게 몰아쉬며 심지어 그 추위 속에 땀까지 흘려 가며 눈 속에 발이 빠지지 않게 하려고 쉼 없이 발을 놀렸다. 한편으로는 밖으로 나와 깊고 고요한 겨울 숲에 빠져 이 모든 아름다움을 만끽하고 있다는 사실에 의욕이 샘솟았다.

이번 달 도전의 마무리 활동은 스키였다. 유산소 운동의 달을 이보다 더 완벽하게 마무리할 수는 없으리라는 생각이 들었다. 스키를 타지 않은 지가 꽤 오래되었기에 어쩔 수 없이 유행에 한참 뒤처진 스키복을 입었다. 스키복은 시대에 뒤떨어졌지만 몸은 그렇지 않았다. 4주간 지구력 훈련을 거친 나는 더 나은 몸매와 컨디션으로 몇 시간이나 지치지 않고 스키를 탈 수 있었다.

처음에는 유산소 운동이 내 몸에 무슨 영향을 줄 수 있을지 의구심이 들었다. 이번 달을 끝내고 측정해 보니 실제로 0.5~1킬로그램 정도 몸무게가 빠졌다. 최근 탄수화물을 맘껏 먹는 사치를 부리면서 내가 가장 좋아하는 무화과 프로슈토 피자를 최근 몇 년을 통틀어 가장 많이 먹었는데도 이런 결과가 나타난 것이다.

활력 또한 평소 대비 최소 15퍼센트 이상 높아진 느낌이 들었다. 고마워요, 소울사이클! 그 덕분에 잠들기 쉬워졌고 깨어 있는 동안에는 훨씬 맑은 정신을 유지할 수 있었다. 웨이트 트레이닝만 했던 지난 몇 달간보다 훨씬 더 건강해진 느낌도 들었다. 뇌, 폐, 심장, 피부, 그 외 다른 장기들이 모두 이번 도전 덕분에 무지막지한 이득을 얻은 듯했다. 무엇보다 이번 달 도전을 통해 이미 알고 있었지만 한동안 잊고 있었던 사실을 다시금 깨우쳤다. 건강하고 튼튼하며 군살 없는 몸매를 유지하기 위해서는 유산소 운동과 근력 운동이 **둘 다** 필요하다는 점이다. 완벽한 몸을 만드는 비밀은 둘 중 어느 하나에만 있지 않다. 삶의 다른 분야에서도 그렇듯 균형이 중요하다. 양쪽의 균형을 적절하게 맞추어 접근하면 당신이 바라는 신체적·정신적·심미적 장점을 모두 누릴 수 있을 것이다. 가장 완벽한 몸은 특정한 체격을 갖춘 몸이 아니라 건강한 몸이다. 이 사실이 가장 중요하다.

유산소 운동에 숨겨진 과학적 사실들

건강에 유산소 운동이 필수라는 사실은 아마 잘 알고 있을 것이다. 본래 우리 신체는 움직이도록 설계되어 있으며 최적의 상태로 기능하려면 물리적으로 활동해야 한다. 먹잇감을 쫓아 달려가거나 최소한의 생활을 위해 가게로 걸어 나가기라도 하지 않으면 만성 질환에 시달릴 확률이 훨씬 높아진다. 암, 심장 질환, 뇌졸중, 관절염 등에 걸릴 위험이 증가하는 것이다. 운동을 습관으로 만들기 어려운 것은 사실이지만 어떤 종류든 유산소 운동을 규칙적으로 실천하지 않으면 체중 증가, 비만, 피부 트러블, 탈모 등의 문제가 이어질 수 있다. 이제부터는 심박수를 올리고 땀을 흘리는 것만으로도 어떤 놀라운 장점을 체험할 수 있는지 소개하고자 한다.

• 유산소 운동을 안 하는 것은 담배를 피우는 것만큼이나 건강에 해롭다

건강을 잘 챙기는 내 주변 친구들은 물론 환자나 동료들도 모두 담배라면 학을 뗀다. 하지만 이들 중 대부분은 유산소 운동을 충분히 하지 않거나 혹은 전혀 하지 않는다. 유산소 운동 부족이 흡연만큼 전반적인 건강에 악영향을 미친다는 연구 결과가 나와 있는데도 말이다. 2012년 영국 의학 전문지 〈랜싯〉(Lancet)에 게재된 연구에 따르면 신체 움직임 부족은 전 세계적으로 흡연만큼이나 사망률을 높인다. 어떤 종류의 유산소 운동이라도 거의 모든 만성 질환의 위험을 낮추

는 효과가 있다. 규칙적으로 헬스장에 가거나 개를 산책시키거나 힘든 집안일을 하면 만성 질환을 겪을 확률이 그만큼 떨어진다는 사실이 여러 연구를 통해 밝혀졌다.

또 다른 연구에 따르면 평소에 운동을 하는 사람은 그렇지 않은 사람보다 수명이 더 길다고 한다. 신체 활동이 활발한 사람은 인생 말년에 접어들어서도 높은 삶의 질을 누린다. 규칙적으로 운동하지 않은 사람에 비해 만성 통증을 적게 겪고 일상적인 즐거움도 더 많이 느끼기 때문이다.

• 심박수를 올리면 밤새 더 똑똑해진다

유산소 운동이 뇌에 미치는 긍정적 효과는 놀라울 정도로 많다. 알츠하이머, 파킨슨병, 조기 발병 치매 같은 인지 관련 질환의 위험도를 낮출 뿐 아니라 뇌에서 학습과 기억을 담당하는 해마 영역의 크기를 키운다. 연구에 따르면 심혈관을 확장하는 활동을 규칙적으로 하는 사람은 운동을 하지 않는 사람이나 근력 운동에 집중하는 사람보다 기억력이 훨씬 더 좋다고 한다.

또한 유산소 운동은 인지 능력에 악영향을 미칠 수 있는 인슐린 수치 및 조직 내 염증 반응을 모두 떨어뜨리는 동시에 새로운 뇌세포의 성장을 촉진한다. 연구자들은 운동을 하며 땀을 충분히 흘리면 집중력이 최대 세 시간까지 증가하고, 새로운 아이디어를 떠올리고 우선순위를 정하는 등의 뇌 기능이 향상된다고 말한다.

• 유방암이 걱정된다면? 땀방울과 함께 날려 버리자

내가 진료하는 많은 환자들이 유방암을 두려워한다. 걱정되는 것이 당연하다. 유방암을 예방할 수 있는 방법 가운데 하나가 바로 규칙적인 운동이다. 연구에 따르면 운동을 함으로써 유방암 위험을 최대 40퍼센트까지 줄일 수 있다. 2017년 〈캐나다 의학 협회지〉(Canadian Medical Association Journal)에 실린 한 연구에 따르면 유산소 운동을 더 많이 하는 것이 여성의 유방암 재발을 막는 가장 효과적인 방법이며 심지어 식단 변화보다도 그 효과가 더 강력하다고 한다. 유산소 운동이 이렇게 놀라운 효과를 보이는 것은 운동이 에스트로겐 수치를 낮춰 유방 내에 존재하는 에스트로겐에 민감한 세포 조직 양에 영향을 미치기 때문이다. 또한 운동을 하면 인슐린 수치가 낮아져서 지방세포가 작아지고 이로 인해 암세포가 커질 확률도 줄어든다.

• 고혈압과 콜레스테롤은 운동으로 다스릴 수 있다

미국인 세 명 가운데 한 명은 고혈압을 앓고 있다. 고지혈증도 마찬가지다. 이로 인해 국민 대부분이 약을 복용하고 있다.(2016년 질병관리본부 통계에 따르면 대한민국 성인 고혈압 유병률은 30퍼센트 전후에 달하며 이중 관련 약물을 꾸준히 처방받는 환자는 51퍼센트에 이른다.—편집자) 생명을 살릴 수 있다는 점에서 약 처방은 분명 필요하고 적절한 조치다. 하지만 고혈압과 고지혈증은 대부분 유산소 운동이나 건강한 식단 같은 생활 방식 조절을 통해 충분히 관리 가능한 병이다. 따라서 약물 처방을 시행하기 전 항상 생활 방식 처방을 앞서 시행하는 편이 바람직하다.

일부 고혈압이나 높은 콜레스테롤 수치는 행동이나 식단에 관계없이 유전적으로 혹은 내적 요소에 의해 발생하기도 한다. 하지만 대부분의 고혈압과 콜레스테롤 관련 증상은 운동을 통해 예방이 가능하다. 메이요 클리닉(Mayo Clinic, 미네소타주에 위치한 세계 최대 의료 기관 중 하나로 환자 중심주의를 실천하고 있는 병원—옮긴이)의 발표에 따르면 활발하고 적절한 신체 활동은 약물에 준하는 수축기 혈압 감소 효과가 있다고 한다. 이와 유사한 연구 내용이 2012년 〈랜싯〉에 소개되기도 했다. 1만 명을 대상으로 관찰한 결과 혈관 내 콜레스테롤 억제제인 스타틴(Statin)을 복용하지 않는 건강한 사람들이 스타틴을 복용하고 운동하지 않는 사람들에 비해 심장 이상으로 사망할 확률이 50퍼센트나 낮음이 밝혀졌다. 문제는 수많은 사람들이 헬스장에 가는 것보다 약 먹는 것을 선택한다는 점이다.

노스캐롤라이나 대학교 채플힐 본교에서 발표한 최근 연구는 미국인 중 혈압과 콜레스테롤 수치, 그 밖의 혈당 및 동맥 경화를 유발하는 트라이글리세라이드 수치와 허리 둘레 등이 모두 정상 범위에 해당하는 사람이 겨우 12퍼센트에 불과하다고 밝혔다. 다시 말해 우리의 '신진대사' 성적표는 아주 좋지 않다. 고혈압이나 고지혈증 진단을 받을 정도는 아니라 하더라도 우리 모두 더 많은 운동 치료를 받을 필요가 있다.

• 유산소 운동 없이 날씬해지면서 동시에 건강해지는 것이 불가능한 이유

과거의 나 역시 잘못된 정보에 빠졌던 적이 있지만 유산소 운동이야말로 체중을 감량하고 날씬해지기 위한 가장 효과적인 방법임은 확실하다. 물론 트레이너의 조언은 절대적으로 맞는 말이었다. 저항 운동을 해야 근육이 잡히고 탄탄해질 수 있으며, 또 유산소 운동을 너무 많이 하면 체중 감량에 들인 노력이 물거품으로 변할 수 있다는 말 역시 맞는 말이다.

하지만 유산소 운동을 하면 몸무게를 더 빨리 뺄 수 있을 뿐 아니라 감량한 체중을 오랜 시간 유지하는 데에도 도움이 된다. 유산소 운동은 칼로리를 태우고 신진대사를 활발하게 하며 지방 세포 분해 및 연소 능력을 향상시킨다. 게다가 지방 세포의 크기 자체를 점차 줄여 버린다. 실제로 나 역시 경험을 토대로 이야기하자면 몸무게를 줄여 날씬한 상태를 만들고 유지하는 최고의 방법은 유산소 운동과 근력 운동을 병행하는 것이었다.

• 조금만 땀을 흘려도 어려 보인다

유산소 운동을 하면 날씬해지고 활기가 넘칠 뿐 아니라 보이고 느껴지는 신체 나이도 줄어든다. 이는 단순히 질병 예방 효과 때문에 생기는 변화가 아니다. 연구에 따르면 유산소 운동은 세포 수준에서 노화 과정을 되돌림으로써 피부에 변화를 준다. 그 덕분에 실제 나이보다 더 어려 보일 수 있다! 심지어 2014년 맥마스터 대학교의 연구는 40세 이후에 운동을 시작한 사람들의 세포 수준이나 표피 상태가 20~30대와 비슷했음을 밝혔다. 지구력 운동을 하면 피부에 혈류와 산소, 영양 공급이 원활해져 전반적으로 더 건강하고 탄력 있는 혈색 좋은 피부가 만들어진다.

• 유산소 운동이야말로 최고의 수면제다

내가 만나는 환자들 중에는 수면 문제로 고생하는 사람이 정말 많다. 이들이 겪는 어려움은 대부분 낮 시간을 더 활동적으로 보내기만 해도 상당히 개선될 수 있다. 국립 수면 재단(National Sleep Foundation)은 매일 10분씩 유산소 운동을 꾸준히 하면 수면에 빠지는 능력과 수면 상태를 유지하는 능력이 급격하게 향상된다고 밝혔다.

유산소 운동은 수면의 질과 지속 시간을 늘리는 데다 신체적인 스트레스와 피로도를 낮춰 주는 역할도 한다. 실제로 수많은 임상 연구가 유산소 운동이 불면증을 치료하는 데 매우 효과적이라고 공통적으로 말하고 있다. 만약 수면 문제로 고생하고 있다면 유산소 운동에 도전해 보라.

운동은 저녁보다는 아침이나 오후에 하는 편이 더 낫다. 잠들기 직전에 하는 유산소 운동은 각성을 일으킨다는 연구 결과가 있으니 참고하자.

당신의 이야기

대부분의 독자에게 이번 달 목표는 1년 전체 목표를 통틀어 가장 달성하기 어려운 목표일 것이다. 신체를 움직이는 것도 쉬운 일은 아니지만 실제 운동 자체보다 운동에 대한 두려움이 심한 경우도 많다. 하지만 자전거 타기, 빠르게 걷기, 조깅 등 유산소 운동 수업을 끝낸 뒤 느낄 수 있는 환희에 찬 기분은 다른 어떤 활동으로도 대체할 수 없다. 운동을 하고 난 다음 후회하는 사람이 없는 이유도 이 때문이다. 운동은 하면 할수록 더 쉽고 더 즐거워진다. 심지어 나처럼 운동에 중독될 수도 있다. 이번 달 목표를 달성하고 하기 싫었던 운동을 매일 하고 싶어지도록 도와줄 열 가지 방법을 소개한다.

1. 뭐라도 하는 것이 아무것도 안 하는 것보단 낫다고 생각하라

운동이 처음이라면 의욕적으로 임하는 것도 좋지만 그렇다고 일주일에 엿새, 한 시간씩 한 달 내내 달리기로 결심했다면 아마 누구든 금세 나가떨어지고 말 것이다. 부상 위험도 커질 수 있다. 명심하라. 어떤 유산소 활동도 아무것도 안 하는 것보다는 무조건 낫다!

문밖에 나가고 싶은 기분이 도저히 들지 않거든 빠른 걸음으로 단 20분 걷고 오겠다고 생각하라. 그 정도로도 하루 목표치를 충분히 채울 수 있다. 운동할 의욕이 정말 하나도 없는 날에는 딱 5분만 하자고 스스로를 설득해 보자. 아마도 일단 문밖을 나서거나 헬스장에 가서 몸을 움직이기 시작했다면 자기도 모르는 사이 점점 기운이 나기 시작할 것이다. 그리고 처음에 마음먹었던 것보다 훨씬 더 오랫동안 운동하고 있는 스스로를 발견할 것이다.

2. 당신이 좋아하는 운동을 찾으라

모든 유산소 운동이 다 똑같지는 않다. 만약 당신이 유산소 운동이 재미없다고 생각한다면 아직 스스로에게 잘 맞는 운동을 찾지 못했을 가능성이 높다. 나는 수영, 조깅, 실내 자전거, 그리고 소울사이클 같은 스피닝 수업을 좋아한다.(물론 내 은행 계좌는 좋아하지 **않겠지만** 건강에 그 정도는 투자할 수 있다고 생각한다.) 친구들 중에도 운동은 좋아하지만 실내 활동은 좋아하지 않는 사람들이 있다. 그들은 야외에서 하이킹을 하고 자전거를 타고 정원을 가꾸고 거리를 걷는다. 이외에도 선택지는 많다. 내 주변에는 춤 또는 복싱을 배우거나 지역 스포츠 팀에 소속되어 경기에 참여하는 사람도 있고 줄넘기를 하거나 동영상을 보며 홈 트레이닝을 하는 이도 있다. 하다못해 아이들의 하교를 기다리는 사이 운동장 계단을 오르며 유산소 운동 효과를 노리는 사람도 있다.

이미 좋아하는 유산소 운동이 있다면 이는 더할 나위 없이 좋은 일이다. 하지만 자신이 좋아하는 운동이 없다고 실망할 필요는 없다. 다양한 시설 혹은 수업에 등록해 여러 스포츠를 두루 시도해 보라. 두려움을 떨치고 고정 관념을 깨면 전통적인 유산소 운동에서 벗어나 볼룸 댄스, 스쿼시, 롤러 블레이드, 아쿠아 에어로빅 같은 새로운 운동에서 적성을 찾을 수 있다.

3. 계획을 먼저 세우라

새로운 생활 방식을 적용하려면 계획이 필요하다. 이번 달을 시작하기 전 나는 한 달짜리 주간 계획표를 출력했다. 마치 지도를 해석하듯 어느 날에 운동을 할 수 있는지 또 언제 소울사이클 수업을 들을 시간이 생기는지, 아파트 커뮤니티 시설에서 운동하는 것이 더 나은 날은 언제인지 등을 꼼꼼히 살펴보았다. 미리 계획을 해 둬야 출근하기 전 운동 가방이나 수영복을 챙길 수 있다.

나와 달리 아침 일찍 특별히 해야 할 일이 없는 사람에게는 아침 운동이 더 쉬운 선택지가 될 것이다. 하루 중에 무슨 일이 일어나더라도 이미 운동을 마친 상태이므로 걱정할 필요가 없다. 누구에게나 갑자기 야근을 해야 하거나 퇴근 후 회식에 붙잡히거나 혹은 그저 긴 하루 끝에 너무 지쳐 버릴 때가 생긴다. 연구에 따르면 아침에 운동을 한 사람이 하루 중 다른 시간대에 운동을 한 사람들보다 운동 습관을 더 오래 규칙적으로 지켰다고 한다.

4. 여러 운동을 섞으라

만약 내가 달리기나 수영, 사이클링 가운데 딱 한 가지만 골라 한 달 내내 그것만 해야 했다면 아마도 이번 도전에 성공하지 못했을 것이다. 그 대신 다양한 운동을 번갈아 시도하면 심신이 지치는 일을 막을 수 있다. 운동 시간이나 강도를 조절하는 일도 마찬가지다. 매일 한 시간 반씩 부트 캠프 수업(다이어트를 위해 고안된 유산소 및 근력 운동 프로그램—옮긴이)을 듣거나 매일 고강도 달리기를 하겠다는 꿈은 꾸지도 말라. 긴 시간 동안 지구력을 요하거나 강도 높은 운동을 하고 나면 신체 기능이 회복되기까지 적어도 24시간은 필요하다. 같은 의미에서 저강도 운동만 반복하는 것도 되도록 피하는 것이 좋다. 체력이 늘지도 않고 체중 감량도 더 이상 진행되지 않는다.

5. 의무감을 부여하라

유산소 운동의 달을 추진하면서 소울사이클을 자주 언급했던 이유 중 하나는 그곳의 수업이 이번 도전에 의무감을 더해 주었기 때문이다. 일단 수업에 등록하고 나면 45분 수업치고는 상당히 비싼 36달러를 이미 지불했다는 사실 때문에 운동을 빼먹을 확률이 낮아진다. 게다가 수업이 일단 시작되면 강사와 다른 수강생들이 보고 있으니 도중에 나갈 수도 없다.

단체 운동만이 이런 의무감을 주는 것은 아니다. 아침에 달리기를 하기로 친구와 약속해 함께 뛰거나 직장 동료와 점심시간에 자전거를 타기로 약속하는 방법도 있다. 당신이 특히 가성비에 끌리는 사람이라면 헬스장 등록이나 소규모 운동 스튜디오 수업을 결제하는 것도 고려해 볼 만하다.

6. 소셜 미디어 팀을 활용하라

나는 원래 거의 매일 운동하는 사람이라 운동 자체를 위한 동기 부여가 특별히 필요하지는 않았다. 하지만 유산소 운동을 다시 시작하는 일은 달랐다. 확실히 도움이 필요했다. 친구들과 소셜 미디어 팔로워들에게 나의 도전 소식을 말한 것도 그 때문이었다. 나의 목표를 공유함으로써 더욱 책임감을 갖게 되었고 자전거보다 침대가 더 편안해 보일 때마다 영감을 주는 트윗이나 코멘트를 보면서 마음을 다잡을 수 있었다. 여러분도 자신의 도전 목표와 매일 해낸 구체적인 운동 내용을 소셜 미디어 응원단에게 상세히 공유하기를 강력하게 추천한다. 함께 도전하겠다는 친구를 만날 수도 있고 운동 기록을 공유할 수도 있다. 이 모든 일이 당신이 운동을 꾸준히 할 수 있도록 영감을 불어넣어 줄 것이다. 소셜 미디어는 새로운 운동 루틴을 구상하거나 아예 새로운 운동을 접할 때 혹은 스스로에게 동기를 부여하는 팁을 얻는 데에도 도움이 된다.

7. 기록하라

어떤 유산소 운동을 얼마나 오래 했는지 기록하면 이제까지 당신이 이룩한 성공을 시각적으로 확인할 수 있다. 그리고 이를 통해 더욱 기운을 낼 수 있다. 나는 앞서 출력했던 한 달짜리 달력에 어떤 운동을 얼마나 오래 했는지 손으로 직접 적고 스스로 달성한 것들을 내 눈으로 확인할 수 있도록 했다. 어떤 날은 오직 기록을 남기기 위해 운동을 하기도 했다. 최신 기술에 흥미를 느끼는 사람이라면 앱을 찾아보라. 운동 기록을 남기거나 당신의 운동 루틴을 친구나 다른 사람들과 비교할 수 있는 수많은 앱들이 존재한다. 이를 적절히 활용하면 소속감을 느낄 수도 있다.

8. 시합에 참여하거나 기술을 완성하는 것과 같은 구체적 목표를 세우라

특별한 목표를 위해 훈련하는 것을 즐기는 사람들이 있다. 예컨대 5킬로미터 마라톤이나 미니 철인 3종 경기에 참여하는 것이다. 서핑 같은 특별한 기술 습득이나 3킬로그램 감량 등의 도전 목표를 세우는 것이 새로운 동기 부여가 되어 주기도 한다. 이처럼 특정한 목표와 유산소 운동을 결합할 때에는 나에게 무엇이 중요한지 먼저 생각해야 한다. 단순히 새로운 운동을 시도해 보고 싶을 수도 있고 자기 자신을 위해서 혹은 자선 활동의 일환으로 특정 행사에 참여하고 싶을 수도 있다. 마라톤 완주 같은 활동이 포함된 인생의 버킷 리스트를 작성하거나 휴가나 동창회 등 특별한 상황에 대비해 몸매를 가꾸겠다고 결심할 수도 있다. 트레이너를 구해도 좋고 온라인에서 트레이닝 계획표 같은 목표 달성을 위한 자료를 찾아봐도 좋다.

체중 감량을 원한다면 유산소 운동과 식단 조절을 병행하자. 가공식품과 설탕을 줄이면 좀 더 효과적으로 요요 없이 결과를 얻을 수 있다.

9. 음악 말고도 들을 것은 많다

나는 운동하면서 음악 듣는 것을 무척 좋아했기 때문에 다른 것을 시도해 볼 생각조차 하지 않았다. 하지만 이번 유산소 운동의 달에 도전했을 때는 달랐다. 자전거를 타면서 팟캐스트를 듣기 시작했다. 음악과는 달리 팟캐스트나 오디오북은 이야기나 대화로 구성되어 있기 때문에 운동을 하는 중에도 집중할 수 있다. 방송을 듣다 보면 힘들다는 느낌을 잊을 수 있었다. 시간도 더 빨리 갔다. 와인, 정치, 역사 같은 다소 어려운 주제의 교육적인 팟캐스트를 듣고 있으면 몸과 마음을 동시에 수련하고 있다는 생각에 기분이 절로 좋아진다.

10. 인스타 '각' 운동을 하라

멋진 풍경을 보며 자전거 타기, 댄스 수업이나 플래그 풋볼(상대편 허리에 꽂은 깃발을 뽑는 게임—옮긴이) 같은 새로운 활동, 시험 삼아 해 본 달리기나 하이킹, 텃밭에서 작물을 수확하는 등의 활동들은 모두 사진으로 남길 만한 훌륭한 소재다. 유산소 운동의 여정을 사진으로 남겨 소셜 미디어에 공유하다 보면 도전을 온전히 자기 것으로 만들 수 있고 이를 통해 더 많은 것을 해낼 수 있다. 나는 운동할 때마다 셀카를 찍어 인스타그램에 공유하고 팔로워들의 반응과 응원을 보며 힘을 얻는다.

5월

육식보다 채식 위주의 달

이렇게 맛있는 셀프 케어라니!
눈에 띄게 납작해진 아랫배는 덤!

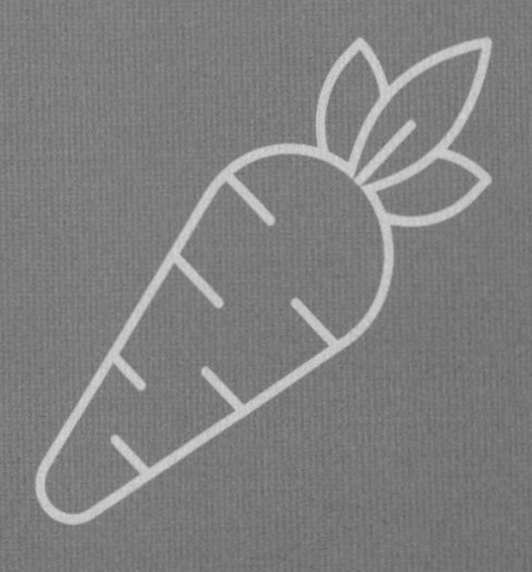

MAY

나의 이야기

나는 채식주의자, 비건, 페스코 베지테리언은 아니지만 어떤 이유든 간에 고기를 먹지 않는 사람들에게 언제나 관심이 많았다. 학자로서 나는 채식 식단이 심장 질환 및 대장암과 유방암 발병 위험을 상당히 줄여 준다는 점을 잘 알고 있었다. 하지만 개인적으로는 어떤 사람들이 왜 고기를 안 먹기로 결심했는지 또 어떻게 그렇게 생활하는지 궁금했다.

나는 평소 꽤 균형 잡힌 식사를 유지한다. 특히 끼니마다 동물성 단백질을 꼭 섭취한다. 아침에는 계란과 베이컨을 먹고 점심에는 치킨 파마산(닭고기 위에 피자 토핑을 올려서 구운 요리—옮긴이) 또는 그릴에 구운 연어에 샐러드를 곁들이고 저녁에는 초밥, 돼지고기, 혹은 빵을 뺀 햄버거에 샐러드를 곁들이는 식이다. 하지만 작년을 기점으로 내 식단에 채소, 과일, 콩 등과 같은 채소류가 부족하다는 사실을 깨달았다. 이는 다양한 영양소와 항산화 물질을 포함하고 있어 최적의 건강 상태를 유지하는 데 꼭 필요한 채소들이다. 그런데 내가 실제로 먹는 것은 샐러드로 곁들이는 약간의 양상추가 전부였다. 브로콜리나 비트, 미니 양배추, 귤 같은 과일, 고구마, 강낭콩, 케일, 치아씨, 삶은 풋콩 등은 거의 입에 대질 않았다. 더 말해 무엇 하겠는가.

딸 클로이에게 다음 도전으로 육식 제한을 생각하고 있다고 말하자 클로이는 경악했다. 만약 제대로 된 계획 없이 고기를 완전히 포기해 버리면 근손실이 일어나는 것은 물론 단백질 섭취를 탄수화물로 대신하게 되어 체지방만 늘어날 거라고 경고했다. 단백질을 충분히 섭취하지 못한 탓에 몸무게가 빠질 수도 있다고 했다. 두 가지 결과 모두 바람직하다고는 할 수 없었다! 사실 클로이의 말도 옳다. 머리로는 알고 있었다. 채식주의자처럼 완전 단백질을 충분히 섭취하도록 구체적인 일일 식단 계획을 세운 뒤 이를 철저히 따라야 했다. 사실 나는 그저 1년 동안 사소한 일상 습관에 변화를 주고 싶을 뿐인데 이건 너무 많은 노력을 요하는 일이었다.

우선 식단에서 최악의 동물성 단백질을 제거하는 것부터 시작하기로 결심했다. 의학적으로 암 발생률을 높인다고 밝혀진 붉은 고기(red meat)를 먹지 않기로 한 것이다. 쉽지 않은 도전이었다. 붉은 고기는 내 식단의 상당 부분을 차지했다. 내가 뉴욕에 살면서 가장 좋아하고 자주 먹는 두 가지 음식은 소갈비 숏 립과 까르네 아사다(Carne Asada, 남미 스타일의 갈비 요리로 양념한 고기를 그릴에 구운 것—옮긴이)인데 둘 다 붉은 고기를 활용한 요리다. 당신도 내가 가장 좋아하는 멕시칸 레스토랑에서 까르네 아사다를 먹어 본다면 이 음식에 대한 나의 집착을 충분히 이해할 수 있을 것이다. 아무튼 나는 붉은 고기를 줄이는 동시에 채식 비율을 늘리고 더 다양한 종류의 과일과 채소, 콩을 섭취하겠다고 다짐했다.

이번 달이 시작되기 전 나는 다가올 변화가 걱정스러웠다. 살면서 식단을 크게 바꾼 적이 거의 없었기에 어떤 종류의 변화도 나에게는 무척 큰 도전이었다. 동물성 단백질, 특히나 붉은 고기가 주는 포만감은 채식 식단으로는 채우기 어려웠다. 다음 한 달 동안 식욕이 폭발하지는 않을까 염려됐다. 한편으로는 기대감이 생기기도 했다. 금주의 달, 플랭크와 팔 굽혀 펴기의 달에 느꼈던 감정과 비슷했다. 몸 상태를 개선하기 위해 기존의 안전지대를 벗어나 새로운 시도를 한다는 생각에 마음이 설렜다.

1 weeks •

특정 음식군을 식단에서 제외할 때 박탈감을 극복하는 법

첫날은 평소처럼 아침으로 계란, 점심으로 그릴에 구운 닭고기와 약간의 샐러드를 곁들여 먹는 것으로 시작했다. 예전과 이렇다 할 차이점이 없었다. 나도 안다. 하지만 매일 먹는 음식을 죄다 뜯어고치는

방식은 위험하다고 판단했다. 아사이 볼(아사이베리를 갈아 만든 샤베트에 요거트, 견과류 등 여러 재료를 올려 먹는 간단한 식사—옮긴이)이나 케일을 튀겨 만든 크로켓 같은 걸 먹다가 도전을 시작하기도 전에 질려버리는 상황은 겪고 싶지 않았다.

그날 밤 나는 보스턴에서 친구를 만났다. 저녁 식사를 위해 해산물로 유명한 보스턴의 리갈 시푸드(Legal Sea Foods)에 도착해 자리에 앉아 메뉴판을 열었는데…… 헉! 소갈비 요리가 떡하니 눈에 들어왔다. 세계적인 해산물 식당에 왔다는 사실을 잘 알고 있었음에도 그 순간 갈비 요리가 먹고 싶어졌다. 메뉴판에 그 요리가 소개되어 있다는 사실 자체가 심리적으로 급격하게 스트레스를 주었다. 가장 좋아하는 메뉴를 고를 수 없는 상황이니 오히려 더더욱 간절해진 것이다. 이 모든 상황이 벌어진 이유 중 하나는 내가 그날 밤 그 식당에 갈비 요리가 있을 줄은 미처 예상하지 못했기 때문이었다. 미리 알았더라면 정신적으로 대비를 했을 텐데. 마치 금주의 달 동안 뉴욕 시내의 모든 바와 레스토랑에 알코올 메뉴가 있으리라는 점을 알고 있었던 것처럼 말이다. 갈비 공격에 대비할 기회를 놓친 나는 심호흡을 한 뒤 초밥을 곁들인 랍스터 요리를 주문했다. 메뉴에서 채소 요리를 찾아볼 시도는 하지도 않았다. 갈비 요리를 포기한 것만으로도 이미 내상이 너무 컸기에 좋아하지도 않는 이상한 근대 샐러드 따위를 주문해 불난 집에 기름을 붓고 싶지 않았다.

그 후로 며칠간은 훨씬 수월했다. 식당 메뉴판에서 반짝이며 존재감을 과시하는 메뉴의 깜짝 유혹은 없었다. 그런데 플랭크와 팔 굽혀 펴기 도전을 했던 때에 경험한 나 자신과의 대화가 다시금 시작되었다. 이 강렬한 대화는 이번 달 목표를 달성해야 하는 이유를 놓고 논쟁 중이었다. 붉은 고기를 먹을 수 없다는 사실이 머릿속에서 떠나질 않았고 이를 부정할 때마다 결핍이 더 심해졌다. 나는 점점 더 고기가 먹고 싶어졌다. 그 주 후반에 저녁을 먹으러 나가서 메뉴판에 있는 필레 미뇽(안심 등 식감이 부드러운 소 부위로 만든 스테이크—옮긴이)을 보고 있노라니 그 음식을 먹고 싶다는 생각만 들었다. 하지만 나는 이 충동이 내 마음이 만들어 낸 미친 생각이라는 것을 알고 있었다. 제정신으로 한 생각이 아니었다. 그도 그럴 것이 난 평소에 필레 미뇽을 거의 주문하지 않는다! 생각의 장난질에 놀아나는 상태가 아니었다면 우리가 무엇을 선호하는지에 대한 인식을 뇌가 어떻게 갖고 노는지 깨닫고 재미를 느꼈을지도 모른다.

며칠 뒤부터는 내가 먹을 수 있는 것들에 집중하면서 박탈감을 극복하기 시작했다. 바로 그때 채식주의자의 신이 축복을 하사했다. 데일리 하비스트(Daily Harvest)라는 온라인 음식 서비스를 통해 유기농 작물로 만든 채식 요리, 음료, 수프를 주문할 수 있다는 사실을 알게 된 것이다. 내가 바라던 모든 것이 거기에 있었다. 음식들은 무척 맛있어 보였고 가격도 합리적이었으며 설탕이나 가공 첨가물이 들어있지 않았다. 더 훌륭한 점은 모든 요리를 무척 쉽고 빠르게 만들 수 있다는 것이었다.(배달 음식은 이제 안녕!) 게다가 이 서비스는 김치, 콜리플라워, 자색 옥수수, 녹색 렌틸콩, 치아씨 등 내가 몇 년간 먹었던 것보다 훨씬 다양한 종류의 채소 요리를 제공했다. 다음 주에 먹을 수프와 요리를 여러 개 주문했다. 드디어 더 많은 채소를 먹겠다는 계획을 실천에 옮긴 것이다.

주문한 음식들이 도착하기 전부터 나는 내 나름대로 기존 식사에 채소를 좀 더 추가해 먹기 시작했다. 아침에는 늘 먹던 계란에 베리류 과일을 추가했고 점심에는 샐러드 대신 삶은 야채를 주문했다. 대단한 일은 아니었지만 효과가 있었다. 플랭크와 팔 굽혀 펴기의 달을 통해 눈치챘겠지만 나는 측정 가능한 점진적 변화의 신봉자다. 이번에도 역시 새로운 방식을 시도하는 것만으로도 올바른 방향으로 가고 있음을 느낄 수 있었다.

주말이 되자 나는 내 몸이 훨씬 깨끗해지고 있다고 자신할 수 있었다. 거창한 변화는 아니었지만 몸이 전보다 가벼워졌고 특히 속이 편안해졌다. 지난 달 과제였던 유산소 운동을 이번 달에도 계속 하고 있었기에 걱정했던 복합 탄수화물에 대한 식탐도 다행히 나타나지 않았다. 이번 주에는 실패한 날도 없었다. 월초에는 박탈감을 극복하는 일이 어려웠지만 이제는 그것도 월별 도전을 할 때마다 매번 겪어야 하는 과정의 일부임을 깨달았다. 한 해의 중간 즈음에 이르기까지 여러 목표를 성공적으로 수행하면서 알게 된 사실로 초반에 겪는 스트레스는 아주 보편적이다. 처음 며칠만 잘 견뎌 내면 그 후 한 달은 훨씬 집중력을 발휘해 의욕적으로 보낼 수 있다.

2 weeks •

채소를 늘릴수록 체지방은 줄어든다

이제부터 펼쳐질 다양한 식단에 놀랄 준비 하시라! 아니, 그러지 않아도 괜찮다. 사실 그 전까지 나는 거의 하루도 빼놓지 않고 닭고기를 먹었다. 닭고기를 딱히 좋아한다고는 할 수 없지만 붉은 고기를 먹지 못하는 상황에서 평소 같은 기력을 유지하려면 다른 종류의 동물성 단백질을 두 배로 보충해야만 할 것 같았다. 아무런 근거가 없는 심리적 공포일 뿐이라는 것은 알고 있었지만 멈출 수가 없었다. 소고기만큼 맛있고 포만감을 주는 고단백 식물성 대체 식품이나 동물성 고기를 여전히 찾지 못했다.

2주 차 중반에 접어들어 변화가 일어났다. 그 변화는 퇴근길 집 근처 작은 마트에 들렀을 때 벌어졌다. 무척 배고픈 상태로 먹을 만한 것을 찾아 선반을 둘러보던 내 눈에 훈제 연어가 들어왔다. 이유는 모르겠지만 보통은 잘 먹지 않던 재료였다. 나는 훈제 연어를 사 들고 집에 돌아와 크림치즈를 얹고 돌돌 말아서 한입 가득 베어 물었다. 지금까지 한 번도 경험해 보지 못한 조합이었고 나는 여기에 완전히 꽂혀 버렸다. 닭고기보다 단백질과 건강한 지방 함량도 풍부할 뿐 아니라 두말할 필요 없이 더 맛있었다. 게다가 포만감은 더 컸고 점심이나 간식으로 싸기에도 훨씬 편리했다. 플랭크를 할 때 음악 감상이 도움을 준다는 사실을 발견했을 때처럼 훈제 연어는 이번 달 도전 목표를 완전히 다른 수준으로 바꿔 버렸다.

다음 날, 주문했던 데일리 하비스트 물건들이 도착했다. 크리스마스 선물을 뜯어 보는 어린아이의 심정으로 냉동 처리된 콜리플라워 김치, 버섯과 당근이 들어간 생강 수프, 말차와 버섯과 카카오가 들어간 라떼를 펼쳐 보았다. 이튿날 수프를 도시락으로 챙겨 갔는데 환상적인 맛과 포만감 덕분에 새해 전날 만찬에 온 듯한 느낌이 들었다. 그 전까지 나는 딱히 수프를 좋아하지 않았다. 수프를 먹고 싶다고 생각한 적도 없고 먹은 다음 맛있다고 생각한 적도 없었다. 하지만 버섯과 당근이 들어간 데일리 하비스트의 생강 수프는 냄새도 좋고 풍미도 가득했다. 먹고 나니 속이 든든해져서 저녁이 될 때까지 배가 하나도 고프지 않았다.

나는 그 주가 끝날 때까지 매일 점심으로 수프를 챙겨 먹었다. 그 덕분에 도전 양상이 완전히 바뀌었다. 붉은 고기를 피하는 수준이 아니라 동물성 단백질을 전혀 먹지 않으며 평소에 한 번도 먹어 보지 않은 다양한 종류의 채소를 섭취하게 된 것이다. 미역, 영지버섯, 해초, 땅콩호박, 시금치까지 모든 재료를 수프로 만들어 먹어 볼 수 있었다. 태어나서 한 번도 들어 보지 못한 이름의 식재료도 있었다! 늘 먹던 치킨 파마산 메뉴를 시키지 않으니 돈도 굳었다. 수프는 칼로리가 낮고 건강한 섬유소는 훨씬 풍부한 음식이었다. 이것이야말로 진정한 5월의 크리스마스 아닌가!

주 후반에 들어서는 저녁에 콜리플라워 김치를 먹어 봤다. 이것 역시 맛이 환상적이었다. 배도 부르고 맛까지 좋았다. 이런 음식들을 먹으니 닭고기, 칠면조 고기, 돼지고기는 물론 갈비 요리나 햄버거 생각도 싹 사라졌다. 이제야 완벽한 식단을 갖춘 듯했고 새로운 음식을 더 많이 먹고 발견할 생각에 들떴다. 더 다양한 채식 메뉴를 더 많이 섭취하겠다는 목표까지 달성해 가고 있었다. 이렇게 맛있는 셀프 케어가 또 있을까!

육류 섭취의 부정적인 영향을 인정하기를 주저하고 있었음에도 2주 차를 마치자 체중이 0.5킬로그램 정도 빠졌다. 너무나 기뻤다. 나는 결코 체중 감량을 목표로 두지 않았다. 하지만 명상의 달이나 유산소 운동의 달과 마찬가지로 의도치 않은 다이어트 효과가 나타났다. 더부룩하던 속도 훨씬 좋아졌고 발도 덜 부었다.

3 weeks •

고기를 먹으면서 소화 불량에 걸리지 않는 법

이번 달 중반을 지나던 어느 날 밤 결국 참았던 것들이 폭발하고 말았다. 딸 클로이가 우리가 가장 좋아하는 멕시칸 음식점에서 음식을 포장해 온 날이었다. 이 음식점의 까르네 아사다는 지역에서 으뜸가는 맛을 자랑했고 우리는 그곳에 갈 때마다 불문율처럼 늘 이 메뉴를 시키곤 했다. 프로이트가 말했듯 부지불식간에 진심이 드러난 실수를 했을 수도 있고 내가 이번 달 육식을 제한하고 있다는 사실을 클로이가 정말로 잊어버렸을 수도 있다. 내가 딸에게 뭐라 말하기도 전에 이미 매콤한 까르네 아사다 2개가 문 앞에서 냄새를 풍기고 있었다. 완전 망한 것이다.

이날은 내가 스스로 의식하며 소고기를 먹기로 결심한 날이다. 명상을 건너뛰거나 플랭크와 팔 굽혀 펴기를 하기로 한 약속을 잊었을 때처럼 실수한 게 아니었다. 100퍼센트 나의 의지로 한 선택이었다. 포크로 고기를 집어 들기 전 나는 스스로에게 분명히 말해 두었다. 이 선택에 어떤 죄책감도 느끼지 않을 것이며 이것은 충분히 의식한 상태에서 의도를 가지고 내린 결정임을! 도전을 마치기까지 2주나 더 남았다는 점을 생각하면 불길한 징조였지만, 그만큼 그날의 식사는 너무나 맛있었다.

소고기를 먹자마자 내 머릿속에 똑똑 박사가 등장해 채식주의자나 비건이 오랜만에 고기를 먹었을 때 느낄 만한 변화를 확인하려 들었다. 하지만 실제로는 아무 느낌도 없었다. 아마도 고기를 먹지 않은 날이 겨우 2주 조금 넘은 수준이었기 때문이리라. 이 정도는 몸이 새로운 기준에 완전히 적응하기에 충분한 시간이 아니었다. 학자로서는 아무런 부대 효과를 발견하지 못했다는 데에 실망했지만 고기 애호가로서 소고기의 급습이 처참하고 불행한 결과를 가져오지 않았다는 데에 안도감을 느꼈다.

외도를 벌충하기 위해 이 주의 나머지 날에는 저녁마다 콜리플라워 김치를 먹었고 포만감을 더하기 위해 스크램블드 에그를 곁들였다. 계란을 같이 먹으면 고기를 먹지 않아도 단백질을 섭취할 수 있기에 채식을 하느라 단백질이 부족할지 모른다는 걱정이 줄어들었다.

이 조합을 시도하면서 그동안 먹은 채식 위주의 식단에 대한 새로운 사실을 깨달았다. 내가 먹는 음식이 너무 무르다는 점이었다. 거의 모든 음식이 씹을 필요가 없었다! 수프는 말할 것도 없고 살짝 볶은 야채도, 내 친구가 주문하던 채식주의자용 햄버거도, 인터넷에서 본 두부와 콩 위주의 식사도, 시내 식당에서 먹었던 유명한 곡물 샐러드도 그랬다. 스테이크나 갈비는 어느 정도 씹어야만 삼킬 수 있는데 이 요리들은 그렇지 않았다. 오히려 그 반대였다. 내가 먹었던 콜리플라워 김치는 아기도 충분히 먹을 수 있을 정도였다.(물론 아기한테 주려면 양념은 빼야겠지만 말이다!)

아삭거림과 씹는 느낌은 만족감을 준다. 나는 잃어버린 식감을 채우고 싶은 욕망으로 고기를 먹는 상황을 미리 방지하기로 마음먹었다. 이를 위해 당근과 샐러리 스틱을 사서 오후 간식으로 김치나 후무스(중동 지방 요리로 병아리콩과 오일, 마늘 등의 향신료를 으깨 만든 것—옮긴이)와 함께 먹었다. 이 작은 변화의 효과는 놀라웠다. 그동안 간절히 원했던 씹는 자극을 느낄 수 있게 된 것이다.

이 무렵 내 배는 눈에 띄게 납작해졌다. 몸무게도 줄었지만 복부 팽만감이 확실히 줄어든 것을 느낄 수 있었다. 몇 주도 안 되어 이런 효과가 나타날 것이라곤 예상하지도 못했다! 고기를 덜 먹는 것은 지난달에 했던 유산소 운동에 비해 물리적으로도 훨씬 쉬웠다. 이 점이 내가 월별 도전을 좋아하게 된 이유이기도 하다. 누구나 각각 새로운 자기 발견을 하게 된다는 점 말이다. 나는 하나의 작은 변화가 신체와 정신과 정서에 단지 몇 주 만에 이토록 영향을 미칠 수 있다는 사실을 알지도 못했고 기대하지도 않았다. 이제까지 경험한 바를 토대로 육식을 줄이고 채식을 늘린 식단의 효과를 맘껏 즐기게 되었다.

4 weeks •

더욱 건강한 선택을 하도록 뇌를 재훈련하기

마침내 마지막 주가 되었다. 하지만 이번 주 초반에 있었던 일 때문에 완벽하게 마무리하지는 못했다. 나는 가장 좋아하는 멕시칸 레스토랑으로 저녁을 먹으러 갔고 습관적으로 까르네 아사다를 주문했다.(나라도 이쯤 되면 이 여자가 왜 이렇게 이 메뉴에 꽂혔는지 궁금해질 것 같다!)

나는 주문을 하다가 말을 멈추고 문어 타코와 호박꽃이 들어간 케사디아로 주문을 바꿨다. 뉴욕에서 다양한 요리를 주문할 수 있다는 사실이 어찌나 다행이었는지. 메뉴는 바뀌었지만 뇌가 끊임없이 나를 조종하고 있다는 느낌이 무척 거슬렸다. 나는 습관적으로 주문하도록 설계되어 있는 건가? 분명히 메뉴판을 부탁했고 자세히 살펴보았다. 그러나 웬걸. 스스로 주문하지 않으리라 이미 결심한 바로 그 메뉴를 내뱉은 것이다.

인간 행동을 관찰하는 과학자에게는 무척 놀라운 발견이었다. 우리는 무엇을 먹고 마실지 정말 의식적으로 선택하고 있는 걸까? 아니면 그저 좋아하는 것을 습관적으로 선택하도록 훈련받은 것일까? 우리는 얼마나 많은 생활 습관에 무심코 지배당하고 있을까? 왜 그렇게 됐을까? 늘 바쁘기 때문인가? 아니면 안팎으로 너무 많은 일들에 주의를 빼앗기고 있어서 뇌가 충분히 생각하고 선택할 여유가 없기 때문인가? 습관에 기대지 않고 의지를 가지고 뇌가 더 건강한 선택을 하도록 재설정할 수는 없을까? 맞다, 이 모든 질문은 내가 맛있는 멕시칸 음식을 먹고 난 후 생각한 것들이다!

무척 흥미로운 통찰이었다. 하지만 이 통찰이 마지막 주의 실수를 막아 주진 못했다. 이번 달을 딱 이틀 남기고 나는 식당에서 미트볼을 주문했다. 이번에도 의도적인 선택이었다.

여행 중 스테이크 전문점에서 식사를 하게 되었다. 내가 원해서 간 것은 아니었지만 메뉴에 정말 맛있을 것 같은 미트볼 애피타이저가 있었다. 다른 메뉴들과 비교하며 곰곰이 따져 본 뒤 도전이 겨우 이틀 남았으며 지금 미트볼을 먹든 48시간 후에 먹든 실험 결과에 큰 차이가 생기진 않을 것 같다고 합리화했다. 덧붙여 다음 달까지 이번 도전을 연장하겠다는 생각도 했다. 뇌가 원하는 것을 얻기 위해 합리화하는 데 어찌나 도가 텄는지.

마지막 4분기 지점에서 실패했음에도 월말에 확인한 결과는 놀라웠다. 몸무게 수치도 계속 줄어들었지만 그보다 더욱 중요한 변화는 더 건강한 느낌이 들고 속 부대낌이 전혀 없다는 것이었다. 붉은 고기를 먹지 않는 것은 예상보다 어렵지 않았다. 그 덕분에 풍미가 느껴지고 포만감도 있으며 영양 면에서 훌륭한 음식들을 새롭게 발견해 앞으로도 계속 즐길 수 있었다. 사실 금주의 달을 마칠 때와 마찬가지로 나는 6월까지 이 도전을 지속할 생각에 흥분했다. 멕시칸 음식점에서 한 통찰 덕분에 무엇을 먹을지 훨씬 의식적으로 결정할 수 있게 됐고 습관적으로 메뉴를 결정할 필요가 없다는 것을 깨달았다. 지금은 건강한 식사를 하겠다는 의식을 바탕으로 의도적인 선택을 하지만 점점 의식하지 않고도 자연스러운 선택이 가능해질 것이다. 또 시간이 갈수록 쌓여 가는 건강한 선택들이 생활 속 습관으로 자리 잡을 것이다.

채식 위주 식사에 숨겨진 과학적 사실들

소고기나 양고기, 돼지고기는 적당히 먹으면 건강에 해를 끼치지 않는다. 단백질을 많이 함유한 식재료이고 철분도 풍부하다.(특히 채소 내 철분보다 체내 흡수가 잘 된다.) 비타민B군, 셀레늄, 아연의 좋은 공급원이기도 하다. 좀 비싸긴 해도 유기농으로 사육된 풀을 먹고 자란 소의 고기는 단백질뿐 아니라 건강에 좋은 지방도 다량 함유하고 있다. 따라서 칼로리 섭취 관점에서 보더라도 가장 만족스러운 음식 중 하나다. 이런 장점에도 불구하고 여러 과학 연구를 통해 붉은 고기를 너무 많이 먹으면 특정 질환에 걸릴 위험이 커진다는 점이 밝혀졌다. 특히 가장 큰 문제는 미국인이 붉은 고기를 너무 많이 먹는 데다 심지어 채소를 충분히 섭취하지 않는다는 점이다. 미국 질병 통제 예방 센터(CDC, Centers for Disease Control and Prevention)에 따르면 미국인의 90퍼센트는 일일 채소 섭취 권장량인 2~3컵이나 과일 1.5컵을 채 먹지 않는다. 하루에 소비하는 고기 양을 줄이면서 더 많은 채소를 먹을 배를 남겨 두는 것은 식단을 마냥 제한한다는 의미가 아니다. 오히려 훨씬 더 다양한 채소를 섭취할 수 있다는 뜻이다. 대부분의 국가에서는 이처럼 채소를 많이 포함하고 있는 식단이 사치다. 어떤 음식과 영양분에 초점을 두는지에 따라 얼마든지 더 건강하고 날씬해질 수 있다. 이제부터 당신에게 그 비밀을 하나씩 소개하고자 한다.

• 붉은 고기와 유방암의 살벌한 관계

과학적으로 분명하게 결론이 난 사안은 아니지만 많은 연구자들이 붉은 고기와 유방암 사이에 밀접한 관계가 있음을 지속적으로 밝혀 왔다. 아마도 가장 강력한 증거는 미국에서 실시되었던 2차 간호사 건강 연구(Nurse's Health Study II)일 것이다. 이는 식단이 질병에 미치는 영향을 밝혀 낸 최대 규모의 연구 중 하나다. 이 연구에 따르면 붉은 고기를 일일 섭취 권장량의 1.5배만큼 매일 먹은 여성들은 일주일에 한 번만 먹은 그룹에 비해 유방암 발생 확률이 22퍼센트나 더 높은 것으로 나타났다. 하버드 대학교 공중보건대학에서 실시한 유사 연구에서도 10대 및 청년기에 붉은 고기를 더 많이 섭취한 여성의 유방암 발병률이 훨씬 높았다.

붉은 고기가 유방암과 관련이 있다고 보는 이유는 다양하고 복잡하다. 보통 곡물을 먹여 기른 소의 고기에는 유방암을 유발하는 호르몬과 여러 화학 물질이 포함되어 있다. 또 일부 학자들은 소고기와 돼지고기를 불판에서 굽거나 훈제하는 등 고온에 조리하는 과정에서 발암 물질이 발생한다는 사실을 지적하기도 한다. 실제로 세계 보건기구(WHO)에서는 소시지나 베이컨, 핫도그, 살라미, 햄 등의 가공육에서 발견되는 질산염 및 여러 화학 물질이 암 발병 위험을 높이기 때문에 이러한 식품들을 유력 발암 물질 목록으로 지정하고 있다.

• 붉은 고기를 너무 많이 먹으면 대장암을 유발할 수 있다

붉은 고기와 유방암의 상관관계는 아직 결론이 나지 않은 데 반해 대장암과 육류 섭취의 관계는 결론이 분명하다. 장기간에 걸친 대규모 연구에 따르면 붉은 고기를 많이 섭취한 사람일수록 대장암에 걸릴 확률이 분명히 높아졌다. WHO는 하루에 붉은 고기를 가공한 육류 식품을 50그램만 섭취해도 대장암에 걸릴 확률이 18퍼센트나 상승한다고 밝히고 있다. 이는 베이컨 두 장도 안 되는 양이다. 놀랍지 않은가?

• 붉은 고기는 다양한 이유로 사망 위험을 높인다

2017년 영국의학협회에서 발간하는 저명한 의학 논문지 〈영국 의학 저널〉(British Medical Journal)에 발표된 한 연구 결과 또한 놀랍다.

미국인 50만 명을 대상으로 한 이 연구에서는 붉은 고기를 가장 많이 먹은 그룹의 8대 질병으로 인한 사망률이 적게 먹은 사람들에 비해 26퍼센트나 높게 나타났다. 여기에는 뇌졸중, 심장 질환, 당뇨병 등이 포함된다. 붉은 고기가 일부 사람들에게 치명적인 이유에 대해서는 해석이 분분하다. 과학자들은 심장병과 뇌졸중의 경우 붉은 고기에 포함된 아미노산이 장에서 동맥 경화를 촉진하는 합성 물질로 변화하는 현상이 그 원인이라 말한다. 또한 일부 사람들에게는 고기에 알레르기 반응이 특히 심하게 나타나 결과적으로 동맥 혈류를 방해하는 물질이 더 많이 생성된다고 말하기도 한다.

• 더부룩함을 없애는 최고의 방법은 붉은 고기를 피하는 것이다

저탄수 다이어트 혹은 키토제닉 다이어트(단백질, 탄수화물 섭취를 제한하고 지방 섭취를 늘리는 다이어트법의 일종으로 국내에서는 저탄고지 다이어트로도 알려져 있다.—옮긴이)를 하면서 붉은 고기를 많이 먹는데도 원하는 결과를 얻지 못하고 있다면 문제는 소고기다. 붉은 고기는 다른 어떤 음식보다 소화하는 데 시간이 오래 걸리고 그 결과 복부 팽만, 가스, 변비를 유발한다. 그뿐만 아니다. 소고기, 돼지고기, 양고기는 장내 건강한 세균총의 균형을 무너뜨리기 때문에 여러 위장 장애의 원인이 된다. 2017년 소화기계 국제 학술지 〈거트〉(Gut)에 게재된 연구에 따르면 붉은 고기를 가장 많이 섭취한 사람들은 게실염에 걸릴 확률이 58퍼센트나 높은 것으로 나타났다. 게실염은 굉장히

고통스러운 장 질환이다. 반면 육류 섭취량을 줄이고 채식 위주로 식사를 하면 소화 기능이 향상되고 혈당 관련 문제도 예방할 수 있음이 밝혀졌다.

• 채식 위주 식단은 신진대사를 활발하게 하고 피부 건강과 뇌기능을 향상한다

대규모로 진행된 한 연구에 따르면 베지테리언이든 비건이든 페스코 베지테리언이든 혹은 단순하게 통곡물이나 채소, 콩류, 견과류, 과일 등을 더 먹는 사람이든 채식 위주 식단이야말로 암, 심장 질환, 당뇨, 관절염, 알츠하이머 등과 같은 만성 질환을 예방하는 최선의 방법이라고 한다. 가공하지 않은 생채소를 섭취하면 처방 약물만큼이나 효과가 있는데, 여러 질병을 유발하는 전신 염증 반응을 세포 수준에서 줄여 준다. 채소는 다른 식품에 비해 비타민과 미네랄, 섬유소, 항산화 물질 및 식물 유래 화학 물질을 훨씬 풍부하게 함유하고 있다. 이는 단백질 바 같은 기능성 식품이나 보조제로 섭취할 때보다 체내에 더 효과적으로 흡수된다. 이런 이유로 채소 섭취를 더 많이 하면 신진대사, 소화 기능, 인지 기능 그리고 피부 건강에 이르기까지 거의 모든 신체 기능이 향상될 수 있음이 밝혀지고 있다.

• 채소는 강력한 항우울제다

연구에 따르면 채소를 많이 먹는 사람들이 우울증, 불안감, 스트레스, 그 밖의 기분 장애를 덜 호소한다고 한다. 가공하지 않은 채소, 과일, 견과류, 콩류는 항산화 물질의 보고다. 이 식품들은 뇌로 곧장 올라가 세포 손상을 복구하고 염증 반응을 줄여 주는데 이 두 가지 기능 모두 우리 기분에 상당한 영향을 미친다. 그뿐만 아니라 채소에 포함된 항산화 물질은 항우울제와 유사한 작용을 하는 요소를 포함해 우울증 유발 효소를 억제하는 역할도 한다. 초록 잎채소, 브로콜리, 버섯, 대두콩 같은 채소는 체내 세로토닌 생성에 필요한 아미노산인 트립토판의 훌륭한 공급원이기도 하다. 칠면조 고기에도 이 아미노산이 함유되어 있긴 하지만 우리 몸은 고기보다 식물에서 유래된 트립

식물성 정크 푸드에 속지 말라

많은 채식주의자와 비건이 채식 위주 식단의 장점을 누리지 못하는 데에는 이유가 있다. 그들이 여전히 정크 푸드를 섭취하기 때문이다. 이 경우 단지 동물 유래 성분이나 유제품만을 제외했을 뿐 정제 곡물이나 다른 해로운 성분은 여전히 식단에 포함되어 있다. 예컨대 밀가루, 식물성 쇼트닝, 타피오카 전분, 현미 조청 같은 가당류 등이 이에 속한다. 엄밀히 말하면 이들 모두 식물 기반 재료이긴 하지만 상당히 많은 가공을 거친 것들이다. 칼로리는 굉장히 높은 반면 단백질, 섬유소, 항산화 물질, 비타민 등 채식 중심 식단 장점의 기반인 다른 여러 영양소는 포함하고 있지 않다. 건강한 채식 위주의 식사를 하려면 수확 이후 식탁에 오르기까지 최대한 가공하지 않은 신선 식품만을 섭취하라.

토판을 훨씬 더 잘 변환한다. 채식이 심신 건강에 미치는 영향은 세로토닌 분비를 촉진하고 우울감과 불안감의 위험을 줄이는 것 이상이다. 연구진들은 채소와 과일을 더 많이 섭취하는 사람일수록 의욕적이고 활력과 생기가 넘친다는 사실을 밝힌 바 있다.

• 힘들이지 않고 몸무게를 줄일 수 있다

이 도전을 시작할 때 체중 감량은 내 목표가 아니었다. 그래서 4주가 흐른 뒤 체지방이 감소한 사실을 발견했을 때 놀라움과 기쁨을 감출 수 없었다. 붉은 고기만 빼고 원하는 것은 거의 다 먹었는데도 훨씬 가볍고 날씬해진 느낌이 들었다. 직관적으로는 이해가 잘 되지 않았다. 왜냐하면 나는 항상 다이어트 권장 사항에 따라 탄수화물 섭취를 줄이고 포만감을 느끼기 위해 동물성 고기를 섭취해 왔기 때문이다.

하지만 오랜 연구 결과에 따르면 채소 섭취야말로 체중을 감량하는 가장 효과적인 방법이다. 채식 위주 식단은 섬유질과 영양이 풍부한 반면 칼로리는 낮다. 여기에 포함된 엄청나게 많은 영양소만으로도 충분히 포만감을 유지할 수 있다. 게다가 특정 음식군을 식단에서 아예 제외하거나 칼로리나 탄수화물 섭취량을 일일이 계산하지 않아도 된다. 채식 위주 식단은 식단 제한이나 식이 요법처럼 느껴지지 않기에 다이어트 성공 가능성은 물론 지속성도 높여 준다. 〈미국 의학협회 저널〉(The Journal of the American Medical Association)에 게재된 2018년 연구에 따르면 일부 사람들은 통곡물, 콩류, 채소, 과일류를 평소보다 더 섭취했을 뿐인데도 1년 동안 상당한 체중 감량을 이뤄 냈다. 칼로리를 계산하거나 먹는 양을 조절하지 않았음에도 그러한 결과가 나타났다. 채식주의자들이 평균적으로 육식을 하는 주변 사람들보다 날씬하다는 연구 결과도 아마 이러한 점과 부분적으로 관련이 있을 것이다.

당신의 이야기

식단을 바꾸는 일은 쉽지 않다. 대대적인 변화를 시도하거나, 먹는 양을 심각하게 줄이거나, 특정 음식군을 통째로 제외하거나, 이런 도전을 한 번에 두 가지 이상 시도한다면 더더욱 그렇다. 수많은 연구가 다이어터의 90~95퍼센트는 몇 달 혹은 몇 주간 영양 섭취 방식을 대대적으로 바꾼 끝에 요요 현상을 경험한다고 밝혔다. 이와 달리 붉은 고기 섭취를 줄이고 더 많은 채소를 섭취하는 목표는 그다지 대대적인 변화라고 할 수 없다. 그것이 이 변화를 이번 달 도전 목표로 고른 이유이기도 하다. 당신이 고기를 매일 먹는 사람이든 아니면 동물성 단백질을 거의 섭취하지 않는 사람이든 30일 동안 채소 섭취를 늘리는 일은 한 번쯤 해 볼 만하고 지속 가능한 도전이다. 당신이 육식을 줄이고 채식을 늘릴 수 있게 도와줄 열 가지 방법을 소개한다.

1. 맞춤형 목표를 세우라

붉은 고기를 하루 두 번 먹는 사람이라면 갑자기 고기를 완전히 끊는다는 목표가 무척 어려울 수 있다. 만약 시도한다면 말리지는 않겠다. 하지만 이번 달의 최종 목표는 붉은 고기를 줄이는 동시에 콩, 과일, 다른 채소의 섭취를 늘리는 것이다. 이를 반드시 염두에 두고 올바른 목표를 고안하라. 이 말은 야식으로 먹던 삼겹살을 치킨으로 대체하지 말라는 뜻이다. 이번 목표에서 고기를 줄이는 것만큼이나 중요한 것은 더 많은 채소를 먹겠다는 것임을 잊지 말라.

애초에 붉은 고기를 섭취하지 않는 사람이라면 닭고기나 칠면조고기 혹은 다른 동물성 단백질 섭취를 줄이는 것을 목표로 잡아도 좋겠다. 페스코 베지테리언이나 일반 베지테리언 혹은 비건 등 붉은 고기를 먹지 않는 사람이라면 이번 달 목표를 더 건강한 자연식품 또는 신선 식품 섭취로 정할 수도 있다. 도전을 시작하기에 앞서 매일 먹는 식단을 분석한 뒤 크래커, 파스타, 빵, 간식, 채식 치즈, 육류 대체 음식을 더 건강한 다른 자연식품으로 어떻게 바꿀 수 있을지 생각해 보자.

2. 계획을 세우라

음식에 대한 우리의 선택은 뇌에 새겨져 있을 뿐 아니라 일상생활에, 자주 가는 음식점에, 그리고 냉장고 안에 반영된다. 집에서 스테이크와 햄버거를 자주 먹거나 식당에서 고기가 듬뿍 들어간 저녁을 먹거나 주방이 냉동 패티, 핫도그, 다진 돼지고기, 베이컨 등으로 가득 하다면 이번 달 목표 달성이 쉽지 않을 것이다. 도전을 시작하기 전 집에서 쉽게 만들거나 사 먹을 수 있는 더 건강한 메뉴에 대한 아이디어를 인터넷으로 검색해 보라. 새로운 식당이나 포장 가능한 음식, 한번 먹어 보고 싶은 채식 기반의 배달 음식점을 찾아 놓는 것도 도움이 된다. 그리고 주방을 생선, 칠면조 고기, 닭고기 등 소고기와 돼지고기가 아닌 다른 종류의 단백질과 신선한 채소, 과일, 콩, 통곡물 등으로 다시 채우라.

3. 못 먹는 것 말고 더 먹을 수 있는 것에 집중하라

이번 도전을 수월하게 할 수 있었던 까닭은 단순히 붉은 고기를 식단에서 빼 버린 것이 아니라 훨씬 더 다양한 음식을 먹을 기회라고 끊임없이 생각한 덕분이었다. 처음 며칠간은 소갈비 요리와 까르네 아사다를 못 먹는다는 생각에 시달리며 보냈다. 그러나 이런 집착은 새롭고 흥미로운 메뉴를 훨씬 더 많이 먹을 수 있고 또 먹어야 한다는 것을 깨닫는 순간 사라져 버렸다. 소고기, 양고기, 돼지고기, 송아지고기 같은 먹을 수 없는 음식에 집중하는 대신 내가 먹을 수 있는 맛있는 다른 음식들을 생각하는 데 집중하라. 고구마, 퀴노아, 검은콩, 캐슈넛, 해초 샐러드, 구운 옥수수, 수박, 천도복숭아 등……. 고기 외에도 우리가 먹을 수 있는 음식과 새로운 식재료는 그야말로 끝이 없다.

4. 붉은 고기만큼 단백질이 풍부하고 포만감을 주고 씹는 욕구를 해소해 주는 대체재를 찾으라

사실상 이번 도전은 붉은 고기보다 좋아하게 될지도 모를 새로운 음식을 발견할 절호의 기회다. 건강에 더 좋은 음식이라는 사실은 두말하면 입 아프다. 나에게 가장 위대한 발견은 훈제 연어를 크림치즈와 함께 먹는 방식이었는데 소갈비를 먹었을 때만큼 배가 불렀다. 훈제 연어는 단백질이 풍부하고 건강한 지방은 물론 평소에는 잘 섭취하지 못하는 영양소를 포함한다. 그러면서도 붉은 고기가 건강에 미치는 악영향은 피해 간다. 이 외에도 데일리 하비스트의 메뉴들 덕분에 내가 상상도 못 했던 채소를 먹어 볼 수 있었다. 이곳의 서비스 방식은 이리저리 바쁘게 이동하는 나의 라이프 스타일에 딱 맞았다.(만약 배달 음식을 선호한다면 재료가 주로 자연식품인지 확인하고 가공식품이나 당분이 추가되지는 않았는지 확인한다.)

고기를 씹는 식감이 그리울 수도 있다. 나 역시 익힌 채소를 먹다 보니 씹어 먹는 음식이 간절해졌다. 씹기에 대한 욕구는 후무스에 당근과 샐러리 스틱을 찍어 먹기 시작하면서 바로 사라졌다. 견과류나 씨앗류 역시 좋은 대체재가 될 수 있는데 이들은 단백질과 유익한 지방이 다량 함유된 식품이기도 하다. 건강에 유익하면서도 씹는 느낌을 주는 다른 대체재로는 코티지치즈나 크림치즈와 함께 먹는 생야채, 말린 완두콩, 구운 병아리콩, 케일칩, 뻥튀기 등이 있다.

5. 숫자에 집착하지 말라

이번 달 목표를 성공적으로 달성했다면 고칼로리 고기 요리와 정제 탄수화물을 자연식품으로 대체하면서 몸무게가 줄었을 것이다. 하지만 숫자에 집착하지 않도록 주의하라. 체중 감량에는 시간이 걸린다. 당신이 원하는 수준에 도달할 때까지 체중 감량 식단을 지속하려면 숫자보다 느낌에 집중하는 편이 훨씬 더 유익하다. 채소 섭취를 늘리고 고기와 가공식품 섭취를 줄이는 데 집중하면 에너지가 넘치고 소화 능력이 좋아지는 것을 느낄 수 있을 것이며 더불어 배변 활동도 좋아질 것이다. 하지만 모든 채식 식단이 누구에게나 똑같은 효과를 가져오지는 않는다. 무엇을 먹고 있는지에 집중하면서 어떤 음식을 먹었을 때 기분이 좋아지고 어떤 음식을 먹을 때 처지는지 면밀히 검토하라. 궁극적으로는 기분을 좋게 만드는 음식을 식사에 더 많이 포함해야 한다.

6. 열린 마음으로 새롭고 이색적인 음식에 도전하라

이번 달 도전에서 특히 재미를 느꼈던 부분은 한 번도 먹어 본 적 없거나 한동안 입에 대지 않았던 음식을 새롭게 먹는 경험들이었다. 채소, 과일, 콩, 견과류, 온갖 씨앗의 종류는 수백 가지가 넘는 데다 조리 방법도 셀 수 없이 많다. 낡은 고정 관념이나 단 한 번의 부정적 경험 때문에 이 많은 것을 포기하겠다고 마음을 닫지 말라. 우리의 미각은 변하고 음식이 조리되는 법 역시 마찬가지다. 이번 달 도전을 미각적 경험과 전문성을 확장하는 계기로 삼으라.

새로운 음식을 시도하는 것이 도움이 될 때도 있다. 예를 들면 나는 이제까지 수프를 딱히 선호하지 않았지만 이번 달 목표에 도전하면서 데일리 하비스트에서 받은 채소 수프 덕분에 만족스러운 식사를 이어 갈 수 있었다. 이 수프는 식단에서 중요한 부분을 차지하게 되었는데 칼로리는 낮고 포만감은 커 이번 달이 끝날 때쯤 납작해진 아랫배를 만드는 데 크게 기여했다.

7. 인터넷으로 창의력 넘치는 채식 레시피를 검색하라

인터넷에서 검색을 하면 사람들이 올린 흥미롭고 맛있어 보이면서도 혁신적인 채식 레시피가 수도 없이 많다. 온라인 세계의 셰프들은 미식의 세계에 엄청난 영향을 미치고 있으며 새로운 유행을 선도하고 있다. 기존 레시피에서 사용되던 감자, 밀가루, 쌀을 콜리플라워로 대체하고 아보카도를 상상할 수 있는 모든 요리에 넣어 가장 인기 있는 식재료로 만든 것도 모두 이들의 공이다. 당신이 가장 좋아하는 메뉴에 붉은 고기나 동물성 단백질이 들어갔다면 이를 재해석한 요리를 만들 수는 없을까? 검색해 보면 분명 기존 레시피만큼 혹은 그보다 더 맛깔스러운 채식 버전 레시피를 구할 수 있을 것이다.

8. 아침 메뉴를 저녁에 먹으라

저녁으로 먹던 콜리플라워 김치에 계란을 더하니 평범한 채식 식사가 단백질이 듬뿍 포함된 저녁 식사로 바뀌었다. 계란은 완전 단백질을 7그램이나 함유하고 있으면서도 열량은 75칼로리밖에 되지 않는다. 칼로리 대비 단백질 함량이 가장 높은 식재료 중 하나다. 계란은 건강한 지방의 훌륭한 공급원이기도 한 터라 포만감을 주어 식간에 배고픔을 느끼지 않도록 해 준다. 하지만 이런 특징에도 불구하고 많은 사람들이 계란은 아침에만 먹는 것이라고 생각하는 경향이 있다. 계란은 점심 혹은 저녁에도 충분히 훌륭한 식사 메뉴가 될 수 있다. 계란을 넣은 다양한 메뉴를 생각해 보자. 채소 프리타타(야채를 넣어 익힌 이탈리아식 계란 오믈렛—옮긴이), 계란을 넣은 타코, 계란찜, 토마토나 시금치를 넣은 샥슈카(토마토 스튜에 계란을 넣고 젓지 않은 상태로 익힌 중동 지역 요리로 '에그 인 헬'이라고도 불린다.—옮긴이) 혹은 치즈와 각종 허브, 채소를 넣은 오믈렛을 저녁으로 먹을 수도 있다.

9. 평소 식단에 교묘하게 채소를 추가해 포만감을 더하라

저탄수화물 유행의 장점 중 하나는 요리사나 요리 블로거들이 기존의 파스타나 빵, 그 외 고탄수화물 요리를 저탄수·저칼로리 채식 레시피로 바꾸도록 유도한 것이다. 많은 개인 레스토랑과 프랜차이즈 식당들, 배달 음식 회사가 애호박, 비트, 당근을 재료로 한 채소 면으로 파스타 요리를 제공하고 있다. 당신도 집에서 얼마든지 '호박면'(zoodles, 호박(zucchini)과 면(noodle)의 합성어—옮긴이) 요리를 만들 수 있다. 잘게 으깬 콜리플라워는 최근 들어 으깬 감자와 일반 쌀의 대용품으로 인기를 얻고 있다. 심지어 고기 대체품으로 사용되기도 한다. 그릴에 구워 스테이크처럼 제공되거나 버팔로 윙의 닭 날개 역할을 대신한다. 달달한 음식을 좋아하는 사람이라면 바나나와 계란으로 만든 아이스크림이나 크레페, 으깬 검은콩과 아보카도로 기름을 대체한 브라우니와 케이크도 시도해 볼 만하다.

10. 고기에 쓸 돈을 아껴서 지역의 신선한 제철 채소와 과일을 사라

다른 나라에 비해 미국의 과일과 채소 소비량이 낮은 이유는 우리가 신선한 제철 식재료를 중요하게 생각하지 않기 때문이다. 하지만 과일과 채소의 상태는 우리가 음식을 즐기는 데 아주 핵심적인 부분이다. 잘 익어 과즙이 풍부한 복숭아를 먹고 싶은가 아니면 며칠 동안 트럭에 실려 있었던 데다 농약 때문에 푸석하고 물컹거리고 심지어 어떤 부분은 아예 익지도 않은 복숭아를 먹고 싶은가? 많은 농장이 과실의 크기나 먼 이동 거리를 버틸 수 있는지 여부 같은 눈에 보이는 상품 가치를 먼저 고려한다. 맛이나 영양 상태는 뒷전이다. 제철이 아니거나 이동 거리가 먼 지역에서 수입한 과일과 채소는 맛이 없고 풍미가 떨어진다. 고기를 구매하지 않아 절약한 돈을 인근 지역, 적어도 당신이 사는 지방 내에서 재배된 유기농 제철 과일과 채소를 구입하는 데 사용하라. 그렇게 구입한 식재료가 단지 겉보기에만 좋은 방식으로 재배되었거나 배 타고 물 건너온 식재료보다 얼마나 더 맛있는지 알고 나면 당신은 그 기쁨에 놀라움을 금치 못할 것이다.

6월

수분 보충의 달

세상에서 가장 저렴하고
효과적으로
노화를 방지하는 법

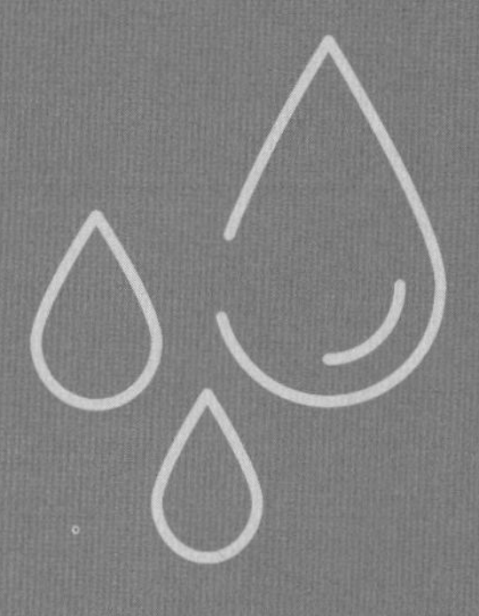

JUNE

나의 이야기

나는 살면서 신장 결석을 세 번 경험했다. 요 고통스러운 녀석이 생기는 이유는 다양하다. 다이어트 때문이기도 하고 복용하는 약이나 호르몬 불균형 때문이기도 하다. 하지만 나는 세 번의 신장 결석을 모두 수분 부족 때문에 겪었다.

그동안 당신이 들었던 말은 잊어버리라. 신장 결석은 출산보다 열 배는 더 아프다. 세 번 중 한 번은 혈관 안에 스텐트(혈관을 확장해 유지해 주는 장치—옮긴이)를 삽입해야 했는데 이는 곧 마취 상태로 수술실까지 가야 한다는 의미였다. 유쾌한 경험이 아니었음은 물론이고 무척 위험한 일이었다.

탈수 증상은 아주 미약한 경우라 하더라도 단순히 신장 결석을 유발하는 데 그치지 않는다. 피부 노화를 일으키고 심장·뇌·간 기능을 저해하며 혈액을 걸쭉하고 끈적이게 만든다. 탈수는 두통, 구역질, 구취, 피로, 체중 증가, 정신 혼란, 심지어 발작까지도 유발하는 아주 위험한 현상이다.

그래도 명색이 의사인데 내 몸이 탈수 상태가 되도록 놔둘 만큼 어리석지는 않았다. 하지만 바쁜 스케줄을 소화해야 하는 전문직 종사자로 살면서 꾸준히 수분 섭취를 한다는 것은 어려운 일이다. 의대에 다니고 육아를 하고 텔레비전 출연과 환자 진료를 동시에 수행하는 삶을 이어 오면서 수분 섭취를 우선순위에 올린 적은 한 번도 없었다. 새벽 5시에 일어나서 저녁 식사를 할 때까지 내가 마신 것이라곤 커피 몇 잔과 퇴근 후 마신 테킬라 한 잔이 전부인 날이 부지기수였다. 그렇다, 사실상 음식을 통해 섭취한 수분 말고는 물을 한 방울도 마시지 않은 것이다. 내가 물을 마시지 않는 유일한 이유는 게으름이다. 물 마시기를 잊어버리기도 하지만 때론 화장실 가는 시간이 아까워서 그렇게 하기도 한다. 믿을 수 없을 정도로 한심한 핑계지만 솔직히 말하자면 그렇다.

올해 건강 상태를 개선하기 위한 방법들을 찬찬히 생각해 보면서 물 더 많이 마시기를 목표에 포함하기로 결심하는 일은 어렵지 않았다. 나는 수분 섭취 문제가 매일의 건강과 행복에 큰 영향을 미치는 요소라는 것을 잘 알고 있었다. 현재 겪고 있는 가벼운 만성 탈수 상태를 고려한다면 도전을 통한 개선은 시간문제였다.

그러나 하루에 얼마큼 물을 마셔야 하는지 정확하게 알아내기란 쉽지 않았다. 최고의 의료 전문가와 연구 결과에 쉽게 접근 가능한 나에게도 어려운 일이었다. 하루에 물 여덟 잔을 마시라는 조언을 들어본 적 있을 것이다. 하지만 그 숫자에는 근거가 없었다. 매일 얼마만큼 물을 마셔야 하는지를 밝혀낸 대규모 의료 기관도, 대규모 단일 연구도 없다. 아마도 개인에게 필요한 수분의 양이 체격, 활동량, 땀 배출량, 음식을 통한 수분 섭취량 등 다양한 요소에 따라 판이하게 달라질 수 있기 때문일 터였다.

이번 달 도전을 시작하기 전에 해당 주제에 대해 찾을 수 있는 모든 과학적 연구를 샅샅이 살펴보았다. 그리고 지금은 미국 국립 의학아카데미(National Academy of Medicine)로 명칭이 변경된 미국 국립 의학원(IOM, Institute of Medicine)에서 발표한 물 섭취 권장량을 찾아 이를 기준으로 삼았다. 미국 국립 의학원은 음료와 음식을 모두 포함해 성인 여성은 하루에 2.7리터, 남성은 3.7리터의 수분 섭취가 필요하다고 조언한다.(대한민국 보건복지부와 한국 영양학회에서 공동으로 연구·발표한 〈2015 한국인 영양소 섭취 기준〉에 따르면 한국 성인 물 섭취 권장량은 성인 여성 평균 2.5리터, 성인 남성 평균 2.7리터에 달한다.—편집자) 음식을 통해 섭취하는 수분의 양은 뼛속까지 이과생인 나조차도 계산이 불가능한 영역이기 때문에 제외하기로 했다. 어쨌든 수분 섭취량의 80퍼센트가량은 직접 마시는 물과 음료로 채워야 했다.

이를 염두에 두고 800밀리리터짜리 물통을 3개 샀다. 내 계획은 물통 3개를 생수로 가득 채운 뒤 하루 동안 다 마시는 것이었다. 그러면 하루에 총 2.4리터의 물을 섭취할 수 있다. IOM 권장량인 2.7리터보다 0.3리터 부족한 수치지만 나머지는 커피와 음식을 통해 섭취할 수 있으리라 생각했다. 거의 0에 가까운 현재의 수분 섭취량을 생각하면 그 정도만 해도 나에게는 엄청난 발전이라 할 수 있었다.

이번 달에는 왜 물만 마셔야 할까?

단도직입적으로 말하면 몸에 수분을 공급하는 가장 효과적인 방법이 바로 물을 마시는 것이기 때문이다. 탄산음료와 주스는 당과 칼로리를 포함하고 있어 전반적인 건강을 유지하는 데에도 좋지 않고 소화하기도 쉽지 않아서 탈수 상태를 악화한다. 스포츠 음료 역시 당류를 많이 포함한다. 아주 격렬하게 또는 쉬지 않고 연달아 몇 시간을 운동하지 않는 이상 굳이 스포츠 음료를 마실 필요는 없다. 다이어트 음료도 대부분 인공 감미료와 건강에 좋지 않은 첨가물을 포함한다.
가수 멜리사 에서리지(Melissa Etheridge)가 막 유방암 진단을 받았을 당시 인터뷰를 진행했던 내 친구 이야기가 생각난다. 친구가 인터뷰 동안 다이어트 음료를 마셨는데 에서리지가 그 음료는 마시지 말라고 했단다. 당황한 친구에게 에서리지는 집에 있는 화분 2개에 실험을 해 보라고 조언했다. 한 화분에는 6개월 동안 물만 주고 다른 하나에는 다이어트 음료만 준 뒤 어떤 화초가 더 잘 크는지 지켜보라는 것이었다. 에서리지가 내 친구에게 지적했던 대로 우리 몸의 60퍼센트는 다이어트 음료가 아니라 물로 구성되어 있다.

이번 도전의 일환으로 나는 매일 목표 달성 여부를 결정할 때 오직 물과 탄산수 섭취량만 포함하기로 결심했다. 탄산음료, 다이어트 음료, 주스, 알코올, 당분이나 다른 첨가물이 들어간 음료는 모두 제외하기로 했다. 나는 1월 금주의 달을 정복한 이후로 5개월이 지난 지금까지도 음주량을 한 주에 일곱 잔 이하로 엄격하게 제한하고 있었다. 테킬라와 칵테일을 수분 섭취량에 포함하는 것은 미친 짓일뿐더러 도전의 정확도를 떨어뜨리는 일이 될 터였다. 알코올 자체에 탈수 효과가 있기 때문이다. 한 번이라도 만취한 경험이 있는 사람은 알 것이다. 또한 나는 새롭게 시작할 습관에 탄산음료와 주스 등에 들어 있는 건강에 좋지 않은 요소를 포함하고 싶지 않았다.

1 weeks •

단 며칠 물을 더 마셨을 뿐인데 활력이 늘었다

이번 도전에서 가장 환상적인 부분은 이번 달을 시작하기도 전에 이미 머릿속으로 계획을 확실하게 세웠다는 점이다. 그대로 이 계획을 따르기만 하면 되었다. 전날 밤 나는 800밀리리터짜리 물통 3개에 생수를 가득 채워 냉장고에 넣어 두었다. 내일 바로 차가운 상태로 가져갈 수 있도록 준비한 것이다. 다음 날 새벽 5시에 일어난 나는 준비해 둔 물통들 중 2개를 챙겨서 집을 나섰다. 하나는 〈굿 모닝 아메리카〉를 진행하면서 마실 예정이었고 다른 하나는 진료실에서 마실 생각이었다. 방송국 스튜디오로 가는 택시 안에서부터 첫 번째 물통의 물을 마시기 시작했다. 나는 곧 깨달았다. 도전 첫날 아침 5시 반부터 평소보다 더 많은 물을 마셨다는 것을! 시작하자마자 성공한 셈이다.

그날 아침 나는 방송을 통해 이번 달에는 로빈 로버트와 함께 수분 보충 미션에 도전할 거라고 발표했다. 적절한 수분 섭취량을 지키지 못하면 사람들이 상상조차 하지 못할 악영향을 받으리라는 점을 더 많은 이들에게 알리고 싶었다. 더 늙어 보이거나 몸무게가 늘어나는 등의 문제 말이다.

나는 방송을 마칠 때쯤 첫 번째 물통을 다 비웠다. 헤어 스타일링과 메이크업을 받고 세트장에서 기다리는 동안 틈틈이 물을 마셨더니 쉽게 다 마실 수 있었다. 하지만 두 번째 물통은 이야기가 달랐다.

진료실에 있는 동안에는 일정이 너무나 정신없이 바쁘게 돌아간다. 잠깐 앉아 있거나 혼자서 점심을 먹거나 화장실에 갈 시간조차 없다. 전화를 할 시간은커녕 딸이 보낸 메시지에 답할 시간도 없다. 나는 끊임없이 찾아오는 환자 한 사람 한 사람에게 온 정신을 집중하고 그들과 최대한 많은 시간을 함께 보내려고 한다. 환자가 개인적인 건강 문제를 상담하는 동안 물을 마시러 다녀오겠다고 이야기를 끊기가 어려웠다. 굉장히 무례해 보일 것이 분명했기 때문이다.

외래 환자 면담이 끝나도 할 일이 많다. 처리해야 할 서류는 늘 쌓여 있고 환자 관리 문제로 스태프와 회의도 해야 하며 앞으로의 스케줄도 짜야 한다. 물을 너무 많이 마시면 화장실에 들락거리느라 환자를 기다리게 할지도 모른다는 걱정이 들었다. 당신이 무슨 생각을 하는지 알 것 같다. 화장실에 갈 시간을 내지 못할 정도라니 내가 미친 사람처럼 보이는 것도 당연하다. 시간 관리에 있어서는 마음을 비우려고 지금도 끊임없이 명상으로 생각을 다스리고 있다. 하지만 일단 일을 시작하면 러닝 머신 위에서 달리고 달리고 또 달리는 느낌이었다. 잠깐 내려오기만 해도 전체 레이스가 다 망가져 버릴 것 같았다. 첫날에는 두 번째 물통을 다 비우는 것은 고사하고 진료실 냉장고에서 물통을 꺼내는 데에도 실패했다.

다행히도 세 번째 물통은 집 냉장고 안에서 얌전히 나를 기다리고 있었다. 나는 현관문을 열고 들어서자마자 물통을 집어 들고는 옷을 갈아입으며 물을 계속 마셨다. 그리고 한 시간도 안 되어 물 한 통을 다 비웠다. 낮 시간 동안 마시지 못한 양을 벌충해야 한다는 조바심이 드는 한편 9시 전까지 다 마시지 않으면 밤새 화장실에 갈까 봐 걱정이 되기도 했다.

나머지 날에는 첫날의 양상이 그대로 반복되었다. 아침 물통은 아침에 다 비웠고 오후 물통은 입에 대는 것조차 애를 먹었으며 자기 전에 마지막 한 통을 다 비웠다. 비록 목표했던 2.4리터를 매일 다 마시지는 못했지만 도전을 시작하기 전에 비하면 거의 세 배에 가까운 물을 섭취하고 있었다. 꽤 흡족했다.

도전을 계속하면서 나는 물맛과 온도에 관한 실험을 시작했다. 만약 나에게 잘 맞는 수분 섭취 방법을 찾는다면 목표를 더 쉽게 달성할 수 있을 터였다. 얼음을 넣어 보고 얼음 없이 마셔 보고 미지근하게 마셔 보고 스파에서 본 것처럼 레몬이나 라임을 넣어도 봤다. 나중에는 오이와 오렌지 슬라이스까지 넣어 마셔 보았다. 이상적인 물의 맛과 온도를 찾기 위한 심도 있는 여행을 떠난 느낌이었다. 그 결과 내가 과일이나 얼음을 넣지 않은 냉수를 좋아한다는 사실을 알게 됐다. 전에는 한 번도 생각해 본 적 없는 일이었지만 이 단순한 결론에 도달하기 위한 과정을 밟고 있노라니 이번 도전이 마치 하나의 미각 실험같이 느껴져 훨씬 즐거워졌다.

주말이 되자 이 도전이 엄청나게 대단한 결과로 돌아오리라는 것을 느낄 수 있었다. 물 섭취를 늘리기만 했는데 명백히 느껴질 정도로 건강이 좋아지고 있었다. 당장 소변 색만 해도 그랬다.(지저분하다고 생각할 필요 없다. 소변 검사는 건강 상태를 확인하는 좋은 방법이다. 의사들이 그렇게 열정적으로 여러분에게 작은 컵에 소변을 받아 오라고 하는 이유다.) 보통은 굉장히 진하고 농축되어 있다는 느낌이 들었는데 이제는 옅은 노란색을 띠었다. 내 몸이 제대로 기능하기에 충분한 물이 공급되고 있다는 신호였다. 물을 더 많이 마시니 에너지가 훨씬 넘쳤고 짜증도 줄었으며 식사 시간에 포만감도 더 크게 느껴졌다. 일하면서 두 번째 물통을 다 비우는 데 여전히 어려움을 겪고 있기는 했지만 그래도 평소보다 하루에 2리터는 더 마시고 있었다. 아, 내가 화장실에 자주 갈까 봐 걱정했던 것을 기억하는가? 한두 번 정도 횟수가 늘어나기는 했지만 예상했던 것만큼 불편하진 않았다.

2 weeks •

물을 더 많이 마시면 오후 식탐이 줄어드는 이유

수분 보충의 달을 시작하기 전 보통 나는 하루에 커피를 네 잔 정도 마셨다. 하지만 도전 2주 차에 접어들면서 내가 커피를 덜 마시고 있다는 사실을 깨달았다. 커피를 통해 섭취했던 미량의 수분에 의존할 필요가 없어졌기 때문이다. 이 사실은 의사로서 늘 인식하고 있었지만 정작 나 자신에게는 적용하지 않았던 명제를 상기시켜 주었다. 먹고 마시는 것만이 아니라 먹지 않고 마시지 않는 것도 중요하다는 사실 말이다. 무엇을 섭취하는지 그로 인해 다른 어떤 음식을 섭취하지 않는지는 서로 역의 관계다. 물을 더 많이 마실수록 커피를 덜 마시게 되었다. 금주 도전을 할 때도 마찬가지였다. 물론 이유는 조금 달랐다. 술을 마시지 않는 대신 물과 탄산수를 더 마셨는데 그게 바나 음식점에서 주문할 수 있는 가장 건강한 대체재였기 때문이다.

진료실에 비치한 두 번째 물통을 비우는 일은 여전히 쉽지 않았다. 다른 전략이 필요했다. 나는 물통보다 컵에 물을 담아 두면 환자 앞에서도 좀 더 편하게 마실 수 있으리라 생각했다. 마침 환자 대기실에서도 탄산수를 제공하고 있었다. 나는 마치 환자가 된 기분으로 탄산수가 든 물컵을 예약 시간에 맞춰 들고 왔다. 이 방법으로 바꾸자 낮 시간에도 약 350밀리리터 정도의 물을 더 마실 수 있었다.

둘째 주가 끝날 무렵 내가 느끼는 허기의 강도가 엄청나게 달라졌음을 알아차릴 수 있었다. 첫째 주에는 식사를 할 때 포만감이 약간 더해지는 수준이었는데 이번 주에는 그보다 더 배부른 느낌이 들었다. 늦은 오후면 종종 들을 수 있었던 배 속 꼬르륵 소리가 전혀 들리지 않았다. 딱히 전보다 적게 먹지도 않았는데 배고파 죽을 것 같은 느낌도 덜해졌다. 그 덕분에 허기를 채우기 위해 아무거나 잡히는 대로 먹는 대신 좀 더 건강한 먹거리를 고를 수 있었다.

3 weeks •

노화 방지 세럼은 잊으라. 물이야말로 더 어린 피부의 비결이다

한 달의 중반을 넘어서는 사이 물 마시기가 이미 새로운 습관으로 자리 잡은 것 같았다. 새벽 5시에 일어나 명상을 하고 플랭크와 팔 굽혀 펴기를 한 뒤 방송국까지 가는 동안 첫 번째 물통을 비우는 것이 새로운 아침 일과가 되었다. 커피의 양은 줄었는데 희한하게도 기운은 더 넘쳤다. 몸속 엔진이 더 깨끗하게 돌아가고 있는 듯했다. 이는 의학적으로 적절한 표현은 아니지만 내 신장과 다른 장기가 몸 안의 독소를 잘 배출하고 있으며 전반적으로 신진대사가 원활해지고 있다는 것을 설명하자니 이렇게 말할 수밖에 없다.

소변 색은 변화를 처음 느꼈던 이번 달 초반보다 더 옅어졌다. 음식을 소화할 때 필요한 수분이 충분했기 때문에 소화 기능도 확실히 더 좋아졌다. 식욕이 지난달에 비해 훨씬 더 낮아진 덕분에 밑도 끝도 없이 찾아오던 허기도 사라졌다.

근무 시간 동안의 상황도 훨씬 좋아져서 꾸준히 탄산수 두 잔을 다 마실 수 있었다. 그래서 이제는 두 번째 물통을 차에 두고 출근길에 마시기 시작했다. 이로써 모든 물통을 비울 수 있는 방법을 찾았다.

3주 차가 끝날 무렵 기쁘고 놀라운 일이 생겼다. 피부가 눈에 띄게 좋아지기 시작한 것이다. 금주를 했던 1월보다 훨씬 더 좋아졌다. 사실 그 자체는 놀랄 만한 일이 아니었다. 수분 공급이 피부 건강에 매우 중요하다는 사실을 이미 알고 있었다고는 해도 막상 직접 체험하니 놀라웠다. 나는 얼굴에 좋다는 것이라면 페이스 크림이든 안티에이징 제품이든 아무리 비싸도 돈을 아끼지 않는 사람이었다. 그런데 이토록 단순하고 돈도 안 들어가는 습관의 결과가 훨씬 더 좋았다. 피부가 더 탱탱해졌고 훨씬 촉촉해졌다.

4 weeks •

단순하고 새로운 건강 습관을 지속적인 성공으로 만들기

이번 도전의 마지막 주에 지금까지 한 번도 경험해 본 적 없는 변화가 생겼다. 입안이 촉촉해진 것이다. 나도 안다, 굉장히 이상하게 들릴 수도 있다. 하지만 나는 그동안 입이 마른 듯한 느낌 때문에 식사 후에는 늘 이를 닦거나 하다못해 박하사탕이나 껌을 씹어야 했다. 그러니 이건 놀라운 일이었다. 알고 보니 물을 충분히 마시지 않으면 침 분비가 줄어들어 박테리아가 증식하고 이로 인해 구취가 생길 수 있다고 한다. 이제는 입안 상태도 훨씬 좋아지고 이도 더 깨끗해져서 냄새가 나거나 마늘이 많이 들어간 메뉴를 먹은 뒤에도 굳이 껌을 씹지 않아도 되었다. 혀가 퍼석해지거나 마르지 않았고 전보다 훨씬 더 깨끗하고 윤기가 났다. 이는 전통적으로 서양 의학과 동양 의학에서 모두 전반적인 건강 상태가 좋다는 신호로 보는 현상이다.

지난 몇 주 동안과 마찬가지로 커피를 덜 마시는데도 에너지가 넘쳤다. 배고파 죽을 것 같은 허기가 사라졌기 때문에 훨씬 건강한 식단을 선택할 수 있었다. 지난 5월 이후로 계속해서 채소를 더 많이 먹고 고기는 덜 먹는 도전을 하고 있었는데 동물성 단백질을 양껏 섭취하지 않아도 식사 후 포만감이 더 느껴졌다. 식사 만족도도 높았다. 피부는 날이 갈수록 점점 더 촉촉해졌고 안색도 나아지기 시작했다. 밥만 먹으면 양치를 하거나 껌을 씹고 싶었던 욕구도 거의 사라져서 거슬릴 일이 없었고 걱정했던 것만큼 자주 화장실을 가지도 않았다. 왜 진작 물을 더 많이 마시지 않았을까?

이토록 사소한 변화가 감정은 물론 외모, 음식, 삶 자체에 어찌나 지대한 영향을 미치는지 믿을 수 없을 정도였다. 매일 충분한 물을 마시지 않아 스스로 건강을 망쳐 왔다는 사실을 이전에는 전혀 몰랐다. 신장 결석만 제외하면 가벼운 수준의 만성 탈수 상태는 생활에 그렇게 치명적인 영향을 끼치지 않았다. 하지만 이번 달 도전을 통해 나는 비로소 깨달았다. 물을 충분히 마시지 않고 일상생활을 이어 갈 수는 있지만 최적의 건강 상태로 살 수는 없다는 것을. 이건 아주 사소한 변화였고 대단한 노력이 필요한 일도 아니었다. 헬스장이나 소울사이클 수업에 가려면 애써 의욕을 발휘해야 했지만 물을 더 마시자고 그럴 필요는 없었다. 하지만 그 결과는 눈이 튀어나올 정도로 놀라운 수준이었다. 삶 전체를 바꿔 버릴 수도 있을 정도였다.

이번 달 도전을 마친 뒤에도 나는 새로운 아침 일과를 지속해 나갔다. 아침에 집을 나서기 전 늘 물통 하나를 챙겼다. 진료실에서 탄산수를 꾸준히 마셨고 자기 전에 물 한 통을 다 비웠다. 이 일과를 따르지 않을 때마다 아침 명상을 거른 날처럼 하루에 커다란 구멍이 났다. 눈에 띄게 짜증이 늘고 허기가 졌으며 행동이 더 굼떠졌고 몸 전체, 그중에서도 특히 피부가 퍼석해지는 느낌이 들었다. 몇 달이 지난 어느 날 늘 다니던 마트에 들렀다. 지난 2년간 거의 매일 마주쳤던 계산원이 나를 희한하다는 듯 바라보더니 나를 불러 세워 피부가 정말 좋다고 말해 주었다. 살면서 한 번도 들어 본 적 없는 말이었다. 내 피부가 좋아보일 수 있는 이유라고는 몇 달간 물을 더 마신 것뿐이었다. 고맙다고 말하고 마트를 나오면서 나는 이 작은 습관 변화가 몇 년에 걸쳐 엄청난 변화를 가져오리라는 것을 미루어 짐작할 수 있었다.

최적의 수분 보충에 숨겨진 과학적 사실들

• 미국인의 4분의 3은 만성 탈수 상태다

당신은 물을 충분히 마시고 있는 것 같은가? 아마도 아닐 것이다. 뉴욕 장로교의 웨일 코넬 메디컬 센터(New York Presbyterian/Weill

Cornell Medical Center)에서 3000명 이상의 미국인을 대상으로 실시한 설문 조사 결과 응답자의 75퍼센트 이상이 미국 국립 의학원의 수분 섭취 권장량을 채우지 못하는 것으로 밝혀졌다.(2012년 한 생수 회사의 조사에 따르면 대한민국 국민 열 명 중 일곱 명은 충분한 수분을 섭취하지 않는다고 한다.—편집자) 이는 우리 대부분이 임상적으로나 만성적으로나 탈수 상태라는 의미다. 생수는 미국에서 가장 많이 팔리는 음료이지만 가장 많이 판매되는 용량이 0.5리터에 불과하다. 여성 일일 수분 섭취 권장량 대비 2.2리터가 모자라고 남성 기준으로는 3.2리터나 모자란 양이다. 사람들이 그다음으로 많이 선택하는 음료는 탄산음료, 커피, 맥주인데 모두 체내에서 이뇨 작용을 한다.

나 역시 진료실에서 대부분의 소변 샘플의 색이 짙고 농축되어 있는 것을 보며 이 문제를 절감한 바 있다. 탈수 증세가 있는 환자들에게 이 증세가 의학적 문제를 악화할 수 있다고 주의를 줄 때마다 그들은 수긍하고 물을 더 마시겠다고 말한다. 하지만 해가 지나도 그 환자들의 짙은 소변 샘플 색에는 변화가 없다. 만성 탈수로 인한 합병증 역시도 마찬가지다.

• 두통약을 먹기 전에 물부터 마시라

우리 몸의 60퍼센트는 수분으로 이루어져 있다. 특히 우리 뇌는 최소 73퍼센트 이상이 수분으로 되어 있으며 활동을 위해 많은 수분을 필요로 한다. 충분한 물을 섭취하지 않으면 뇌가 물리적으로 수축하고 두개골 안쪽으로 약간 쪼그라들기 때문에 경미한 두통부터 극심한 편두통에 이르는 통증을 유발한다. 또한 탈수 상태에서는 혈관이 좁아지기 때문에 어떤 고통이든 그 정도가 더욱 심해진다. 탈수 상태라 진단받을 수준의 증상이 없다 해도 가벼운 수준의 탈수만으로 두통이 발생할 수 있다. 사실 고통이 느껴졌다면 이미 두통을 막기에는 늦었다. 만약 당신이 계속되는 두통으로 고생하고 있다면 하루에서 일주일 정도 물을 더 많이 마셔 보라. 아마도 그 결과에 놀랄 것이다.

• 물은 여러 가지 방법으로 체중을 줄인다

당신이 뭘 마시는지에 따라 허리 치수가 달라질 수 있다. 탄산음료, 주스, 달달한 스무디, 커피, 칵테일 등은 모두 당분과 칼로리가 높은 반면 건강에 좋은 지방, 단백질, 식이 섬유는 부족하다. 이런 음료를 마시면 인슐린 수치가 치솟고 체내에 지방이 축적된다.

하지만 당신이 **마시지 않는** 것 또한 허리 치수에 영향을 미친다. 물을 충분히 섭취하지 않으면 식욕이 증가한다. 신진대사 기능, 호르몬 수준, 운동 능력, 먹고 싶다는 충동을 억제하는 능력도 영향을 받는다. 이 문제는 식욕을 담당하는 뇌 영역에서 갈증도 처리한다는 사실과 관련이 있다. 탈수 상태에 이르면 해당 뇌 영역에 과부하가 걸려 신호를 보내는데 이 신호 때문에 진짜 필요한 것은 수분 섭취임에도 오히려 베이글을 먹고 싶다는 잘못된 생각이 들 수 있다.

물을 충분히 마시면 위도 가득 찬 상태가 되어 포만감이 증가한다.

다음에 배가 고파 죽을 것 같은 느낌이 들거든 200밀리리터짜리 컵에 물을 가득 채워 두 컵 마셔 보라. 조금 전까지 느껴지던 허기가 완전히 사라지거나 최소한 어느 정도 줄어들 것이다.

게다가 탈수 상태는 건강한 신진대사를 방해한다. 여러 연구에 따르면 아주 경미한 탈수 상태가 일어나기만 해도 열량을 태우는 능력이 둔해진다고 한다. 2003년 학술지 〈임상 내분비학 및 신진대사〉(The Journal of Clinical Endocrinology Metabolism)에 게재된 연구에 의하면 기존 수분 보충 상태와 상관없이 물을 더 많이 마실수록 신진대사 능력이 즉각 30퍼센트 정도 향상된다고 한다. 얼음물을 마시면 대사 활성화 효과가 더욱 커지는데 체내에서 얼음물을 체온 수준으로 데우는 작용이 일어나기 때문이다. 열역학의 기본 상식이라고나 할까!

수분 보충은 소화 기능도 돕는다. 영양학자들이 식사 때마다 물을 함께 마시라고 권하는 이유다. 예전에는 나도 식사 중에 물을 잘 마시지 않았지만 이제는 물 없이 식사하는 것은 상상도 할 수 없다. 마지막으로 수분 섭취는 운동과도 관련이 있다. 만약 당신이 탈수 상태라면 운동할 때 필요한 물리적·정신적 에너지를 끌어모으기가 어려워질 것이다. 그뿐만 아니라 일상적인 움직임도 힘들어질 수 있다.

• 수분 부족은 흡연만큼 심장에 치명적이다

우리는 식습관 불균형, 과체중, 가족력, 환경 오염 물질이 심장 질환의 발병 위험을 높인다는 이야기를 수도 없이 많이 들어 왔다. 그러나 수분 부족이라는 너무나 흔하지만 또 얼마든지 예방 가능한 위험 요소에 대해서는 그다지 들어 본 적이 없다. 만성 탈수 상태는 거의 대부분의 미국인이 겪고 있다.(한국인 음용 실태 조사에 따르면 한국인 또한 대부분 만성 탈수 상태에 해당한다고 한다.—편집자) 이 상태에 이르면 혈액량이 감소하고 동맥과 정맥의 지름이 줄어든다. 두 가지 현상 모두 체내에 혈액을 공급하는 심장에 무리를 주기 때문에 혈압과 심박수가 상승한다. 이로써 심계 항진, 혈전, 심부 정맥 혈전증, 뇌졸중 등의 위험이 높아진다. 연구에 따르면 뇌졸중으로 고생하는 환자의 절반 가까이가 탈수 상태이며 심장 발작 역시 탈수 상태가 가장 심한 기상 직후에 발생할 확률이 가장 높다고 한다. 2016년 〈유럽 영양 저널〉(European Journal of Nutrition)에 발표된 연구에 따르면 경미한 탈수도 담배 한 대를 피우는 만큼 심장 기능에 손상을 줄 수 있다. 충분한 수분 상태를 유지하면 관상 동맥과 유관한 심장 질환의 위험성이 낮아진다. 여성의 경우 59퍼센트, 남성의 경우 46퍼센트까지 낮아진다고 한다.

• 물이야말로 가장 저렴하고 가장 효과적인 노화 방지제다

나는 경험을 통해 수분을 보충하는 것이 피부에 얼마나 강력하게 영향을 미치는지 잘 알게 되었다. 피부가 이렇게 젊고 탄력 있고 색이 균일한 적은 처음이다. 몇 주간 물을 더 많이 마시기만 했을 뿐인데 말이다. 이건 나만의 경험이 아니다. 2015년 〈임상, 미용, 피부 과학 연

구〉(Clinical, Cosmetic and Investigational Dermatology)에 게재된 연구에 따르면 충분한 수분 섭취를 유지할 경우 피부 표피의 표층과 진피층을 이루는 세포가 함유하는 수분량이 높아진다. 이로 인해 피부 탄력이 증가하고 잔주름이 예방된다. 심지어 주름을 없앨 수도 있고 피부의 얼룩덜룩함도 일부 개선할 수 있다. 반면 물을 충분히 섭취하지 않으면 피부 세포에 쌓이는 독소를 배출하는 능력이 떨어져서 나이보다 늙어 보인다. 습진, 건선, 피부 얼룩 등도 증가한다.

• 물을 충분히 마시면 요로 감염을 예방 및 치료할 수 있다

수술실에서 의사들끼리 하는 말이 있다. **'오염을 막는 가장 좋은 방법은 희석하는 것이다.'** 수술 장갑이나 수술 도구를 사용하기 전, 혹은 혈액을 상처나 절개 부위에 삽입한 뒤에는 이를 봉합하기 전에 반드시 해당 부위를 물로 세척, 소독해야 한다는 의미다. 그렇게 하지 않으면 감염 위험이 매우 높아진다.

희석을 통해 오염 물질을 제거하는 까닭은 오염이 다른 심각한 문제를 일으킬 수도 있기 때문이다. 나는 요로 감염을 겪는 모든 환자에게 이 말을 전한다. 나를 찾아오는 환자의 상당수도 요로 감염으로 고생하고 있다. 실제로 여성의 거의 절반 정도가 이 고통스러운 병을 경험한다. 수분 부족은 요로 감염을 유발하며 체내에서 염증을 치유하는 능력을 방해한다.

• 물이 부족하면 피곤하고 짜증 나고 굼떠진다

이번 달 도전을 진행하면서 경험한 수분 섭취의 장점 가운데 하나는 에너지와 인내심이 커져 삶의 작은 듯 작지 않은 수많은 순간을 더욱 온전히 즐길 수 있게 되었다는 것이다. 충분한 수분이 기분에 미치는 영향은 과학적으로도 입증되었다. 여러 연구에 따르면 가벼운 탈수 상태도 무기력, 짜증, 피로를 유발할 수 있다고 한다. 게다가 눈앞에 놓인 과제가 더욱 어렵게 느껴지도록 하는 부작용도 있다. 탈수 상태일 때는 집중력을 발휘하는 데에도 어려움을 겪을 수 있으며 더 까칠해져서 쉽게 화를 내고 감정 기복이 심해질 가능성도 있다.

• 물을 마시면 똑똑해진다

뇌의 73퍼센트가 물로 구성되어 있는 만큼 적절한 수분 섭취가 인지 기능을 향상한다는 사실은 전혀 놀랍지 않다. 여러 연구에서 하루에 물을 여덟 잔에서 열 잔 정도 마시면 뇌의 사고력과 작업 능력이 30퍼센트 정도 상승한다고 밝혔다. 한편 2014년 미국 스포츠 의학회(American College of Sports Medicine)에서 발간한 〈건강 및 피트니스 저널〉(Health and Fitness Journal)에 따르면 단 1퍼센트의 수분 부족만으로도 사고력이 저하될 수 있다고 한다. 그뿐만이 아니다. 적절한 수분 보충은 뇌의 집중력과 정보 유지 능력을 향상한다. 가벼운 탈수 증상을 보이는 환자에게 단기 기억 저하 현상이 일어나는 것도 이 때문이다.

• 수분 부족은 입 냄새 및 여러 구강 문제를 일으킨다

사실 물을 더 많이 마시는 도전 덕분에 입속 건강 상태가 개선되리라고는 생각도 하지 못했다. 그런데 그 일이 실제로 벌어졌다. 수분이 부족하면 침 분비가 줄어들고 입안의 박테리아나 유해 플라그 성분이 배로 늘어나기 때문에 구취가 악화되고 충치, 치석, 치은염 및 다른 여러 문제가 발생한다. 이로 인해 틀니를 착용하는 사람이라면 음식물을 삼키기 어려워지는 등 여러 문제를 겪을 수 있다.

당신의 이야기

이론상 이번 달 도전은 상대적으로 쉬울 수밖에 없다. 물 마시기는 신체적·정신적 노력을 거의 들이지 않는 일이기 때문이다. 게다가 물 마시기는 우리 모두가 하고 싶어 하는 행동이다. 이번 달 도전의 또 다른 특징은 측정하기도 쉽다는 점이다. 하루에 물을 몇 잔이나 마셨는지 세 보면 목표로 세운 하루 수분 섭취량을 달성했는지 쉽게 계산할 수 있다. 그러나 이러한 장점들에도 불구하고 적정 수준으로 물을 마시는 일은 생각처럼 간단하지 않다. 누구나 쉽게 성공할 수 있다면 일일 수분 섭취 권장량만큼 물을 마시는 사람이 왜 이토록 부족하겠는가. 지금부터 물을 더 잘 마실 수 있는 열 가지 노하우를 살펴보겠다. 안 그래도 쉬운 이번 달 도전이 더 쉬워질 것이다.

1. 당신만의 공식을 찾으라

미국 국립 의학원은 식음료를 통한 일일 수분 섭취 권장량을 여성 2.7리터, 남성 3.7리터로 권장하고 있다. 이 숫자가 의미하는 바는 정확하게 무엇일까? 음식은 평균 수분 섭취량의 20퍼센트 정도밖에 차지하지 않기 때문에 대부분의 일일 수분 섭취는 액체 상태의 음료를 직접 마셔 보충해야 한다. 정확하게는 물을 통해서다. 연구에 따르면 물이야말로 당분, 카페인, 인공 감미료, 기타 첨가물 등을 포함한 음료보다 체내에 수분을 훨씬 잘 공급한다.

내가 일일 물 섭취 목표를 2.4리터로 정한 것은 두 가지 이유 때문이다. ①목표치를 정량화하는 데에는 물통을 이용하는 것이 가장 좋은 방법이라고 생각했다. 내가 고른 800밀리리터짜리 물통 3개에 가득 담긴 물을 모두 마시면 나는 하루에 총 2.4리터를 마실 수 있었다. ②2.4리터는 미국 국립 의학원 여성 수분 섭취 권장량에 약간 못 미치는 수준이다. 다른 식음료로 부족한 300밀리리터를 보충할 수 있을 것이라고 생각했다.

그렇다면 당신의 일일 물 섭취 목표는 어떻게 설정해야 할까? 우선 당신이 물을 마실 때 사용할 확률이 가장 높은 컵이나 병을 고르길 바란다. 물컵, 시판 생수병, 재사용이 가능한 물통 중 무엇이라도 좋다. 그 물컵이나 물통의 밀리리터 용량을 확인하고 성별에 따라 그 용기로 몇 번을 마셔야 2.7리터 혹은 3.7리터에 근접할지 계산한다. 계산 결과가 권장량보다 약간 모자라도 괜찮지만 여성의 경우 2.2리터,

남성의 경우 3.2리터 이하로 내려가지는 않도록 한다.

2. 게임 공략 계획을 세우라

목표를 어떻게 달성할지는 전적으로 당신에게 달렸다. 일단 도전을 시작하기 전에 게임 공략 방법을 먼저 숙지해 둘 것을 권한다. 이번 달이 시작되기 전, 나는 일과를 모두 분석했다. 일상 속에서 물을 섭취할 수 있는 시간대는 크게 세 부분으로 나뉘어 있었다. 아침 방송 시간대, 오후 진료 시간대, 저녁 귀가 시간대였다. 이를 바탕으로 전략을 짜니 계획이 쉽게 잡혔다. 세 개의 물통 전략을 선택해 시간대별로 하나씩 마심으로써 목표를 달성할 수 있었다.

당신에게는 다른 방법이 더 나을지도 모른다. 220밀리리터짜리 물컵 2개를 구해 하나는 집에, 하나는 사무실에 두고 한 시간에 한 번씩 물컵을 비우는 방법이 더 쉬울 수도 있다. 핸드폰 알람을 설정해 놓고 물을 마실 수도 있다. 하루 종일 물통 하나를 계속 들고 다니며 집에서 사무실에서 길에서 마시고 채우고를 반복해도 좋다. 그저 하루에 몇 번이나 물통을 비우고 채웠는지 계산하면 된다. (8번 항목을 참고하면 도움이 될 것이다.) 핸드폰 앱을 통해 물 섭취량을 계산할 수도 있다. 데일리 워터 트래커 리마인더(Daily Water Tracker Reminder), 하이드로 코치(Hydro Coach), 걸프(Gulp) 같은 앱은 당신이 섭취한 식음료의 용량이나 크기를 기록하면 물을 얼마나 더 마셔야 하는지 계속 알려 준다. H2O 팰 워터 보틀(H2O Pal Water Bottle) 앱은 '스마트 보틀'과 연동되어 당신이 일일이 기록하지 않아도 얼마나 많은 물을 마셨는지 계산해 준다.

3. 당신이 좋아하는 물을 찾으라

이번 달 도전을 시작하기 전에는 물은 그냥 물일 뿐이고 그 맛이 그 맛이라고 생각했다. 하지만 막상 뚜껑을 열어 보니 물도 와인처럼 수많은 맛과 풍미가 있었다. 시간을 들여 당신에게 잘 맞는 물을 찾다 보면 이번 달 도전이 훨씬 수월하고 즐거워질 뿐만 아니라 앞으로 이 습관을 오래 지속하기도 쉬워질 것이다. 우선 여러 온도를 시험해 보라. 얼음물, 냉수, 미온수, 따뜻한 물을 마셔 본다. 수돗물, 정수기 물, 탄산수, 생수까지 여러 종류의 물도 시음해 본다. 레몬, 라임, 자몽, 오이, 민트, 그 외 다른 과일이나 채소 혹은 허브 등으로 물에 맛을 더해 보는 것도 좋다. 온라인을 통해 딸기, 생강, 장미 꽃잎부터 토마토, 펜넬(회향이라고도 불리는 허브의 일종—옮긴이), 라벤더까지 온갖 것이 동원된 창의적인 물 레시피를 찾을 수 있을 것이다.

4. 끼니마다 물을 함께 마시라

저녁 식탁에 물병을 하나 놓든 사무실에서 점심을 먹으며 한 잔을 마시든 상관없다. 잊지 말고 꼭 끼니마다 물을 함께 마시라. 이렇게 하면 수월하게 수분 섭취를 늘릴 수 있다. 식사 시간에 마시는 물은 소화를 돕고 먹는 속도를 늦춰서 충만감, 포만감, 만족감을 모두 높인다.

5. 소변을 유심히 관찰하라

소변 색 관찰을 이상하게 생각하지 말라. 전반적인 건강 상태를 점검하는 최고의 방법 중 하나다. 만약 충분한 수분을 섭취해 건강한 상태라면 소변 색은 연하고 옅은 노란색으로 마치 하얀 티셔츠에 남은 땀 얼룩과 유사한 빛깔을 띨 것이다. 만약 색이 짙거나 어두운 노란색, 갈색, 심지어 적갈색에 가깝다면 이는 물 섭취가 부족하다는 신호다. 미국 국립 의학원의 수분 권장 섭취량을 꾸준히 지키고 있는데도 소변 색이 여전히 진할 경우에는 즉각 의사와 상담하기 바란다. 간이나 신장 혹은 방광에 문제가 있다는 신호일지도 모른다.

6. 화장실 갈 것을 걱정하지 말라

이 도전에 기꺼이 뛰어들면서 나는 매 시간 화장실에 달려가지 않아도 된다는 사실에 기분 좋게 놀랐다. 평소보다 약간 더 자주 소변을 봐야 했지만 그리 불편할 정도는 아니었고 밤에도 한 번 이상 잠에서 깨는 일은 거의 없었다. 이 정도는 수분을 충분히 섭취한 사람에게는 건강함의 신호라고 할 수 있다. 화장실에서 살게 될 것이라는 걱정은 약간 과장이 아닌가 싶다. 우리 몸은 놀라운 조절 능력을 갖췄기 때문이다.

7. 정수기에 투자하라

물을 더 마시려고 생수를 구입하거나 물 배달 서비스에 돈을 더 쓸 필요는 없다. 수돗물을 마시기가 꺼려지거나 그 맛이 별로라고 느낀다면 정수기에 돈을 쓰는 것도 좋다. 정수기를 사용하면 경수 혹은 미네랄이 함유된 물을 마트에서 파는 생수와 비슷한 맛이 나도록 바꿀 수 있다. 더군다나 정수기를 사용하면 플라스틱 병이나 물통에 오래 담겨 있던 물을 마실 필요가 없으므로 플라스틱에서 발견되는 유해 독소에 노출될 위험도 줄일 수 있다. 당신의 주방과 예산에 잘 맞는 최적의 정수기를 직접 찾아보고 반드시 정수 필터를 주기적으로 혹은 제조사의 권장 기간에 맞춰 교체하라. 그렇게 하지 않으면 독소가 필터 안에 쌓여서 결국 물 안에 녹아들 것이기 때문이다.

8. 얼마나 더 마셔야 하는지 확인할 수 있는 나만의 물병을 고르라

물병을 들고 다니기로 결정한 사람은 물통 옆면에 시간당 목표 섭취량을 직접 표시해 둘 수 있다. 숫자를 테이프에 적거나 라벨 표시기 등으로 출력한 뒤 목표량에 맞춰 붙이라. 예를 들어 평소 아침 8시에 일어난다면 500밀리리터쯤에 '아침 10시' 라벨 하나를 붙이고 10시까지 그만큼의 물을 마시는 것을 목표로 삼는 것이다. 이미 물 섭취량이 표시된 기성품을 구입해서 사용할 수도 있다.

9. 커피를 기다리며 물을 마시라

지난 한 해를 보내면서 커피 한 잔을 내리는 시간이나 샤워기 물이 따뜻해지기를 기다리는 시간 동안 생각보다 더 많은 일을 할 수 있다는 사실을 알게 되었다. 어떤 시간을 택해도 좋으니 물을 한 잔 가득 담아 마시는 것을 아침 일과에 포함하기 위해 노력하라. 그래야 자는 동안 손실된 수분을 즉각 보충할 수 있다. 커피 내리기나 샤워하기 혹은 화장하기 등 매일 아침 반복하는 일과와 연결하면 물 마시기를 잊지 않고 자연스러운 습관으로 만들 수 있다.

10. 물을 많이 마실수록
몸, 뇌, 심장, 피부가 얼마나 좋아지는지 계속 생각하라

물을 더 마시는 것은 아주 작은 투자이지만 그 대가로 어마어마한 건강 효과를 얻을 수 있다. 물 마시기를 대하는 마음이 시들해진다고 느껴지면 이것이 얼마나 효과가 좋은지 계속 상기해 본다. 물은 뇌에 연료를 주입하고 심장과 혈관을 확장하며 신장을 깨끗하게 씻어 내고 피부를 매끈하게 다듬는다. 게다가 근육을 튼튼하게 하고 배 속을 든든하게 채워 주며 신진대사를 원활하게 한다. 물을 충분히 마시면 모든 신체 부위가 최적의 수준으로 기능할 수 있다.

7월

더 많이 걷기의 달

발걸음은 더욱 가벼워지고
에너지는 더욱 넘쳐 난다

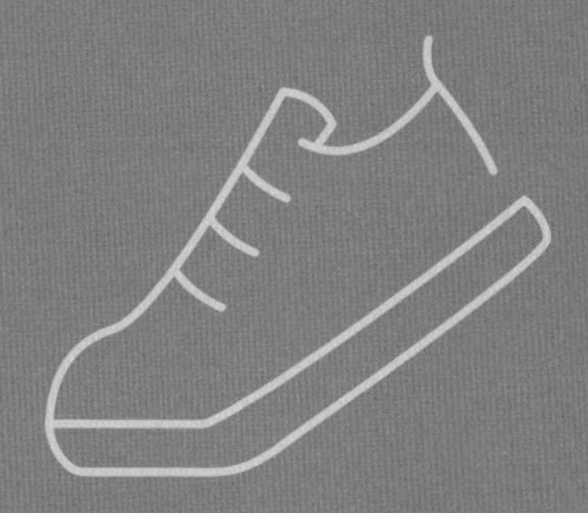

JULY

나의 이야기

뉴욕 시민은 미국인 중에서도 가장 많이 걷는 사람들로 하루 평균 8000보 정도 걷는다. 최근 연구에 따르면 대부분의 미국인은 하루 평균 4700보 정도를 걷는다고 한다.(2017년 미국 스탠퍼드 대학교에서 성인 남녀 스마트폰 보행 기록을 바탕으로 실시한 연구 결과에 따르면 한국인은 하루 평균 5755보를 걷는다고 한다.—편집자)

나는 뉴욕에 거주하면서 건강 관련 전문가로 일하고 있다. 이 두 가지 요인 때문에 사람들은 내가 하루에 최소 8000보 이상은 걸을 것이라고 흔히 예상한다. 하지만 안타깝게도 이는 사실이 아니다.

사실 더 많이 걷기에 도전하기 전까지 내가 하루에 얼마나 걷는지 꾸준하게 세 본 적이 없다. 도전을 본격적으로 시작하기 전 내킬 때마다 하루 혹은 한 주간 얼마나 걸었는지 계산해 봤는데 내 걸음 수는 형편없이 적었다. 미국인 평균 걸음 수인 4700보만 걸어도 나에게는 기념비적인 날이 되었다. 실상 내 걸음 수는 매일 3000보 정도를 왔다 갔다 하는 수준이었다. 아침 방송과 진료로 정신없이 바쁜 날에는 일반적인 뉴요커의 이동 수단인 도보나 대중교통을 이용하는 대신 꾸역꾸역 차를 타야만 했기에 걸음 수가 2000보로 떨어질 때도 있었다. 게다가 운동을 할 때면 자전거를 타거나 웨이트 트레이닝을 하니 일일 도보 수에는 전혀 보탬이 되지 않았다.

사정이 이러했으므로 더 많이 걷기 도전은 마치 나무에 낮게 매달린 열매를 수확하는 일처럼 쉬워 보였다. 동시에 내가 해야만 하는 도전이었고 많은 사람이 함께 그 유익함을 누릴 도전이었다. 이번 한 달 동안은 여행도 하고 장거리 이동도 해야 했기 때문에 평소와 같이 헬스장에 갈 기회가 줄어들 터였다. 걷기를 운동으로 여긴 적은 한 번도 없지만 이번 기회에 건강을 유지하는 동시에 칼로리를 태우기 위한 방법으로 걷기를 시도하기로 했다.

더 많이 걷기를 목표로 삼으려 했던 데에는 좀 비겁한 이유도 작용했다. 이번 달을 시작하기 전 나는 임신했을 때를 제외하고 인생에서 체중이 가장 많이 나가는 상태였다. 최근 다녀온 휴가 이후 살이 쪘고 외모도 기분도 그리 좋지 않았다. 그렇다고 엄청나게 몸이 불어난 것은 아니었다. 2킬로그램이 좀 안 되게 체중이 늘었을 따름이다. 하지만 그래도 여전히 신경이 쓰였다. 40대 중년 여성에게 체중 증가란 한

번 미끄러지면 다시 올라오기 힘든 경사로 같은 것이다. 처음에는 얼마 안 늘었다고 생각하지만 눈 깜짝할 새 적정 체중보다 5킬로그램, 10킬로그램이 불어난다. 나는 그런 가능성의 싹을 애초에 잘라 버리고 싶었다. 걷기야말로 규칙적인 운동과 건강한 다이어트를 보충할 훌륭한 방법처럼 보였다.

신체에 무리가 가는 활동은 아니라고 생각했지만 더 많이 걷기 도전의 문제점은 스케줄을 잡기가 쉽지 않다는 것이었다. 나의 하루 일과는 보통 아침 방송을 위해 이른 새벽길을 운전하는 것으로 시작한다. 이때는 걷기가 불가능하다. PD들은 출연자들이 걸어오는 길에 맨홀 구멍에 빠지거나 출연 시간 직전에 강도를 당하는 등의 상황을 용납하지 않을 것이다. 방송국에서 집까지 30분이면 걸어올 수 있지만 오전 10시부터 뉴저지에 있는 진료실에서 환자들을 만나려면 역시 걷기가 어려웠다. 이런저런 이유로 일단 차를 타고 나가면 안타깝게도 그때부터는 걷거나 대중교통을 이용하는 일이 불가능해진다. 진료실에 도착한 뒤에는 건물 안을 돌아다니며 한 번에 스무 걸음쯤 걷는 것이 전부다. 점심시간이 넉넉하지도 않고 나가서 산책할 만한 여유시간도 없다. 진료를 마치고 집으로 온 뒤에는 종종 소울사이클을 하러 가거나 헬스장에 가는데 급한 일이나 저녁 약속에 대비해 차를 운전하는 경우가 많다.

그래도 주중에 걸을 수 있는 시간이 있긴 했다. 환자 진료가 없는 날에는 여유가 있어서 ABC 방송국에서 열리는 오후 미팅에 참석하러 걸어갈 수 있었다. 방송국까지의 거리는 열세 블록 정도로, 걸어서 15분 정도 걸렸다. 저녁 약속이나 특별한 행사가 없으면 퇴근하고 집까지 걸어오는 일도 가능했고 주말에는 소울사이클 수업을 마치고 걸어오는 것도 가능했다. 하지만 고백하건대 이런 짧은 도보 여행은 아주 드문 일일 뿐 규칙적인 일상은 아니었다.

한 달 목표를 이루기 위한 하루치 도전 목표는 내 일정에 맞게 실행 가능한 만큼 설정하고 싶었다. 너무 욕심을 부렸다가 결국 실망하거나 실패하지 않을 정도로 말이다. 도전을 시작하기 전달에 나는 하루 평균 5000보를 걸었고 주중에는 2500보를 걸은 날이 많았다. 나의 업무량과 평소 꾸준히 운동하고 있다는 점을 감안할 때 1만 보에서 중압감을 약간 덜어 낸 수준인 7500보가 하루 목표로 적당해 보였다. 나는 아이폰에 내장된 만보기를 활용해 걸음 수를 계속 측정하기로 했다. 그 덕분에 도전 과정을 훨씬 수월하게 기록할 수 있었다.

이전에 했던 그 어떤 도전보다 이번 도전이 훨씬 더 기대되었다. 우선 약간 살을 빼고 싶다는 동기가 있었는데 걸음 수를 늘리는 아주 단순한 도전만으로 그 목표를 달성할 수 있을지가 궁금했다. 또한 의사로서 도전 진행 과정을 실시간 데이터로 수집한다는 점이 흥미로웠다. 만보기를 활용하면 어떤 개인적인 해석이나 의견의 개입 없이 목표를 달성했는지 여부를 정확하게 알 수 있을 것이다. 한편으로는 주관적 해석의 여지가 없다는 사실 때문에 긴장감도 높아졌다. 만약 목표를 달성하지 못하면 나는 그 사실을 바로 알아차릴 것이다. 정확한 데이터가 내 아이폰에 남아 계속 존재감을 드러낼 테니 말이다.

1 weeks •

더 많이 걷기는 생각보다 훨씬 쉽다

늘어난 몸무게를 빼겠다는 과도한 열정과 만보기로 무장한 나는 첫 도전을 4270보라는 변변찮은 기록으로 시작했다. 실망스러웠지만 놀랍지는 않았다. 하루 종일 진료실에서 환자들을 상대하느라 열다섯 시간을 보낸 뒤 집에 왔을 때에는 이미 걸을 만한 시간이 전혀 없었기 때문이다. 4270보는 어쨌든 2500보에 비하면 많았다. 담당 간호사 애나에게 이메일을 보내는 대신 직접 가서 말하거나 반려견 메이슨과 좀 더 오래 산책하는 등 사소한 노력을 기울여 더 많이 걸으려 애썼던 보람이 분명 있었다.

그다음 날 역시 오랜 시간을 진료실에서 보냈다. 하지만 이번에는 똑같은 실수를 반복하지 않으리라 다짐했다. 집으로 돌아오는 차 안에서 만보기를 확인하고 걸음 수가 목표에 한참 모자라다는 걸 깨달은 나는 아파트 운동 시설에 있는 러닝 머신에 올라가 20분을 깡충깡충 뛰었다. 결과적으로 그날의 기록을 8995보까지 끌어올렸다. 바로 이거야! 러닝 머신은 더 많이 걷기라는 전쟁에 뛰어든 나에게 비밀 병기와도 같았다.

셋째 날에도 비슷한 전략을 썼다. 진료실에서 하루 종일 시간을 보내고 걸음 수가 부족한 걸 확인한 후 소울사이클 스튜디오까지 걸어

갔다. 그 결과 총 9457보를 기록했다. 이튿날 아침에는 캐나다행 비행기를 탔는데 일곱 시간 비행을 앞두고 만보기 카운트가 올라가는 것을 계속 들여다보며 탑승구 주변을 계속 서성거린 덕분에 9366보를 기록할 수 있었다.

밴쿠버에 도착한 후 이제껏 꿈도 꾸지 못했던 성과를 이뤄 냈다. 하루 만에 1만 5360보를 기록한 것이다. 그날 아침에는 하루 동안 얼마나 걸을지 확신할 수 없어서 미리 호텔 헬스장으로 가 러닝 머신 위를 뛰었다. 그리고 일단 시내 관광을 시작한 뒤 함께 여행 온 친구와 걸어서 돌아다니기로 했다. 우리는 일부러 택시를 단 한 번도 잡아타지 않았다. 어느새 친구도 자기 휴대폰 만보기를 켰고 둘 사이에 우스운 경쟁이 붙어 버렸다. 그날 하루를 마치고 1만 5000보를 넘겼음을 확인했을 때는 전율을 느꼈다. 게다가 자동차나 택시를 타고 다녔다면 절대 보지 못했을 도시 구석구석을 경험하고 즐길 수 있었다.

다음 날에도 우리는 걸었다. 사실 걸었다기보다는 등산을 했다. 무지하게 힘들기로 악명 높은 밴쿠버 등산 코스인 그라우스 그라인드(Grouse Grind) 2.9킬로미터를 등반한 것이다. 올라가는 길에 어찌나 땀이 나고 숨이 찼는지를 생각하면 정상에서 확인한 8979보가 너무 적다는 생각이 들 정도였다. 하지만 불평하지는 않았다. 그 주의 마지막 날 나는 8000보 이상을 기록했다. 뉴욕으로 돌아가는 밴쿠버 공항 탑승구 주변을 걸으며 전날보다는 훨씬 쉽게 기록을 달성할 수 있었다. 감사하게도 나는 6월 수분 보충의 달 덕분에 물을 더 많이 마시고 있었다. 그렇지 않았다면 그 모든 걷기, 운동, 여행 때문에 신장 결석 하나가 더 생겼을 것이다.

첫 주에 나는 하루 평균 8939보를 걸었다. 도전 시작 전 초라하기 짝이 없던 평균치 3854보와 비교한다면 실로 대단한 발전이었다. 게다가 다소 느렸던 첫 시작과 이틀간의 여행에도 이 모든 것이 얼마나 쉬워졌는지를 생각하면 믿기지가 않았다. 물집이 잡히지도 않았고 당기는 곳이나 아픈 곳도 없었다. 그보다 중요한 점은 눈에 띄게 긍정적으로 변하고 훨씬 행복해졌다는 것이었다. 그 모든 걷기와 덜 앉으려는 노력 덕분에 혈류량과 엔도르핀 분비량, 그리고 기분을 전환해 주는 뇌 내 미토콘드리아의 활동량이 더 증가한 것이다. 그 와중에 체중이 0.5킬로그램 빠졌다. 이건 확실히 더 많이 걸은 결과였다. 기존 식단이나 매일 하는 운동에는 별다른 변화를 주지 않았기 때문이다.

2 weeks •

두 배 더 걷기로 체지방을 걷어 내고 몸무게 줄이기

첫째 주의 성공에 한껏 들뜬 나는 다시 진료실로 돌아왔고 문자 그대로 새로운 발걸음으로 2주 차를 시작했다. 일하는 동안 계속 만보기를 확인하면서 검사실까지 가는 짧은 길이라도 조금이나마 더 걸으려고 애썼다. 그래도 여전히 걸음 수가 부족했기에 퇴근 후 러닝 머신에서 20분을 걸었다. 집에 와서는 메이슨과 평소보다 조금 더 오래 산책했고 총 8320걸음을 기록했다. 일하며 오랜 시간을 보내는 날에 기록할 수 있는 수치를 넘어선 것이었다.

하지만 그다음 날 나는 겨우 4333보를 기록했다. 하루 종일 환자를 진료한 뒤 정신없이 밤 비행기를 타고 런던으로 가야 했기 때문이다. 출발하기 전 공항 주변을 조금 걷기는 했지만 그날 기록은 실망스러울 것임이 분명했다. 메이슨을 산책시킬 시간도 없는데 러닝 머신이나 헬스장에서 운동할 시간이 있을 리 만무했다.

런던에는 출장으로 간 것이었다. 첫째 날 일정은 그야말로 살인적으로 빽빽했다. 호텔에 헬스장이 있기는 했지만 러닝 머신에 오를 시간은커녕 꾸준히 해 오고 있던 명상을 할 시간마저 부족했다. 나는 조식도 못 먹고 서둘러 숙소를 나선 뒤 참석해야 하는 행사가 열리는 장소까지 택시를 타고 이동했다. 이 행사들은 저녁까지 계속되었다. 밤이 되어 마침내 호텔 침대에 몸을 던질 수 있게 되었을 때 확인한 걸음 수는 겨우 4468걸음이었다.

하지만 그다음 날에는 아무런 업무 일정이 없었기에 내 방식대로 아침을 시작할 수 있었다. 명상을 하고 플랭크와 팔 굽혀 펴기를 한 뒤 웨이트 트레이닝을 하기 전 10분간 가볍게 러닝 머신에서 걷기 운동을 했다.(일정이 너무 바빴기 때문에 4월 유산소 운동 도전 당시에 비해 운동량을 약간 줄였다. 하지만 여전히 여건만 되면 유산소 운동을 할 준비가 되어 있었다.) 운동을 마치고 난 뒤에는 걸어서 런던을 관광했다. 택시는 딱 두 번 탔는데 그중 한 번은 순전히 친구와의 약속 시간을 지킬 수 없을 것 같았기 때문이었다. 어딜 가나 늘 택시를 잡아타는 나에겐 놀라운 일이었다. 두 발로 걷기를 선택한 결과는 어마어마해서 나는 그날 1만 3181보를 기록할 수 있었다.

그리고 다시 업무가 시작되었다. 이튿날 아침 택시를 타고 도시 반대편에서 하루 종일 진행되는 행사에 참석했다. 저녁 식사 후 호텔로 돌아오는 택시 안에서 만보기를 확인했는데 수치가 정말 절망적으로 낮았다. 그래서 늦은 시간이라는 점을 개의치 않고 젖 먹던 힘까지 동원해 헬스장 러닝 머신에서 30분 동안 걸었다. 평소보다 더 오래 걸었는데도 그날 밤은 겨우 3634보만을 기록한 채 잠자리에 들어야 했다. 이 지점부터 걷기 전쟁의 피아가 또렷해졌다. 이 전쟁은 일과 걷기 사이의 싸움이었다. 둘 중 일은 선택할 수 있는 요소가 아니었기에 가장 바쁜 순간에도 걸음 수를 올릴 수 있는 방법을 찾아내야만 했다.

다행스럽게도 다음 날 일정은 오후 〈굿 모닝 아메리카〉 방송 출연을 위한 몇 시간의 촬영밖에 없었다. 아침에 나는 호텔에서 촬영지인 런던 타워까지 걸어가기로 했다. 한 번도 이곳에 가 본 적 없는 독자를 위해 설명을 덧붙이자면 이 어마어마한 규모의 성은 걸어서만 돌아볼 수 있다. 그래서 우리는 몇 시간에 걸쳐 그 주변 터는 물론 요새와 왕궁, 감옥 내부까지 전부 걸어서 둘러보았다. 방송 녹화를 마친 후 우리는 노팅 힐에 가서 점심을 먹었다. 이 근방에는 이전에도 와 본 적이 있었지만 그날은 무척 신이 났고 어쨌든 나는 여전히 관광객 신분이었기에 점심을 먹고 근처에서 아이쇼핑을 좀 하자고 제안했다. 주변을 둘러보고 있노라니 가족이나 친구, 알고 지내는 이웃과 이렇게 함께 걸었다면 얼마나 편안하고 좋았을까 하는 생각이 들었다. 그날 나는 1만 7450보를 기록했다. 이달의 신기록이었다.

마침내 집으로 돌아갈 시간이 되었다. 뉴욕에 도착한 시각은 아침이었고 나는 시차 적응을 해야 하는데도 (유산소 운동을 위해!) 소울사이클 스튜디오까지 젖 먹던 힘까지 쥐어짜 도보로 다녀온 뒤 5113보로 하루를 마무리할 수 있었다. 평소의 나라면 하지 않을 일이었다. 나는 대서양을 횡단해 전 지구적 표준 시간대를 3개나 넘나드는 하루를 보내고 있었다. 그런데도 에너지가 넘쳤다. 지난달에 이어 계속 물을 좀 더 마시고 있기는 했지만 이 같은 에너지의 원인이라 볼 수 있는 활동은 걷기뿐이었다. 도전을 시작한 뒤 지금까지 총 30시간을 비행기에서 보냈는데도 생기를 되찾은 느낌이 들었다.

런던 출장에서 돌아온 뒤에 체중을 재 보니 추가로 0.7킬로그램이 빠져 있었다. 넘치는 에너지보다 더 놀라운 효과였다. 평소보다 좀 더 많이 걸었을 뿐인데 2주 만에 1.2킬로그램을 빼다니! 빡빡한 출장 일정 때문에 평소만큼 운동을 하지도 못했고 이번 주 내내 행사 때문에 외식이 잦아서 가능한 채식을 하겠다는 결심을 엄격하게 지키지도 못했는데 말이다.

이번 주는 한 발에 큰 물집이 잡힌 채로 마무리할 수밖에 없었다. 전적으로 내 잘못이었다. 런던에서 건강이 아닌 오직 패션 목적으로 스니커즈를 신었던 탓이다. 이 주에는 업무로 바쁜 날엔 더 많은 걸음 수를 기록할 수 없다는 사실에 여전히 좌절했지만 한 가지 교훈을 얻을 수 있었다. 런던에서 그랬듯이 모자란 걸음 수는 일이 없는 날에 충분히 보충할 수 있다는 것이었다. 비록 가장 많은 걸음 수는 모두 여행 중에 기록했지만 뉴욕에서도 식사 후 산책 같은 특정한 활동을 시도해 볼 수 있다는 사실에 자신감을 얻었다.

3 weeks •

더 많이 걷기가 어떻게 식욕과 식탐을 억제하는가

3주 차는 이틀 연속 아침 방송이 잡혀 있었고 지난주에 출장과 여행으로 만나지 못했던 환자들을 진료하는 장시간 근무로 시작되었다. 걸음 수는 과거 바쁜 근무일의 기록들과 비슷했다. 첫날은 3889보, 둘째 날은 4963보를 기록했다.

3주 차 중반을 지나며 나는 또다시 밤 비행기를 타야 했다. 이번 행선지는 파리였다. 공항으로 가기 전 20분 짬을 내어 막간 산책을 했다. 비행기 탑승을 기다리는 동안에도 좀 더 걸어 보려고 애를 썼지만 비행기 좌석에 앉았을 때 확인한 걸음 수는 4584보에 불과했다. 한 주의 시작이 순조롭지 못하다는 생각에 너무 실망스러웠지만 비행기에서 좀 자고 나면 파리에 도착해 원하는 만큼 충분히 걸을 수 있을 터였다. 이번 여행은 오직 재미를 위해 친구 로라와 함께 떠나는 짧은 휴가였다. 지금까지 한 번도 경험하지 못한 방식으로 도시를 즐길 수 있다면 좋을 것 같았다.

그 후로 이어진 사흘의 주제어를 정한다면 아마 **'즐거운 걷기'**가 아닐까 싶다. 우리가 한 거라곤 걷기가 전부였다. 로라는 마음이 넓은 친구여서 내가 거의 모든 곳을 걸어서 가자고 했을 때 흔쾌히 동의해 주었다. 우리는 거의 모든 목적지까지 실제로 걸어서 이동했다. 로라는 핏빗(Fitbit, 손목에 차는 스마트 시계의 일종으로 다양한 건강 관리 기능이 있다.—옮긴이)을 착용하고 있었기에 우리는 카페에 앉아 로라의 핏빗과 내 아이폰 만보기에 기록된 걸음 수를 비교하며 즐거운 시간을 보냈다. 흥미롭게도 아이폰 만보기 기록은 핏빗보다 20~25퍼센트 정도 낮았다. 그 덕분에 이번 주 초반의 형편없었던 걷기 기록에 대한 죄책감을 조금 덜 수 있었다. 그와 동시에 파리에서 기록한 걸음 수가 훨씬 더 감동적으로 느껴졌다. 첫날은 1만 6513보, 둘째 날은 1만 401보를 기록했고 마지막 날에는 1만 9021보를 걸었다. 이번 달 최고 기록이었다!

집으로 돌아오는 비행기에서 확실히 나는 지쳐 있었지만 무릎뿐 아니라 어디에서도 통증을 느끼지 못했다. 물집 하나 잡히지 않았다. 여행 내내 운동화를 신은 덕분이었다. 나는 후줄근한 옷차림의 미국 관광객으로 보이지 않으면서도 걸을 때 불편하지 않도록 특별히 신경 써서 옷을 골라 입었다. 여행을 마친 날은 3412보밖에 걷지 못했지만 기분이 전혀 나쁘지 않았다. 그 대신 매우 높은 주간 평균 기록인 9121보라는 숫자에 집중했다.

파리 여행 이후로 식탐이 줄었다. 6월 수분 섭취 도전 이후로 이미 낮아진 상태이기는 했지만 이번 변화는 인상적이었다. 버터가 듬뿍 들어간 크루아상과 초콜릿 수플레, 그 밖의 풍미 가득한 음식으로 유명한 나라에서 사흘이나 여행을 했는데 평소와 달리 이런 음식에 현혹되지 않았다. 또한 1월 금주의 달 이후로는 음주량을 정확히 인지하면서 와인을 마셨기 때문에 보통의 다른 휴가 때에 비해 훨씬 적게 마셨다. 술로 인한 칼로리 섭취도 많이 줄었다.

이번 주 막바지가 되자 몸무게가 또다시 0.7킬로그램 줄어들었다. 파리를 여행하는 동안 살이 빠진 것이다. 발걸음이 가벼웠고 에너지도 계속 늘어나는 느낌이 들었다. 지금까지의 성공은 심리적으로도 만족스러웠는데 부분적으로는 살이 빠졌기 때문이지만 또 한편으로는 의심할 여지없이 이 도전을 해내고 있다는 점 때문이었다. 여기에는 만보기의 도움이 컸다.

4 weeks •

더 많이 걸으면 행복해지는 이유

마지막 주 역시도 이번 달의 대부분이 그랬듯 비행기에서 시작되었다. 로스앤젤레스 출장 일정이 잡혀 있었다. 파리에서 돌아온 다음 날 이른 아침에 비행기를 타고 로스앤젤레스에 도착했다. 그날은 공항에서 걸음 수를 채워 총 4229보를 기록했다.

이번 여행에서 좋았던 점은 실은 일을 하러 온 것임에도 걸어야 하는 일정이 많다는 것이었다. 일정 대부분이 UCLA 캠퍼스에 몰려 있었기 때문에 한 장소에서 다음 장소로 이동할 때 걸어서 가야만 했다. 혹시 몰라 아침에 미리 호텔 러닝 머신에서 30분 걷기를 해 두긴 했지만 결과적으로는 그럴 필요가 없었다. 걸음 수는 한낮에 이미 일일 목표치를 넘었다. 하지만 나는 동행한 스태프에게 2.5킬로미터 정도 떨어져 있는 저녁 식사 장소까지 걸어서 가자고 제안했다. 과거에는 이럴 때면 그냥 택시를 탔는데 이제는 시간 날 때마다 걷고 싶어졌다. 이러한 태도 변화 덕분에 이날은 9620보를 기록했다.

다음 날은 말도 안 되는 이른 시간에 시작되었다. 뉴욕으로 돌아가는 새벽 비행기를 타기 위해 오전 3시 30분으로 맞춰 둔 알람이 울렸다. 러닝 머신에 오르기는커녕 명상이나 다른 아침 건강 습관을 수행할 시간조차 없었다. 뉴욕에 도착하자마자 택시를 타고 집에 간 뒤 빠르게 옷을 갈아입고 또다시 택시를 잡아타고 시내로 달렸다. 그런데도 내가 사회를 보기로 한 자선 행사에 살짝 늦고 말았다. 이날 기록은 2771보로 이번 달 최악의 걸음 수였다. 나는 이 사실에 너무 신경 쓰지 않기로 했다. 이번 달 도전을 충분히 잘 수행해 왔다고 생각했다. 일정이 이 모양인 날에는 어쩔 수가 없었다. 돌을 찔러 피를 낼 순 없는 노릇이었다. 말하자면 아무리 애써도 안 되는 날이 존재한다는 것이다.

이튿날에는 몇 시간 동안 계속 환자들을 진료했지만 그 와중에 메이슨을 산책시키면서 5803보를 달성할 수 있었다. 그리고 다음 날 아침은 또다시 공항에서 시작되었다. 이번엔 디트로이트에서 주말 내내 열릴 클로이의 하키 게임을 보기 위한 비행이었다. 로스앤젤레스 출장 때보다는 공항에서 훨씬 여유로운 시간을 보낼 수 있었기 때문에 출발 전까지 탑승구 주변을 걸었다. 한 번이라도 가 봤다면 알겠지만 디트로이트 공항 터미널은 아주 광활해서 비행기에서 내려 렌터카 카운터까지 걷기만 해도 수백 보를 기록할 수 있다. 시합이 시작하기 한참 전에 링크장에 도착해야 하는 클로이를 데려다주고 나는 경기가 시작되길 기다리며 주변을 걷기 시작했다. 일단 걷기 시작하니 경기장 모든 구역의 자리를 하나하나 다 지나칠 때까지 멈출 수가 없었다. 그날은 장시간 비행를 탔는데도 목표 걸음 수에 겨우 400보 모자란 7099보로 마무리할 수 있었다.

하루 종일 디트로이트에서 지낸 첫날 나는 러닝 머신에서 30분을 뛰고 링크장 주변을 걷고 식사를 하러 시내를 다니면서 총 9073보를 기록했다. 클로이의 팀은 그다음 날 아침에 시합을 했다. 그래서 오전에는 경기장 주변을 걸었고 시합이 끝난 뒤에는 유명한 가게인 허드슨 카페에서 브런치를 먹기 위해 걸었다. 그다음 행선지는 공항이었는데 너무 일찍 도착하는 바람에 시간이 남아서 가방을 클로이에게 맡기고 그 넓은 디트로이트 공항 터미널까지 걸어서…… 두 번 왕복했다. 이미 목표 걸음 수인 7500보는 넘겼지만 ①남는 시간을 때우고 싶었고 ②그날은 운동을 못 했기 때문에 칼로리라도 좀 소모하고 싶었다. 운동광으로 보이는 학부모와 마주쳤을 때 우리는 무언의 인사를 나눴다. 상대방도 내가 뭘 하는 중인지 정확하게 알고 있었다. 운동선수 딸은 치열한 스포츠 팀에서 활동하는데 우리는 운동을 위해 공항을 배회해야 했다. 하지만 나는 개의치 않았다. 그날 기록이 9689보라는 것을 확인한 후로는 더더욱 그랬다.

그다음 이틀간 러닝 머신에서 더 많이 걷고 일하면서 좀 더 걷기로 노력한 덕분에 각각 8907보와 8806보를 기록했다. 그리고 다가온 이번 달 마지막 날 걸음 수가 7500보에 못 미친다는 것을 확인한 나는 밤에 메이슨을 데리고 아파트 옥상으로 올라갔다. 뉴욕의 반짝이는 야경을 내려다보며 옥상 주변을 산책해 최종적으로 7523보를 걸었다.

이번 달을 통틀어 하루 평균 8284보를 걸었다. 내가 기억하는 한 그 어느 때보다도 긍정적이고 낙관적인 기분이 들었다. 지금껏 한 번도 우선순위에 두지 않았던 일을 해냈다는 것이 무척 뿌듯했다. 물론 걷기가 기초 체력을 유지하는 데 중요한 활동이라는 사실은 알고 있었다. 그러나 나는 걷기란 먹기나 숨 쉬기처럼 생존을 위해 하는 기본적인 행동이라고만 생각했다. 활동성을 높이기 위해서 혹은 건강과 체력을 증진하기 위해서 해야 할 행동으로 여기지는 않았다. 더 많이 걷는 것에 이렇게 장점이 많을 줄은 몰랐다. 더군다나 시간이 없어 따로 운동하지 못할 때 오랫동안 걸으면 일반적인 운동 효과에 준하는 결과를 얻을 수 있다는 것을 상상도 하지 못했다.

지난 4주간 꾸준히 걷기를 한 덕분에 외모와 감정 면에서 큰 변화를 경험했다. 나는 워낙 에너지가 넘치는 사람이지만 덜 앉고 더 많이 걸으려고 노력한 결과 최소 25퍼센트는 활력이 증가한 느낌이었다. 동시에 나는 훨씬 차분해졌다. 걷기는 마치 명상의 한 종류 같았다.

또한 단 한 달 동안 1킬로그램 이상을 감량했다. 휴가를 위한 여행을 포함해 상당히 많은 여행을 다니느라 이전만큼 운동을 할 수 없었다는 점을 감안하면 꽤 놀라운 결과다. 아랫배도 더 납작해진 듯했다. 이전에 비해 변화를 준 부분이라곤 오직 더 많이 걸은 것뿐이다. 그토록 많이 걸었는데도 어떤 고통이나 통증도 느끼지 못했다. 런던에서 물집이 생기긴 했지만 신발에 신경 쓰기 시작하니 금세 호전되었다. 가장 중요한 효과는 내가 그 어느 때보다도 걷기를 좋아하게 되었다는 점이다. 걷는 동안 행복했고 월간 도전 목표가 더 이상 의무나 훈련이라고 느껴지지 않았다.

더 많이 걷기에 숨겨진 과학적 사실들

지난 10년 동안 다양한 연구에서 미국인들이 충분히 걷고 있지 않으며 이로 인한 운동 부족이 미국인 전체의 건강에 큰 타격을 입히고 있다는 사실을 공통적으로 지적해 왔다. "앉아 있는 것은 흡연만큼 해롭다.", "하루 15분 걷기로 인생을 구할 수 있다.", "앉아 있는 것은 새로운 암이다." 같은 뉴스 제목은 조금 과장이 섞여 있지만 우리가 진실을 바라볼 수 있도록 도와준다. 우리가 앉아 있는 시간은 너무 길고 걷는 시간은 턱없이 부족하다. 건강을 유지하고 체중 증가·암·알츠하이며·심장 질환 같은 만성 질환을 예방하려면 지금보다 훨씬 많이 걸어야 한다. 걷기 운동에는 훨씬 더 놀라운 이점도 있다. 걷기 운동을 위해 필요한 것은 오로지 두 발뿐이라는 것이다. 특수 장비나 헬스장 이용권이 없더라도 두 발만 있으면 살도 빠지고 몸도 더욱 건강해지는 길에 다다를 수 있다.

• 걷기를 통해 생각보다 더 많은 살을 뺄 수 있다

요즘 체중 감량에 관한 대부분의 논란은 저탄수화물 식단이나 고강도 인터벌 운동을 중심으로 벌어지고 있다. 두 접근법 모두 상당한 수준의 훈련과 생활 방식의 변화를 요구한다. 과체중 또는 비만 같은 복합적인 증상을 해결하기에는 상당히 불완전한 접근법이라 할 수 있다. 두 접근법 모두 과학적으로 밝혀진 수많은 장점이 있지만 체중 감량 전문가들은 평소보다 조금 더 움직이기만 해도 허리선을 다듬는데 큰 효과를 볼 수 있다는 점을 알고 있다.

2002년 마이애미 대학교 연구진이 발표한 연구에 따르면 주당 세 시간 동안 보통 빠르기로 걷는 사람, 즉 일주일이라면 약 1만 8000보에서 2만 7000보, 하루 단위로 환산하면 2600보에서 3900보 정도를 걷는 사람은 같은 양의 칼로리를 섭취했지만 걷지 않은 사람에 비해 유의미한 수준으로 체중을 더 많이 감량했다고 한다. 또 3개월의 연구가 끝날 무렵 콜레스테롤과 인슐린 수치를 측정해 본 결과 걷기를 수행한 사람들의 수치가 더 낮은 것으로 나타났다. 인슐린은 체내에 지방을 축적하는 호르몬이다.

걷기가 어떻게 체중 감량에 도움을 줄 수 있을까? 아주 단순하다. 걸으면 더 많은 칼로리를 소모하기 때문이다. 미국 체육 위원회에 따르면 체중이 약 63킬로그램인 사람이 1마일에 해당하는 1.6킬로미터를 13분 20초 만에 걸을 경우 분당 7.6칼로리를 소모한다. 30분을 걸으면 228칼로리를 소모하는 것이다. 또한 미국 체육 위원회 소속 전문가들은 일주일 동안 하루에 1만 보씩 걷기만 해도 일주일에 3500칼로리를 태울 수 있다고 말한다. 3500칼로리는 순수 지방 약 450그램 정도와 거의 같은 양이다.

심지어 걷기는 세포 수준에서도 체중 감량에 도움이 된다. 하버드 대학교 연구진은 하루에 한 시간씩 빠르게 걸으면 30개가 넘는 비만 유발 유전자의 효력이 반으로 줄어든다는 사실을 발견했다. 다시 말해 걷는 것이 유전적으로 타고난 비만 성향을 억누르는 효과가 있다는 것이다. 또한 하버드 대학교의 연구는 가장 적게 걸은 사람들의 비만 유전자가 가장 활성화되었다는 점을 밝혔다. 횟수야 어찌 되었든 일단 더 많이 걷는 것이 체중 증가 DNA의 영향을 줄일 유일한 방법이라고 한다.

• 식탐을 쫓고 공복을 지연하고 체중 증가를 억제하려면 더 많이 걸으라

많은 이들이 오해하고 있지만 사실 운동은 식욕을 억제하는 가장 효과적인 방법 중 하나다. 운동은 하고 난 직후뿐 아니라 몇 시간 후

까지도 식욕을 대폭 줄이는 데 도움이 된다. 식욕 감퇴 효과를 얻기 위해 반드시 땀을 낼 필요는 없다. 연구에 따르면 걷기가 식탐과 허기를 누그러뜨리는 데 특히 효과적이라고 한다. 2012년 브리검 영 대학교에서 수행한 연구는 맛있어 보이는 음식 사진에 대한 뇌 반응이 아침에 걷지 않았던 날보다 걸었던 날에 더 적었다는 점을 밝혀냈다. 오스트리아 인스부르크 대학교 연구진이 수행한 2015년 연구에 따르면 15분간 힘차게 걷기만 해도 달콤한 간식에 대한 식탐이 줄어든다.

• 걷기만 해도 유방암 위험이 줄어든다

운동이 유방암을 예방하는 좋은 방법이라는 사실은 이미 잘 알고 있을 것이다. 최근 연구를 통해 특히 걷기 운동이 유방암 발병률을 낮추며 암 취약 대상에게도 매우 효과적이라는 사실이 드러났다. 연구진은 완경을 한 여성 중 일주일에 최소 일곱 시간 이상 걷기를 수행한 피험자의 경우 주로 앉아서 생활한 대조 실험군에 비해 유방암에 걸릴 확률이 14퍼센트나 낮게 나타났다고 밝혔다. 또 다른 연구에서는 걷기 또는 달리기를 하는 약 8만 명을 대상으로 확인한 결과 미국 CDC의 권장 운동량, 즉 중간 강도로 주당 2시간 30분 이상, 높은 강도로 주당 1시간 15분 이상 운동한 사람들은 그렇지 않은 사람들에 비해 11년 이내에 유방암으로 사망할 확률이 42퍼센트나 더 낮은 것으로 나타났다고 한다.

• 언제 어디서든 걸으면 기분이 좋아진다

직접 경험해 본바 걷기는 감정 상태와 세상을 보는 시선에 상당한 영향을 미친다. 현재 우울한 기분이라도 상관없고 걸을 수 있는 곳이 암울한 사무실뿐이라 해도 상관없다. 학술지 〈이모션〉(Emotion)에 발표된 2016년 연구에 따르면 걷기는 삶을 긍정적으로 바라보는 능력을 키워 준다고 한다. 현재 기분이나 걷는 곳의 주변 환경과는 관계없이 우리가 더 활기차고 집중력 있고 열정적이고 기쁨을 잘 받아들이는 사람이 될 수 있도록 도와준다는 것이다. 연구진은 칙칙한 사무실 복도나 우중충한 교외 길거리를 짧게 걷는 것만으로도 희망과 행복감이 생겨날 수 있다고 결론 내렸다.

걸으면 행복해지기만 하는 것이 아니다. 우울감이나 불안감, 스트레스를 날리는 데에도 도움이 된다. 미국 불안 우울증 협회(ADAA, the Anxiety and Depression Association of America)에 따르면 10분간 걷기가 우울감, 피로감, 분노를 줄이고 45분간 운동을 한 것과 같은 수준의 불안 억제 효과를 낸다고 한다. 짧은 시간 빠르게 걷기의 효과는 사무실이나 집으로 돌아와도 바로 사라지지 않는다. 학자들은 잠깐 산책한 정도라 하더라도 걷기가 기분에 미치는 효과는 몇 시간 동안 지속될 수 있다고 말한다.

• 걸으면 더 똑똑해진다

더 많이 걷기 도전을 하는 동안 내가 걷기를 즐겼던 이유 중 하나는 생각이 명료해진다는 점이었다. 실제로 더 많이 걸으면 인지 기능 향상에 도움이 된다고 연구진들은 말한다. 걷기가 뇌에 공급되는 혈액, 산소, 영양소의 양을 늘려 주기 때문이다. 이와 더불어 규칙적인 걷기는 새로운 뇌세포의 성장 및 세포 간 연결을 촉진하고 (뇌에서 기억을 통제하는 영역인) 해마의 실제 크기를 키운다. 노년기로 갈수록 심해지는 조직 감퇴 현상을 예방해 주기도 한다. 이러한 까닭으로 학자들은 걷기가 주의력과 기억력을 높이는 데 도움이 된다는 점을 밝혀 왔다.

어떤 해결책이나 새로운 전략이 떠오르지 않아 애를 먹고 있는가? 그렇다면 한번 걸어 보자. 2014년 스탠퍼드 대학교 연구진은 걷기가 창의적 결과물의 생산량을 평균 60퍼센트까지 끌어올린다는 사실을 발견했다. 학자들은 확장적 사고를 유발한 것은 걷는 행위이지 주변 경관이 아니라고 결론지었다. 실험 참가자들이 러닝 머신 위에서 걷기 운동을 했기 때문이다.

• 걷기로 골밀도를 높일 수 있다

내 환자 중 다수가 굉장히 활동적이다. 늘 자전거를 타거나 수영을 하고 심지어 뉴욕 허드슨강에서 노를 젓기도 한다. 하지만 환자들에게 운동에 관해 이야기할 때면 앞서 말한 활동들은 체중을 버티는 운동이 아니기 때문에 뼈 건강 개선에 도움이 되지 않는다는 점을 분명히 한다. 바로 이 지점에서 걷기는 대체 불가능하다. 걷기는 달리기, 웨이트 트레이닝, 춤, 기타 강렬한 다른 운동과 마찬가지로 뼈에 부하를 걸어 세포가 성장하도록 자극함으로써 뼈의 강도를 높인다. 이런 효과를 얻기 위해 반드시 점프를 하거나 달릴 필요는 없다. 〈미국 의약학회지〉(American Journal of Medicine)에 발표된 1994년 연구에 따르면 하루에 겨우 1.6킬로미터를 걸었던 여성이 더 짧은 거리를 걸었던 여성에 비해 전신 골밀도가 훨씬 양호했다. 브리검 여성 병원에서 수행한 2002년 연구에 따르면 걷기가 고관절 골절의 위험을 30퍼센트나 줄여 준다고 한다. 나는 골 감소증과 골다공증을 앓고 있는 환자들에게 잠깐 집 앞 마트에 갈 때라도 모래주머니 같은 것을 차서 뼈에 부하가 걸리도록 하라고 권한다.

당신의 이야기

걷는 것은 정말 간단하다. 그래서 일단 걷기에 우선순위를 두기 시작하면 쉽게 실천할 수 있다. 이렇게 생각해 보자. 아무리 현재 생활 방식으로는 걸을 일이 별로 없다 해도 서로 멀지 않은 A지점에서 B지점까지 가는 유일한 방법은 걷는 것이다. 설령 각 지점이 침실과 당신의 자동차가 있는 곳이라 해도 마찬가지다. 다시 말해 매번 걸을 때마다 조금 더 오래, 조금 더 멀리 걷기만 해도 일상 속에서 걸음 수를 늘릴 수 있다는 뜻이다. 언제나 말보다 실천이 어려운 법임을 나도 잘 알고 있다. 일상 속에서 더 많이 걷기를 실천할 수 있는 열 가지 방법을 소개하고자 한다.

1. 당신에게 잘 맞는 만보기를 찾으라

아이폰에 내장되어 있는 기본 만보기는 내가 이번 달 목표인 더 많이 걷기 도전을 성공으로 마무리할 수 있도록 이끈 일등 공신이다. 만보기 덕분에 빠르고 쉽게 걸음 수를 매일 확인할 수 있었다. 당장 내 눈으로 목표 대비 얼마나 걸었는지 확인하면 더 많이 걸어야겠다는 생각이 들었고 목표로 삼았던 7500보를 넘길 때마다 상당한 쾌감을 느낄 수 있었다. 거의 모든 핸드폰에는 기본 건강 앱으로 만보기가 내장되어 있다. 앱 스토어에서도 무료 만보기를 얼마든지 다운로드할 수

하루에 얼마나 걸어야 할까?

흔히 건강을 위해 하루 1만 보 걷기를 권하지만 평소 많이 걷지 않는다면 이 목표는 무리일 수 있다. 이번 달 걷기 목표에 도전하기에 앞서 우선 무료 만보기 앱이나 웨어러블 추적 기기(위 1번 팁 참고) 등을 구입해 현재 걸음 수를 측정해 본다. 하루에 2000보 이하로 걷고 있다면 3500보에서 시작해 매주 500보씩 목표를 높여 최종 5000보 걷기를 목표로 한다. 5000걸음은 전문가들이 체력을 갖추고 더 건강해지기 위해 필요하다고 권장하는 최소한의 수치다.

있다. 스마트폰 없이 걸음 수를 확인하고 싶다면 애플 워치나 핏빗 같은 웨어러블 기기를 구입하는 것도 하나의 방법이다.

2. 모든 집안일, 반복되는 일과, 심지어 전화 통화까지 모두 걸을 수 있는 기회로 생각하라

다들 한 번쯤은 이런 조언을 들어 본 적이 있을 것이다. 차를 사무실이나 가게에서 좀 떨어진 곳에 주차한 뒤 걸어가라거나, 엘리베이터 대신 계단으로 올라가라거나, 이메일을 보내는 대신 직접 가서 이야기하라는 등의 조언 말이다. 정말 고리타분한 제안 같지만 이러한 말들이 그만큼 오래도록 회자되는 데에는 다 이유가 있다. 실제로 효과적인 방법이기 때문이다. 평상시 하던 일들을 좀 더 걸으며 수행하는 것은 걷기 기록을 늘릴 수 있는 가장 자연스럽고 쉬운 방법이다. 심부름이나 집안일처럼 평소 귀찮게 여겼을 일들을 만보기나 핏빗에 찍힐 숫자를 올릴 절호의 기회라고 생각해 보자. 은행에 다녀오거나 가족들 빨래를 처리하는 동안 몇 걸음이나 걸을 수 있을까? 업무상 통화든 사적인 통화든 모든 통화 역시 또 다른 기회다. 통화 시간을 집이나 사무실 근처를 걷는 시간으로 삼으라.

3. 개를 데리고 진짜 산책을 나가라

이번 도전을 시작하기 전까지 내가 메이슨을 밖으로 데리고 나간 이유는 대부분 용변을 밖에서 처리하기 위해서였다. 집 안이 더러워지는 것을 피하려는 행동이었을 뿐 메이슨을 위한 것도 아니었고 나를 위한 행동도 아니었다. 하지만 이번 달 목표와 함께 메이슨과 진짜로 산책을 하기 시작했다. 실제로는 평소보다 5분쯤 더 걷는 정도지만 메이슨과 나 모두에게 굉장히 도움 되는 일이다.

이번 달에는 개가 볼일을 볼 구석을 찾기 위해 외출하는 대신 진짜 산책하는 시간을 가져 보라. 평소보다 약간만 더 시간을 들이면 된다. 어쨌든 당신은 이미 개를 데리고 산책하는 데 익숙하니 5분 정도 더 걷는다고 해서 스케줄이 어그러지는 일은 없을 것이다. 오히려 500보를 더 걸을 기회를 얻는 셈이다.

4. 신발에 대한 생각을 바꾸라

나는 도전을 시작한 뒤 얼마 지나지 않아 정장 구두나 패션 스니커즈를 신고 있을 때에는 즉흥적으로 오래 걷기가 불가능하다는 사실을 빠르게 깨달았다. 그래서 내가 선택한 해결 방법은 어딜 가든 운동화를 들고 다니는 것이었다. 사무실에 갈 때에도, 시내를 가로질러 친구를 만나러 갈 때에도, 여행을 갈 때에도 늘 편한 운동화 한 켤레를 가지고 다녔다. 아니면 아예 운동화를 신고 집을 나선 다음 친구를 만나거나 업무를 하기 전에 구두로 갈아 신기도 했다. 플랫 슈즈나 귀여운 바이커 부츠를 신고 5000보, 7000보, 1만 보까지 걷는 것이 가능하다고 생각할 수도 있지만 그런 신발을 신고 한 달이 넘는 시간을 걷다 보면 당신의 발이(그리고 관절, 뼈, 근육까지 모두) 당신이 틀렸음을 확실하게 알려 줄 것이다.

5. 작정하고 걷기 시간을 끼워 넣으라

우리는 20분 정도만 걸어도 1.6킬로미터를 이동할 수 있다. 그러나 마트에 가야 할 때 커피를 마시고 싶을 때 혹은 운동하러 가야 할 때에도 도통 걷지 않는다. 시간이 부족해서가 아니라 차를 타면 더 편하기 때문에 게으름을 피우는 것이다. 일반적인 미국인은 하루에도 몇 시간씩 TV를 보고 핸드폰으로 소셜 미디어 스크롤을 내리며 시간을 보낸다. 작정하고 걷는 시간을 만들지 않으면 절대 더 많이 걸을 수 없다. 나 역시 소울사이클 수업이나 ABC 방송국에 다녀오는 등의 일과에 작정하고 20분 걷기를 끼워 넣은 결과 택시나 자동차를 타지 않고 훨씬 성공적으로 목표한 걸음 수를 채울 수 있었다.

6. 주변 사람들과 함께 더 많이 걷기에 도전하라

가족, 친구, 함께 일하는 사람들에게 이 도전에 대해 말하자 대단히 호의적인 반응이 돌아왔다. 게다가 많은 사람들이 함께하고 싶어 했다. 걸어서 점심을 먹고 오는 것이든 사흘 내내 도보 여행을 하는 것이든 말이다. 이런 환상적인 응원들 덕분에 이 도전은 아주 재미있는 팀 도전이 되었다. 파리에서 로라와 함께 여행하는 동안 우리는 로라의 핏빗과 내 아이폰 만보기 기록을 수시로 비교했고 엄청나게 많이 걸었다는 것을 확인할 때마다 기뻐했다. 뉴욕으로 돌아온 뒤에는 친구들과 함께 식사 전후로 산책을 했는데 그 덕분에 택시를 같이 타거나 식사 후 2차 술자리에 갔을 때보다도 훨씬 더 깊은 시간을 보낼 수 있었다. 이번 도전을 사람들과 함께할 수 있는 다른 방법도 존재한다. 만약 당신이 친구나 동료들과 커피를 자주 마신다면 음료를 테이크아웃으로 주문한 뒤 함께 걸을 수 있다. 친구 집에서 점심을 먹는 대신 근처 공원으로 소풍을 가서 대화를 나누며 걸어갈 수도 있다. 가능한 많이 걷자고 마음먹기 시작하면 고를 수 있는 선택지는 무한대에 가깝다.

7. 일일 목표치도 중요하지만 평균치도 중요하다

이번 달에 해야 할 유일한 활동은 매일 가능한 많이 걷는 것이 전부다. 하지만 목표 달성이 불가능한 날도 생길 것이다. 몸이 아프거나 날씨가 안 좋거나 당장 눈앞에 닥친 일이 너무 많아서 원하는 만큼 걷지 못할 수 있다. 그렇다고 너무 낙심하거나 스스로를 몰아세우지 말라. 주말이나 스케줄이 한가한 날에 부족했던 걸음 수를 쉽게 채울 수 있다. 7월은 31일까지 있다. 하루쯤 기록이 안 좋았더라도 아직 원하는 만큼 걸을 수 있는 날들이 충분히 많이 남아 있다는 점을 잊지 말길 바란다.

8. 대기 시간을 걷기 시간으로 바꾸라

누구나 하루의 일정 시간은 무언가를 기다리며 보낸다. 직장 동료,

가족, 친구, 커피, 비행기, 엘리베이터, 혹은 곧 돌아올 아이 등……. 기다림의 대상을 열거하자면 끝도 없다. 대기 시간을 걷기 시간으로 바꾸는 것은 더 많이 걸을 수 있는 손쉬운 방법 중 하나다. 나는 밴쿠버, 런던, 디트로이트 공항에서 그렇게 한 덕분에 기다림의 시간을 진심으로 즐길 수 있었다.

9. 더 많이 걷기 위한 비장의 무기를 찾으라

이번 달 나의 비기는 아파트 단지에 있는 러닝 머신이었다. 걸음 수가 부족할 때마다 20분에서 30분 정도 러닝 머신 위를 걷고 나면 빠르고 쉽고 간단하게 수천 보를 단숨에 채울 수 있었다. 모든 사람이 러닝 머신을 쉽게 이용할 수는 없겠지만 단박에 상당한 걸음 수를 늘리는 방법이 비단 이뿐만은 아니다. 블로그 〈헝그리 걸〉을 운영하는 리사 릴리엔(Lisa Lillien)은 집 안에서 걷기로 유명세를 탄 인물이다. 말 그대로 집 안에서 부지런히 걷는 것인데 이 역시 걸음 수를 채우는 쉬운 방법이다. 육상 트랙이나 실내 혹은 야외 쇼핑몰, 근처 공원 등에 가서 걸음 수를 채우는 사람들도 많다.

10. 안전에 유의하라

걷기는 좋은 건강을 유지하는 핵심 활동이지만 당신의 팔다리나 목숨까지도 위험에 빠뜨릴 수도 있다. 잘 모르는 동네를 밤에 혼자서 절대 걷지 말라고 하는 것은 이런 이유에서다. 또한 당신이 사는 동네가 어디든 상관없이 핸드폰을 보며 걷는 일 또한 금지다. 이번 달 도전 이후 나는 아이들과 함께 걷는 동안에는 절대로 메시지를 보내지 않는다는 규칙을 정했다. 길거리에는 위험 요소가 너무 많다. 쌩쌩 달리는 자동차와 자전거, 움푹 꺼진 곳, 공사장, 갑자기 끼어드는 무언가를 잘 살펴야 한다. 대도시에 살고 있지 않다 하더라도 마찬가지다. 핸드폰에 정신이 팔린 채로 걷다 보면 주변 환경에 주의를 기울일 수 없기 때문에 성난 개, 급커브하는 차, 당신의 안전에 전혀 관심 없는 사람들이 가하는 위협을 감지하지 못한다.

8월

디지털 단식의 달

하루에 고작 30분,
핸드폰과 이별했을 뿐인데
무언가에 쫓기는 마음이
순식간에 사라졌다

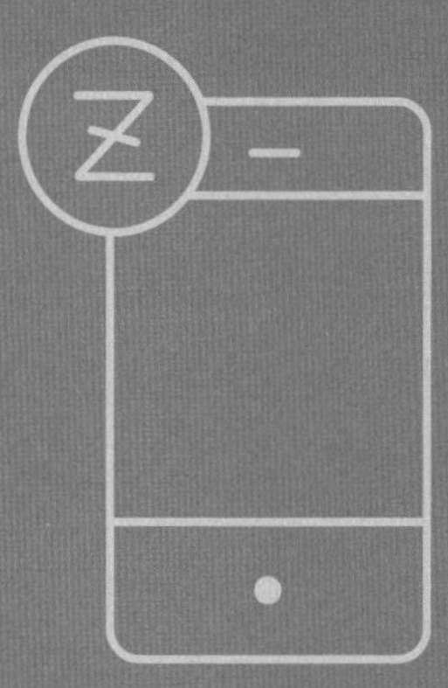

AUGUST

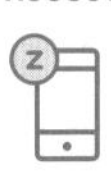

나의 이야기

지난 몇 년간 ABC 방송국에 출근하며 수많은 뉴스를 들을 수 있었다. 그중에서도 특히 미국인이 전체적으로 기술 중독이라는 이야기가 자주 들려왔다. 요컨대 우리는 꼭 필요하지 않을 때에도 핸드폰, 노트북, 데스크톱, 아이패드, 애플 워치, 그 밖의 온갖 전자 기기를 손에서 놓지 못하고 있다는 것이었다. 이로 인해 우리의 정신적·신체적·정서적·사회적 건강이 모두 죽어 가는 문제가 발생했다. 우리 아이들은 이런 현상을 퍼빙(Phubbing)이라고 부르는데 이는 다른 사람들과 함께 있는 상황에서도 스마트폰에 빠져 다른 사람을 홀대한다는 뜻이라고 한다.(이 용어는 Z세대의 전유물이 아니다. 언론 매체에서 광범위하게 사용하는 용어이며 기술 중독에 관한 일부 의학 논문에도 차용되고 있다.) 그리고 안타깝게도 우리 집 아이들의 입에서 이 단어가 나온 것은 여타의 부모 자식 관계와는 상반되는 이유 때문이었다. 바로 내가 핸드폰에 빠져 있어서 아이들이 화가 나고 기분이 상했던 것이다. 충분히 그렇게 느낄 만했다!

변명의 여지가 없긴 하지만 핸드폰을 손에서 놓지 못하는 이유는 내가 의사이기 때문이다. 환자들의 건강을 살펴야 하는 상황이 업무 시간인 월요일부터 금요일 아침 9시에서 오후 5시 사이에만 생기지는 않는다. 게다가 나는 방송 업무용 휴대폰을 따로 갖고 있다. 의학 관련 질문, 속보, 뉴스 꼭지 출연에 대비해 24시간 항시 대기 중이다. 두 가지 업무를 모두 잘 해내려면 나는 쉼 없이 두 핸드폰과 연결되어 있어야 한다. 완벽하게 연락 두절 상태가 된다는 것은 나에게 절대 있을 수 없는 선택지다. 절대로.

하지만 일일 디지털 기기 사용량에 대해 생각하기 시작하면서 스스로에게 문제가 있음을 알아차렸다. 보통 하루 종일 메일을 수백 통 받는데 그중 99퍼센트가 꼭 답장을 해야 하는 연락이다. 물론 모든 메일에 즉각 답할 필요까지는 없지만 때론 어떤 것이 더 급하고 어떤 것이 덜 급한지 며칠이나 몇 주 후에 답해도 되는 연락은 어떤 것인지 구분하기 곤란할 때가 있다. 또한 하루에 휴대폰 메시지를 25개 정도 받는데 대부분 대화를 계속해야 하는 건이다. 모바일 기기를 가지고 있는 사람이라면 거의 그렇듯 나 역시 핸드폰으로 SNS를 한다. 70퍼센트 정도는 업무용으로, 30퍼센트 정도는 사적인 용도로 쓴다. 나는 트위터나 인스타그램 팔로워들에게 가능한 한 답변을 하려고 애쓰는 편이며 한두 시간마다 트위터를 체크하면서 최신 의학 소식에 대한 흐름을 놓치지 않으려 한다. 페이스북 페이지 계정은 2개 있다. 하나는 전문의로서 쓰고 하나는 개인 용도로 쓴다. 그리고 핸드폰을 노트북처럼 사용하면서 그날의 뉴스를 보고 친구나 환자들에게 유용하거나 방송 꼭지로 쓸 만한 의료계 화제들을 미리 찾아 둔다.

심지어 밤에는 휴대폰을 옆에 두고 자고 아침에 일어나자마자 바로 확인한다. 외출 준비를 하는 동안에도 계속 휴대폰을 붙잡고 있는다. 방송국으로 가는 차 안에서도, 스튜디오까지 올라가는 엘리베이터 안에서도 그렇게 한다. 점심시간에는 진료실에서 핸드폰으로 일을 하기도 하고 때론 데스크톱 컴퓨터와 휴대폰을 동시에 사용하기도 한다. 일하러 가거나 운동을 하러 갈 때 핸드폰으로 문자를 쓰거나 뭔가를 읽거나 이메일을 쓰지 않는 것은 내게 상상조차 불가능한 일이다. 집에 도착한 뒤에도 마찬가지다. 저녁 식탁 앞에 앉아서도 침대 위에 누울 때도 손에서 핸드폰을 떨어뜨리지 않는다. 간단히 말해 방송 출연 중이 아니거나 진료실에서 환자와 이야기를 하고 있는 상황을 제외하면 나머지 대부분의 시간에 핸드폰을 들여다보고 있는 셈이다.

최악인 부분은 스스로 문제가 있다는 사실을 알고 있었다는 점이다. 핸드폰은 개인적인 인간관계를 방해하고 순간을 즐기지 못하게 만들며 주변에 주의를 기울일 수 없게 하고 음식과 가족과 친구들에게 온전히 감사하지 못하도록 방해한다. 아이들이 10대에 접어들자

나의 이런 문제를 끊임없이 지적했다. 나 또한 남자 친구를 만나기 시작하면서 이 습관을 더 잘 알아차리게 되었다. 그와 함께 있을 때면 내 핸드폰은 마치 사라지고 없는 듯했다. 몇 시간이고 핸드폰 없이 지낼 수 있었다. 충격적이게도 이것은 곧 내가 그 순간을 온전히 살아내고 있다는 뜻이었다. 얼마나 새삼스러운 깨달음인가! 마침 내가 핸드폰을 쓰는 방식이 건강에 다소간 악영향을 미치고 있을 거라 의심하던 차였다. 이를 계기로 핸드폰을 신중하게 사용하기를 이번 달 도전 과제로 결정했다.

막상 뛰어들어 보니 핸드폰에 덜 의지하게끔 도전 목표를 현실적으로 구상하기가 쉽지 않았다. 문명의 이기를 덜 사용해 보겠다는 것은 지극히 사적인 목표다. 우리는 전문적 또는 개인적인 이유로 핸드폰, 노트북, 태블릿 PC, 컴퓨터, 그 밖에 여러 크고 작은 기기를 사용해야만 하는 상황을 맞닥뜨린다. 내 경우 전원 코드를 완전히 뽑아 버릴 수는 없었다. 그러니 이번 달 목표를 세우기 위해서는 내 스케줄과 생활 방식을 면밀히 검토해야 했다. 그리고 바로 나, 제니퍼 애슈턴에게 가장 적합한 디지털 단식 목표가 무엇인지 알아내야 했다.

내가 핸드폰을 쓰지 않아도 되는 시간은 바로 걷는 시간이었다. 더 많이 걷기 도전을 한 이후로 나는 뉴욕 시내를 걷는 일에 꽂혀 있었다. 지난달의 경험으로 미루어 볼 때 핸드폰을 보면서 걷는 것은 조금 위험한 정도가 아니었다. 지난 10년간 핸드폰으로 문자를 보내면서 걸어 다니다 사망에 이른 사람은 5000명이 넘고 부상을 입은 사람도

1만 1000명이나 된다. 사실 걸을 때는 핸드폰을 볼 필요가 없다. 소울 사이클 스튜디오나 방송국까지 걸어가는 그 15분 사이에 대단히 심각한 일을 놓칠 수 있겠는가? 답장을 꼭 해야 하는 이메일이나 문자를 받았다 해도 걷는 동안 답하기를 권하고 싶지는 않다. 택시와 자동차, 길가의 움푹 파인 곳, 다른 행인들을 피해 가면서 제시간에 도착하려 걸어가는 와중에 과연 적절한 답변을 보낼 수 있을까? 절대 그렇지 않다.

육식보다 채식 위주의 달인 5월에 그랬듯이 이번 달 역시 핸드폰이 빠진 그 공백을 다른 긍정적인 것으로 채우고 싶었다. 그래서 이번 달에는 걸을 때 핸드폰을 보지 않는 대신 주변 환경을 즐기는 데에 초점을 맞추기로 결심했다. 지난 몇 년간 좀처럼 하지 않던 일이었다. 덥고 활기찬 8월의 뉴욕에서는 어디서 누구를 만나고 무엇을 보게 될지 예측할 수 없다. 유명인을 마주치거나 새로운 식당을 발견하거나 허드슨강 너머 아름다운 석양을 볼 수도 있다. 하지만 이런 것들을 보려면 주의를 기울여야 한다. 나는 지금까지 뉴욕을 상징하는 여러 랜드마크에도 가 본 적 없다. 그 멋진 링컨 센터 앞마당을 제대로 보지도 않은 채 지나친 적이 얼마나 많았던가?

나는 걸으면서 핸드폰 하지 않기를 이번 달 시작 목표로 결정했다. 이번 달을 보내며 도전 내용을 진화시키다 보면 기술에 의존하지 않고 지금 이 순간에 몰입할 수 있는 새로운 방법을 더 찾으리라는 희망을 품고서 말이다.

1 weeks •

겨우 30분간 핸드폰을 멀리하며 얻은 믿을 수 없는 효과들

이번 달 첫날은 따뜻하고 맑았다. 집에서 어퍼 웨스트 사이드에 있는 방송국까지 여름 산책을 하기에 완벽한 아침이었다. 나는 집을 나서면서 핸드폰을 손에 쥐는 대신 핸드백에 집어넣어야 한다고 계속 중얼거렸다. 그동안의 핸드폰 사용량을 생각하면 나에게 핸드폰이란 액세서리가 아니라 신체 일부나 마찬가지였다.

그러나 일단 핸드폰을 가방 안에 집어넣고 걷기 시작하자 마치 내가 사는 도시를 여행하는 관광객이 된 기분이 들었다. 도보로 15분 거리인 이 길을 수도 없이 걸었고 모든 길을 속속들이 다 알고 있었음에도 핸드폰 없이 걸었던 적은 지금까지 한 번도 없었다. 나는 이내 링컨 센터에 다다랐다. 아침 햇살에 반짝이는 링컨 센터는 마치 고대 신전 같았다. 거리가 사람들로 들어차기 시작했다. 카페가 문을 열면서 야외 테이블과 의자가 놓였다. 길거리 음식을 파는 상인들이 그날 판매할 커피와 프레첼을 실은 카트를 끌면서 지나갔다. 새로운 뉴욕이 내 앞에 펼쳐진 것 같았다. 내가 오래도록 사랑했던 하지만 오래도록 외면해 왔던 그곳이.

산책을 하는 동안 문자와 이메일이 오고 있다는 것을 알아챘지만 한 번도 핸드폰을 꺼내지 않았다. 방송국 엘리베이터를 타고 나서야 허겁지겁 핸드폰을 꺼내 쥐었다. 뭔가 엄청나게 중요한 것을 놓치지는 않았을까 걱정됐다. 확인 결과 내가 산책을 즐기는 15분 동안 세상이 무너질 만한 어떤 사건도 일어나지 않았다. 그 순간 이 도전을 성공적으로 계속할 수 있겠다는 안도감이 들었다.

첫째 주의 나흘 동안은 방송국과 소울사이클까지 도보로 이동했다. 소울사이클까지 가는 길은 편도로 30분 정도 걸리는 거리였다. 일단 핸드폰을 가방에 집어넣고 나면 아무 문제가 없었다. 하지만 매일 아침마다 핸드폰을 가방에 넣어야 한다고 계속 다짐해야 했다. 내 몸이 자동 반사적으로 핸드폰을 손에 쥐려고 했기 때문이다.

그 주의 나머지 날들에는 걸어야 할 상황이 없었기 때문에 평소처럼 핸드폰을 사용했다. 다만 퍼빙은 하지 않으려고 의식적으로 노력했다. 가족이나 친구들과 있는 동안 딩동, 톡, 삑 등의 소리가 날 때마다 핸드폰을 확인하고 싶은 충동을 억누르면서 말이다.

일주일 동안 핸드폰 없는 산책을 이어 가는 사이 마음이 훨씬 차분해진다는 느낌을 받기 시작했다. 이 느낌은 산책 뒤에도 이어졌다. 출퇴근길도 평화로워졌다. 헨드폰을 쥐고 걸으면서 행인, 구덩이, 사선거 배달원, 움직이는 모든 탈것을 피해 문자와 이메일에 답하면서 느꼈던 스트레스도 사라졌다. 매일 30분에서 한 시간 가까이 평온한 시간을 가지니 그 효과가 점점 쌓여 갔다. 핸드폰 없이 지내는 것의 효과는 명상의 달에 경험했던 것과 비슷했다. 주말이 되자 훨씬 편안해졌고 스트레스를 받는 상황이 일어나도 더 잘 대처할 수 있었다. 또한 몇 년 동안 같은 자리에 있었음에도 내가 의식하지 못했던 식당과 가게를 알아차리면서 마치 한 번도 와 본 적 없었던 곳을 여행하듯 도시를 새롭게 알아 가기 시작했다.

고민거리도 생겼다. 1주 차 주말에 생각해 보니 이번 도전은 지금까지의 도전과는 달랐다. 앞으로 이 도전을 어떻게 발전시켜 나가야 할지가 불확실했다. 시내를 왔다 갔다 산책하지 않을 때에도 핸드폰 사용량을 줄이고 싶었지만 어떻게 해야 환자나 방송에 대한 책임감을 놓치지 않을 수 있는지, 또 그 범위 내에서 어떻게 목표를 달성할 수 있을지 막막했다. 하지만 나는 이 장애물에 굴하지 않았다. 좀 더 신중하게 핸드폰을 사용할 방법을 찾고자 실험을 한다는 생각에 흥미가 솟았다.

2 weeks •

핸드폰으로 인한 스트레스가 없는 편안한 잠자리 만들기

어떻게 하면 이번 달 도전을 더 효과적으로 만들 수 있을지에 대한 고민은 계속되었다. 매일 특정 시간을 정하고 그 시간 동안 핸드폰을 쓰지 말아 볼까? 아니면 타이머를 설정하고 그 시간에만 이메일을 읽고 답장할까? 2주 차의 첫 며칠은 핸드폰 없이 걷기를 계속하면서 이런저런 선택지를 두고 저울질을 했다.

2주 차 중반에 접어들어 해결책 하나를 찾았다. 잠자리에 들기 전에는 핸드폰을 할 필요가 전혀 없었다. 사실 핸드폰이나 다른 전자 기기 스크린이 수면을 방해한다는 사실은 이미 알고 있었다. 또한 저녁 9시 전후 잠자리에 들기 전에 날아오는 이메일이나 인스타그램 게시

물은 다음 날에 확인해도 괜찮다는 생각이 들었다. 잠들기 전에 굳이 스트레스의 원인이 될지도 모를 이메일을 기를 쓰고 읽어야 할 이유는 없지 않은가? 그래도 일단 핸드폰 자체는 침실에 두었다. 방송국에서 다음 날 코너에 대한 질의를 해 오거나 아이들이 나를 찾을 수도 있었기 때문이다.

잠들기 전 새롭게 얻은 이 자유 시간에 그동안 왜 밤늦게 또는 이른 새벽에 오는 이메일과 문자에 강박적으로 답을 해야 한다고 느꼈는지 곰곰이 생각해 보기 시작했다. 밤 12시 30분이나 새벽 4시 30분에 메시지를 보낸 사람이 정말로 바로 답해 주길 기대했을까? 아마도 아닐 것이다. 그럼 도대체 왜 그 시간에 메시지를 보내는 걸까? 솔직히 고백하면 나 역시 새벽 5시에 일어나 그렇게 메시지를 보낸 전과가 있다. 이번 달에는 언제 어떻게 핸드폰을 사용할지를 좀 더 신중하게 고민하고 배려하는 자세로 행동하겠다고 다짐했다.

이 주에 나는 총 세 차례 핸드폰 없는 산책을 완료했다. 두 번은 방송국까지, 한 번은 소울사이클까지 걸었다. 그 외의 날들은 너무 바빠서 걸을 시간이 없었고 주말에는 소울사이클 수업에 가지도 못했다. 그 바람에 네 번째와 다섯 번째 짧은 도보 여행이 사라져 버렸다. 반면에 좋은 소식은 걷는 동안 핸드폰을 가방에 넣어 두는 것이 좀 더 자연스러운 습관이 되었다는 점이다. 여전히 약간 어색하긴 했지만 말이다.

나는 핸드폰 중독을 치유할 다른 방법을 계속 고심 중이었다. 아이러니하지만 한편으로는 당연하게도 기술 의존도를 낮춰 줄 어떤 기술이 있는지 궁금해졌다. 솔직히 말해 만약 핸드폰을 집어 들려고 할 때마다 내 손에 전기 충격을 가하는 손목 경보기가 있다고 하면 당장에라도 달려가서 그걸 사 올 참이었다.

전반적으로 나는 지금까지 써 온 전략들이 꽤 마음에 들었다. 핸드폰 없이 걷기와 밤에 이메일 확인하지 않기 전략은 지속 가능했다. 이는 곧 성공적으로 핸드폰 사용량을 줄일 수 있으며 다음 달까지도 도전을 계속할 수 있다는 의미였다. 뒤집어 말하면 그동안 얼마나 많이 핸드폰을 사용했는지 의식하면서 그에 따른 걱정을 더 하게 됐다는 뜻이기도 했다. 1월 금주의 달에 그간 얼마나 많은 술을 마셔 왔는지 깨달았던 것처럼 이번 달을 통해 내가 얼마나 핸드폰을 많이 사용하고 있는지, 그것이 인간관계와 사회생활에 어떤 영향을 미치고 있는지 직접 확인할 수 있었다.

3 weeks •

핸드폰을 줄이면 가족과 친구와 보내는 시간이 늘어난다

야간 핸드폰 사용량을 줄여 나가면서 나는 새로 생긴 자유 시간에 뭘 해야 할지 생각하느라 애를 먹었다. 그리고 깨달았다. 나는 그 늦은 밤에 2분 간격으로 이메일을 확인하고 온갖 SNS 계정을 기웃거리면서 스스로가 생산적인 사람이라 착각하고 있었을 뿐이었다. 이제야 알았지만 정말 터무니없는 생각이었다. 핸드폰에 미친 사람처럼 구는 것 말고 실제로 성취한 게 뭐란 말인가?

하지만 미친 사람처럼 핸드폰 스크롤을 내리는 것을 대체할 무언가가 없으니 해야 할 일을 하지 않는 듯해서 기분이 썩 유쾌하지 않았다. 지금 이 순간을 산다는 것이 이런 느낌을 가리키는 건가? 만약 진짜로 내가 지금 이 순간을 살고 있는 거라면 이런 생활이 생산적이라고 볼 수 있나? 핸드폰 없는 밤을 보내면서 이런 질문들을 고민했다. 아직 답을 얻지도 못했는데 이 상태가 차라리 더 낫다는 생각도 들었다. 이 질문들에 대한 답이 인생을 바꿀 만하다는 느낌이 들었다. 더 곰곰이 생각해 보고 싶었다.

3주 차 들어 자유 시간에 대해 특히 더 깊이 성찰하게 된 것은 그 주에 회식이나 저녁 약속이 하나도 없었기 때문이었다. 대개는 이런 일이 거의 없다. 한가하게 휴식을 취할 수 있다는 사실이 다행스러웠지만 어떤 밤에는 아무 할 일도 없다는 생각에 마냥 초조한 마음이 들기도 했다. 나는 지난 도전 과제를 다시 살펴보면서 그 빈 시간에 못다 한 일들을 했다. 모자란 걸음 수를 채우기 위해 걷거나 유산소 운동 계획을 세우거나 아침에 하지 못한 명상에 도전했다. 또는 플랭크와 팔 굽혀 펴기를 했다.

3주 차 주말에는 합숙 훈련을 떠난 클로이를 보러 매사추세츠주 케이프 코드로 떠났다. 그곳으로 떠나기 전 과연 내가 도시에서 멀어지면 뜸해지는 연락에 더 전전긍긍할지 오히려 그 반대로 마음이 편해질지 궁금했다. 클로이를 본 지 꽤 오래되었기 때문에 케이프 코드에 도착한 뒤부터는 오롯이 함께 시간을 보내고 싶었다. 한편으로는 퍼빙과 핸드폰 쓰는 습관을 많이 고쳤다는 것을 클로이가 알아 주길 바라는 마음도 있었다.

주말 내내 핸드폰을 덜 쓰는 대신 딸과 함께 오붓한 주말을 보냈다. 순간순간에 훨씬 차분하게 몰입한다는 느낌이 들었다. 단지 휴가 중이기 때문만은 아니었다. 사실 나는 뉴욕을 벗어날 때마다 뭔가 잘못되지는 않을지 환자들이나 방송국에 도움을 주지 못할 만큼 너무 멀리 떨어진 것은 아닌지 걱정하느라 더욱 부산스러워지곤 했다. 하지만 이번에는 그러지 않았다. 이달의 도전이 효과적이라는 의미였다. 더 중요한 성과를 꼽자면 내가 의식적으로 현재에 집중하고 있다는 것을 딸이 알아주었다는 것이다. 도전을 통해 얻을 수 있는 최고의 선물이었다.

4 weeks •

문명의 이기에서 벗어나자 평범한 여가 시간이 역대급으로 바뀌다

짧은 케이프 코드 여행 직후에 이탈리아로 아흐레간 휴가를 떠났다. 학생 때 이후로는 출장이 아닌 여행을 이렇게 오래 간 적이 없었기에 무척 들떴다. 또한 핸드폰 사용을 얼마나 자제할 수 있을지 궁금했다. 예전에 핸드폰을 허용하지 않는 스파 리조트에 짧게 머무른 적이 있었다. 공용 장소에서는 전자 기기를 사용할 수 없었고 개인 객실에서만 쓸 수 있었다. 이번에는 그런 리조트에 가는 것은 아니었지만 남자 친구와 함께 가는 여행이었기에 가능하면 매 순간에 집중하고 싶었다. 남자 친구를 위해서도 나 자신을 위해서도 필요한 일이었다. 내가 할 수 있는 모든 것을 쏟아부으며 이번 달의 도전을 마무리하고 싶기도 했다.

뉴욕을 떠나기 전 나는 난생처음 해 보는 일을 단행했다. 부재 중 자동 답장 설정을 해 놓은 것이다. 그것도 병원과 방송국 양쪽에 전부! 이번 도전을 하기 전에는 연락을 끊는다는 것을 꿈에도 상상해 본 적 없었다. 심지어 해외에 나갈 때도 그랬다. 하지만 이번 이탈리아 여행에서는 완전히 단절되고 싶었다. 솔직히 고백하건대 내가 없는 동안 세상이 망하지 않을까 걱정이 되었던 것은 사실이다. 나는 바쁘게 일하는 수백만 명의 성공한 사람들 역시 부재 중 알림 메일 설정을 활용한다는 것, 그리고 그 행동이 그들의 사업과 업무와 정치 캠페인에 별 영향을 끼치지 않는다는 것을 스스로에게 끊임없이 주지시켰다.

이탈리아에 도착한 뒤 아이들이나 부모님이 연락할 경우를 대비해(만보기를 활성화한 상태로!) 핸드폰을 가지고 다니기로 결정했다. 하지만 유럽과 미국 사이에는 시차가 있고 알고 지내는 거의 모든 사람에게 전자 기기 사용을 자제 중이라는 점을 미리 말해 두었기 때문에 메시지를 많이 받을 거라 생각하지는 않았다.

여행을 하는 동안 나는 딱 두 번 이메일을 확인했다. 그 두 번도 부재 중 자동 응답 메일이 제대로 잘 작동하는지 점검하기 위해서였지 세상이 무너질 만한 어떤 일이 일어났는지 확인하기 위해서는 아니었다. 인스타그램에 사진 몇 장을 올리긴 했지만 스크롤을 내리면서 피드를 확인하거나 댓글에 답하는 데 시간을 쓰지는 않았다. 그리고 트위터는 완전히 무시했다. 만약 내 전문 분야나 사회 전반에 심각한 일이 일어난다면 이탈리아에서도 그 소식을 접할 거라는 생각이 들었기 때문이다.

최종 결과는 놀라웠다. 나는 매 순간 더 깊이 몰입했다. 이전의 어떤 휴가를 떠났을 때보다도 훨씬 더 여유로운 시간을 누렸다. 오랜만에 길게 잡은 휴가였고 주변 사람들이 내가 답장이나 메시지를 할 거라 기대하지 않는다는 점을 확실히 알고 있기도 했다. 하지만 평소처럼 전자 기기를 사용하지 않아도 세상은 알아서 자기 궤도를 따라 돌아가고 있다는 사실을 직접 확인하고 나니 마치 믿기 어려운 폭로를 들은 기분이었다.

마지막 주에 깨달은 것이 또 있다. 여행을 하느라 귀찮은 짐을 끌고 다니고 평소와는 다른 잠자리에서 잠을 잤는데도 몸이 훨씬 편안하고 유연하게 움직였다. 끊임없이 핸드폰을 내려다볼 때는 만성적인 뒷목 뻣뻣함에 시달렸지만 그럴 일이 없으니 굽었던 어깨가 펴져 자세도 더 바르게 잡혔다. 더 많이 걷고 플랭크와 팔 굽혀 펴기를 계속 한 것이 분명 자세를 바로잡는 데 도움을 주었겠지만 핸드폰 사용량을 줄이자 놀라울 정도로 상반신과 목 근육이 똑바로 섰다.

이달을 마치며 나는 핸드폰 중독을 계속 줄여 나가기로 결심했다. 지난 몇 년에 비해 집중력이 훨씬 높아졌고 상황에 몰입하게 되었으며 하고 있는 활동을 오롯이 즐길 수 있었다. 처음에는 핸드폰 없이 생산성을 유지할 수 있을까 걱정했지만 이달 말에 돌아보니 오히려 생산성이 좋아졌다. 무심코 핸드폰을 붙잡고 보냈던 시간을 혼자만의 시간으로 바꾸고 창의적인 생각에 몰두할 여유를 가질 수 있었다. 삶의 문제를 숙고하고 해결책을 떠올리며 내 삶을 향상할 일들에 부딪치는 데 필요한 정신적 여력이 생겼다. 예전에는 핸드폰을 사용하면서 생산적인 시간을 보내고 있다고 느꼈다. 이번 달에 깨달은 놀라운 사실은 실제로는 그렇지 않았다는 것이다. 핸드폰은 내 시간을 빼앗고 성취감과 사려 깊은 경험을 방해하고 있었다.

이번 달 도전이 주는 또 다른 효과가 있었다. 친구들, 특히 아이들이 내가 핸드폰을 내려놓고 함께 시간을 보내는 데 집중하니 무척 기뻐했다. 이제 내 눈에도 핸드폰에 파묻혀 있는 다른 사람들이 보였다. 그들은 공공장소에서 식당에서 기차에서 길거리에서 핸드폰을 보느라 주변 사람들을 전혀 인식하지 못했다. 한때 나 역시 그런 사람들 중 하나였지만 이제는 말할 수 있다. 더 이상은 아니다.

디지털 단식에 숨겨진 과학적 사실들

미국인은 하루 평균 누적 다섯 시간을 핸드폰과 함께 보낸다.(미국의 한 리서치 센터 조사 보고서에 따르면 한국인의 평균 스마트폰 사용 시간은 하루 세 시간이다.—편집자) 애플이 수집한 자료에 따르면 아이폰 사용자들은 하루에 80번 핸드폰을 확인한다. 1년이면 30만 번에 해당한다. SNS를 살펴보자면 페이스북 사용자의 75퍼센트에 가까운 사람들이 매일 페이스북에 방문하고 절반 이상이 하루에 여러 번 방문한다. 여기에서 핵심은 스스로에게 문제가 없다고 생각한다면 재고해 볼 필요가 있다는 것이다. 전자 기기를 더 주의 깊게 사용하는 습관을 들여 사용량을 줄이면 과학적으로 입증된 수많은 장점을 누릴 수 있다.

• 전자 기기에도 당연히 중독될 수 있고 그 부작용은 마약만큼 나쁘다

중독이라 하면 사람들 대부분이 마약, 술, 담배, 도박, 섹스, 설탕 등을 떠올린다. 기술에 중독된다는 생각은 거의 하지 않는다. 하지만 미국인의 95퍼센트가 소유하고 있는 핸드폰과 미국인 70퍼센트가 사용하는 SNS야말로 그 영향력이 어마어마하게 크다. 지난달 전체 미국인의 56퍼센트만이 알코올을 소비했다는 점을 고려하면 전자 기기 중독이 얼마나 심각한 문제인지 금세 알 수 있다. 인터넷 및 기술 중독 센터(Center for Internet and Technology Addiction)에 따르면 전체 미국인의 90퍼센트가 스마트폰, 컴퓨터, 소셜 미디어, 인터넷을 과용하거나 남용하고 있다.

전자 기기 중독은 그저 이론적인 개념이 아니다. 건강을 심각하게 해치는 문제를 유발하는 실제 현상이다. 이 현상으로 인한 문제는 불안 장애, 우울증, 불면증, 기분 장애, 사회적 고립, 고독감, 체중 급증 또는 급감, 목이나 등의 통증, 손목 터널 증후군, 두통, 시력 문제, 자살 위험 증가 등을 포함한다.

당신도 전자 기기에 중독되었는가?

아주 짧은 시간이라도 핸드폰이나 컴퓨터 혹은 다른 전자 기기를 사용하지 못하면 불안해지는가? 시간 여유가 생기면 친구들이나 가족과 시간을 보내기보다 핸드폰이나 컴퓨터를 사용하는가? 침대 맡에 둔 핸드폰이나 컴퓨터를 잠들기 직전까지 보고 아침에 일어나자마자 바로 확인하는가? 화면 속에서 일어나는 일에 너무 빠져 버린 나머지 주변에서 실제로 벌어지는 일을 무시할 때가 있는가? 위 질문 중에 하나라도 그렇다고 대답했다면 당신의 전자 기기 사용법에는 필시 문제가 있다. 좀 더 철저한 분석을 위해 인터넷 및 기술 중독 센터 홈페이지에 들어가 열다섯 개의 질문에 응답해 보자. "사람을 직접 만나기보다 문자, 트위터, 이메일을 보내는 데 더 많은 시간을 쓰는가?", "아무 생각 없이, 새로운 것이나 중요한 것이 없다는 것을 알고 있는데도 하루에도 수십 번씩 핸드폰을 확인하는가?" 등의 질문에 답하면 된다. 자신에게 문제가 있다고 생각되거나 실제로 그렇다는 사실이 밝혀졌다면 전문의, 심리학자, 전자 기기 중독을 이해하고 있는 전문 상담가와의 상담을 고려하라. 스스로 문제를 해결하도록 도와주는 책, 강의, 모임이 존재하며 일부는 온라인으로 접근할 수 있다. 가능하다면 전문가의 조언을 구하는 편이 인터넷으로부터 멀어지고 의존도를 낮추는 데 도움이 될 것이다.

• 스마트폰은 당신을 멍청하게 만든다

기술 분야 전문가 니콜라스 카(Nicholas Carr)가 2017년 〈월 스트리트 저널〉(Wall Street Journal)에 기고한 '스마트폰은 어떻게 우리 생각을 장악하는가'(How Smartphones Hijack Our Minds)에 따르면 우리는 알고 있거나 기억해야 할 사항들을 기기에서 쉽게 꺼낼 수 있기 때문에 기억 능력을 거의 사용하지 않게 되었다고 한다. 이로 인해 펼쳐진 현실을 설명하며 그는 "아무리 우리를 둘러싼 정보의 소용돌이가 대단하다 한들 저장된 기억이 적다면 생각할 거리도 없어진다."라고 결론지었다.

기억력이 스마트폰에 잠식당하고 있다고 비난하는 사람은 카뿐만이 아니다. 텍사스 대학교 오스틴 캠퍼스에서 2017년에 수행한 연구는 스마트폰이 근처에 없으면 사람들이 정보를 보관하고 유지하는 능력을 더 유의미하게 사용한다는 사실을 보여 준다. 맥길 대학교 연구진이 2013년에 수행한 연구는 본인의 공간 지각 능력보다 스마트폰이나 내비게이션에 의존한 사람들일수록 해마 내부의 회백질 영역의 활성화 정도가 낮았음을 밝혀냈다. 다른 연구들은 인터넷을 많이 사용하는 사람들이 집중력 유지 및 사실과 거짓 구분에 어려움을 겪는다는 점을 보여 주었다. 또한 연구자들에 따르면 스마트폰이 공상 능력, 창의적 사고력, 문제 해결 능력을 떨어뜨린다고 한다. 스마트폰은 인생을 바꾸는 성공이나 행복으로 연결되는 깨달음의 순간인 이른바 '아하! 모먼트'를 경험하지 못하게 막기도 한다.

• 핸드폰이 당신의 인간관계를 망치고 있다

전자 기기가 사회적 고립을 유발한다는 점은 그리 새삼스럽지 않지만 핸드폰이 사회적 삶과 전반적인 행복 수준에 미치는 영향의 수준은 생각보다 심각하다. 핸드폰을 아주 잠깐 사용하기만 해도 당신은 다른 사람들과 함께 시간을 보내거나 가족과 친구를 돕겠다는 생각을 훨씬 덜 하게 된다고 연구자들은 밝힌다. 사회적 교류에 대한 욕구가 문자, 이메일, 소셜 미디어를 통해 해소되었다고 착각하기 때문이라고 한다.

퓨 리서치 센터(Pew Research Center)에 따르면 82퍼센트의 사람들이 사회적 상황에서 스마트폰을 사용하는 것이 대화나 모임에 악영향을 미친다고 생각했지만 동시에 89퍼센트의 사람들이 사회적 상황에서 실제로 스마트폰을 사용한다고 응답했다. 브리티시 컬럼비아 대학교 연구진이 2018년에 수행한 연구는 저녁 식탁에 핸드폰을 올려놓을 경우 함께 자리한 사람들(혹은 본인이 먹은 식사)과의 상호 작용을 덜 즐기게 된다고 말한다. 친구, 가족, 직장 동료의 면전에서 계속 핸드폰을 보며 상대방을 무시하는 사람들은 이기적이고 무례하다는 평가를 받는다. 핸드폰을 너무 자주 들여다보는 사람의 배우자 또는 애인은 애정 관계에서 만족감이 떨어진다고 보고한다.

스마트폰은 우리의 애착 이불이 되어 다른 사람들과 교류해야 하는 사회적 상황을 피하고 이불 속에 파묻힐 수 있게 만든다. 그 안에 머무르는 10대와 청년층은 특히 사회성과 사교성 발달 면에서 큰 문제를 겪는다. 새로운 친구를 사귀거나 사업상 인맥을 늘리거나 연인 관계를 발전시켜야 할 때 매우 곤란해질 수 있다.

• 전자 기기는 불안, 스트레스, 외로움, 우울함을 부추긴다

하루에도 몇 시간을 핸드폰과 전자 기기를 사용하는 데 허비하는 사람은 이를 더 의식적으로 사용하는 사람들보다 고립감, 고독감, 우울감, 불안, 자살 충동을 겪을 확률이 더 높다. 과학자들은 우리의 몸과 마음은 몇 시간이고 액정 화면을 쳐다보면서 지내도록 설계되어 있지 않음을 지적한다. 전자 기기를 들여다봄으로써 가족이나 친구와 함께 시간을 보내거나 일을 하거나 요리를 하거나 운동 혹은 야외 활동을 즐기거나 몽상을 하는 것과 같이 전반적인 정신 및 감정 건강에 중요한 활동을 하는 데 쓸 수 있는 시간을 낭비하는 셈이다.

2018년 학술지 〈이모션〉에 실린 한 연구에서는 미국 10대 청소년 100만 명을 대상으로 조사를 실시했다. 그 결과 전자 기기 화면을 보는 시간이 가장 적었던 아이들이 문자, 소셜 미디어, 영상 통화, 웹 서핑, 비디오 게임 등을 하면서 가장 많은 시간을 보낸 아이들보다 유의미하게 행복한 것으로 나타났다. 연구진들은 화면 앞에서 긴 시간을 보낼수록 불행감이 증가한다는 사실을 밝혀냈다. 화면을 들여다보는 시간이 하루에 다섯 시간 이상인 사람은 한 시간 미만인 사람에 비해 자신이 불행하다고 느낄 확률이 두 배 높았다.

또한 스마트폰은 독특한 방식으로 우리 삶에 스트레스를 더한다.

스마트 기기들 때문에 사람들은 24시간 내내 인터넷에 연결된 상태에 놓이는데 이는 절대 좋은 일이 아니다. 정보가 시시각각 공유되며 언제든지 메시지와 뉴스를 받을 수 있다는 사실은 그 정보나 소식의 중요도와는 상관없이 스트레스 수준을 극적으로 증가시킨다고 연구진들은 밝힌다. 끊임없는 정보와 뉴스의 흐름은 핸드폰을 아주 잠깐이라도 확인하지 못하면 소외될지 모른다는 불안 심리인 포모 증후군(FOMO, Fear of Missing Out)을 촉발할 수 있다. 캘리포니아 주립 대학교 연구진이 수행한 2017년 연구는 전화나 메시지를 받지 못하는 상태가 일부 사람들에게 엄청난 스트레스로 작용한다는 점을 보여준다.

게다가 페이스북이나 인스타그램 같은 소셜 미디어는 다른 사람들과 자신을 비교하게 만든다. 소셜 미디어에서 볼 수 있는 것은 현실이 아닌 이상이며 상대방이 우리에게 공개하길 바라는 것일 뿐이지만 우리는 그것이 일반적인 표준이라고 착각한다. 이러한 비교는 무력감, 자존감 저하, 우울증을 유발할 수 있다.

• 스마트폰 때문에 하룻밤 사이에 겉늙을 수 있다

온라인으로 안티 에이징 크림이나 세럼을 검색하는 것은 신체 시계를 되돌릴 최선의 방법이 아니다. 〈산화 의학 및 세포 수명〉(Oxidative Medicine and Cellular Longevity)에 2018년 발표된 연구에 따르면 핸드폰은 피부 노화를 촉진하는 고에너지(High-energy) 광선을 분출함으로써 피부를 겉늙게 만들 수 있다고 한다. 하루에도 몇 시간씩 핸드폰을 보는 여성에게는 정말 무서운 소식이라 할 수 있다.

그뿐만이 아니다. 핸드폰을 너무 많이 사용하는 사람에게는 '스마트폰 목주름'(Tech Neck)이 생길 수 있다. 장시간 고개를 꺾고 핸드폰 화면을 쳐다볼 때 생기는 주름이다. 작은 글씨를 보느라 실눈을 뜨는 것 역시 눈과 이마 주변의 섬세한 피부 조직을 자극해 미세 주름을 만들 수 있다.

통화할 때 핸드폰을 얼굴에 직접 대면 피부가 얼룩덜룩해질 수 있다. 기기에서 발생하는 열로 인해 멜라닌 색소의 생성이 늘어나기 때문이다. 애리조나 대학교 연구진의 2010년 연구는 핸드폰에 변기 시트보다 열 배나 많은 박테리아가 살고 있다는 사실을 밝혀냈다. 따라서 핸드폰을 가까이하는 것은 피부뿐 아니라 전반적인 건강에 좋지 않다. 피부 문제에 대해 조금 더 부연하자면 헤드셋으로 통화하지 않는 이상 핸드폰 통화량이 많을 경우 피부 트러블이나 여드름이 생길 가능성이 높아진다.

• 교묘하게 잠을 뺏는 전자 기기들

오늘날 핸드폰부터 컴퓨터, 아이패드, 전자책 리더기, 텔레비전에 이르기까지 스크린이 장착된 거의 모든 기기는 블루라이트라 불리는 파장을 방출한다. 이 파장은 신체의 자연스러운 수면-각성 주기를 방해해 쉽게 잠들지 못하게 하고 잠든 상태를 유지하지 못하도록 막는다. 이 특성은 전자 기기 중독과 관련이 있다. 연구에 따르면 잠들기 전 컴퓨터와 스마트폰을 사용한 사람들은 더 일찍 전자 기기 사용을 멈춘 사람들보다 더 밤늦도록 깨어 있고 밤잠을 충분히 자지 못할 확률이 높다. 개인적인 경험에 비추어 보아도 잠들기 전에 이메일을 확인하고 뉴스 피드나 소셜 미디어를 보면 도저히 마음을 쉴 수 없다. 정신이 번쩍 들게 하거나 스트레스를 주거나 불안감을 주는 정보를 볼 가능성이 높다. 결과적으로 쉬어야 할 시간에 전전긍긍하게 되는 것이다. 만약 당신이 침대 맡에 핸드폰을 켠 상태로 두고 자는 70퍼센트에 속한다면 삑, 팅, 위잉, 딩동 같은 알람 소리에 자다가 깰 가능성이 높다.

• 저탄수화물 식단은 잊으라
: 디지털 단식이 실제 체중 감량에 도움이 되는 이유

전자 기기가 체중 증가와 관련이 있다는 것이 좀 의외일 수 있다. 하지만 노트북, 컴퓨터, 핸드폰은 단순한 기계가 아니다. 이 기기들은 우리의 삶에 개입해 우리를 통제한다. 예를 들어 핸드폰이나 노트북 사용에 중독되면 스트레스를 받고 충분한 수면을 취하지 못하는데 이 두 가지 요소는 모두 체중 증가를 일으킨다. 또한 여러 연구에 따르면 식사를 하면서 핸드폰이나 그 밖의 전자 기기를 사용할 경우 그저 문자를 하는 등의 단순 사용이라 하더라도 과식을 하거나 건강하지 못한 음식을 선택할 확률이 높아진다. 뭔가를 먹으면서 핸드폰을 보면 먹는 활동을 온전히 즐길 확률이 낮아지는데 이로써 충족감이 부족하다는 인식이 일어나 포만감을 느낄 때까지 더 먹게 되는 것이다.

첨단 기술은 우리가 무엇을 먹는지에도 영향을 미치지만 우리가 얼마나 움직이는지도 제어한다. 연구에 따르면 전자 기기 사용에 가장 심하게 중독된 사람들의 운동량은 매우 적다고 한다. 혹시 당신도 헬스장에 갈 때 항상 핸드폰을 챙기는가? 연구자들은 헬스장에서 운동을 하거나 조깅, 자전거, 등산, 걷기를 하면서 핸드폰을 사용하는 사람들은 심박수를 올리는 운동을 덜 한다고 이야기한다. 문자나 전화 때문에 운동을 일찍 끝내거나 중간에 휴식을 오래 취할 확률도 높아진다. 이와 비슷한 의미에서 전자 기기는 우리가 타고난 게으름을 맘껏 부릴 수 있도록 더욱 부추긴다. 우리는 옆방에 있는 가족이나 직장 동료에게 직접 가서 말하는 대신 침대에 누워 문자를 보내거나 전화를 한다. 또 손수 요리를 하거나 외식하러 나가는 대신 노트북으로 배달 음식을 시켜 먹는다. 의자와 소파에 붙어 버린 무거운 엉덩이를 떼야 하는 활동에 참여하는 수고를 대신해 내키는 프로그램을 내키는 때에 본다.

• 전자 기기는 자세, 시력, 손재주를 망친다

척추 상태가 30대나 40대와 비슷한 20대가 어쩌다 이토록 많아졌을까? 척추 지압사들은 주된 요인으로 단 하나를 지목한다. 바로 과도한 전자 기기 사용이다. 2014년 미국 정형외과 학술지인 〈국제 외과 기술〉(Surgical Technology International)에 발표된 연구에 따르면 전문가들은 우리가 핸드폰을 내려다볼 때마다 목과 등이 약 27킬로그램 이상의 부담을 지게 된다는 것을 문제로 꼽았다. 전자 기기를 사용하면서 취하는 구부정한 자세 때문에 이 같은 부하가 몇 달을 넘어 몇 년 동안 계속 지속되면 통증이 발생하는 것은 물론이고 지속적으로 자세 균형이 망가지는 문제가 발생한다. 심각한 경우에는 디스크 관련 질병이나 장기간에 걸친 신경 손상 문제가 나타나기도 한다. 이러한 무시무시한 결과들이 모두 단지 컴퓨터와 핸드폰에 시간을 너무 오래 썼기 때문에 일어난 일이다.

전자 기기들은 허리에만 손상을 가하지 않는다. 눈의 긴장을 유발해 시력을 떨어뜨린다. 이 긴장감은 미국인의 약 60퍼센트가 경험하는 심각한 질환으로 두통, 안구 건조, 시력 저하, 복시(Double Vision) 등을 유발한다. 전자 기기 사용을 줄이면 증상이 사라지기도 하지만 일부 사람들은 사용을 멈춰도 증상을 계속 겪는다. 전자 기기 화면에서 방출되는 블루라이트에 너무 많이 노출되면 특정 시각 세포가 변형되어 시력이 감퇴하고 더 심한 경우 시력을 상실할 수도 있다고 연구진들은 말한다.

마지막으로 스마트폰 화면 스크롤을 내리고 문자를 보내고 타이핑을 하는 동작은 손 떨림, 손목 통증, 손 전반에 걸친 염증 반응을 유발할 수 있다. 여러 연구가 핸드폰 사용과 손목 터널 증후군 사이의 관계를 밝혀냈다.

• 스마트폰을 사용하다 죽을 수도 있다

최근 교통사고 사망률이 상당히 증가했는데 미국 연방 안전 위원회(National Safety Council) 같은 주요 유관 기구는 그 원인을 운전자들의 주의 태만으로 꼽는다. 실제로 자동차 사망 사고의 15퍼센트가 운전 중 핸드폰 사용에 의한 것으로 이 문제가 매년 수천 명의 생명을 앗아 가고 수백 수천 명에 달하는 부상자를 발생시킨다. 미국 연방 도로 교통 안전 관리청(National Highway Traffic and Safety Administration) 소속 전문가들은 운전 중 핸드폰 사용이 약간의 음주 후 운전대를 잡는 것보다 훨씬 치명적이라고 말한다. 핸드폰을 쳐다보다가 충돌 사고가 발생하는 데까지는 겨우 3초밖에 걸리지 않는다. 이는 시속 약 95킬로미터로 달리고 있다고 가정할 경우 축구장 하나를 가로지를 수 있는 시간이다. 당신의 안전을 지킬 수 없다는 점만이 문제가 아니다. 부주의한 운전자는 상대 운전자, 동승자, 자전거 타는 사람, 행인을 죽이거나 불구로 만들어 버릴 수 있다. 한 번의 실수로 삶이 통째로 망가지는 것이다.

보행자 사망 사고 역시 최근 증가 추세인데 걸으면서 핸드폰을 쓰는 사람들이 폭증했기 때문이다. 뉴욕 같은 대도시에 살든 교외나 작은 마을에 살든 주변의 자동차나 트럭, 자전거, 고르지 못한 노면, 나무, 구덩이, 기둥 같은 것들에 주의를 기울이지 않으면 다칠 수도 있다. 길거리에서만 이런 일이 발생하지도 않는다. 연방 안전 위원회에 따르면 사람들이 가장 많이 다치는 이유도 핸드폰이다. 핸드폰을 보면서 걷다가 가구나 러그 같은 것에 발이 걸려 넘어지거나 혹은 앞에 물체가 있는 것을 보지 못하고 그대로 부딪혀 부상을 입는 식이다. 이런 이유로 위원회에서는 '보행 시 부주의'를 위험 목록의 한 요소로 간주한다.

당신의 이야기

당신이 스마트 기기에 중독되었든 혹은 충분히 잘 절제하고 있다고 생각하든 컴퓨터, 노트북, 태블릿, 스마트폰, 소셜 미디어를 쓰면서 보내는 시간을 줄이기는 결코 쉽지 않을 것이다. 기술은 너무 광범위하게 보편화되었고 당신이 생각하는 수준보다 훨씬 더 깊이 일상에 스며들어 있다. 이번 도전의 가장 어려운 부분은 기기 사용을 절제할 수 있는 최선의 방법을 찾는 일일 것이다. 만약 규칙적으로 길을 기회가 없고 만약 있다 하더라도 평소 핸드폰을 보지 않으며 걷는다면 내 첫 번째 목표였던 걸으면서 핸드폰 사용하지 않기는 당신이 이번 달 목표를 달성하는 데에 별 도움이 되지 않을 것이다. 아래에 소개할 첫 번째 팁이 결정적으로 중요한 이유다. 시간을 들여 당신의 전자 기기 사용량을 줄일 만한 가장 좋은 방법을 알아내야 한다. 일단 방법을 찾고 나면 나머지 아홉 가지 팁이 현실 세계에서의 삶을 다시 시작하도록 도와줄 것이다.

1. 시선을 화면에서 내면으로 돌리라

우리는 업무, 일상 습관, 개인적 선호 등에 따라 전자 기기를 사용하고 있다. 전자 기기 사용 양상 면에서 나의 가장 큰 문제는 핸드폰을 너무 많이 사용한다는 것이었지만 다른 사람은 컴퓨터, 노트북, 태블릿, 스마트 워치 등을 종합적으로 너무 많이 사용하는 것이 문제일 수 있다. 또 다른 사람은 특정 플랫폼, 예컨대 소셜 미디어나 이메일 혹은 웹 서핑에 중독되어 있을 수도 있다. 회복을 위한 첫 단계는 당신에게 영향을 미치는 문제가 무엇인지 아는 것이다. 그러니 시간을 들여 어디에서 어떤 기기를 사용하는 것이 문제인지 파악하라.

일단 문제가 무엇인지 확실해지면 중독의 종류와 매일의 습관과 생활 방식에 따른 개인별 맞춤 전략을 세울 수 있다. 예를 들어 당신이 하루에 5분 이상 걸을 여유가 없고 만약 있다고 해도 평소 핸드폰을 사용하지 않는 사람이라면 내가 시도했던 핸드폰 없이 걷기 도전은 도움이 되지 않을 것이다. 일일 스케줄을 분석한 뒤 언제 어떤 행동을 통해 전자 기기 사용량을 줄이거나 완전히 끊을지 분명히 결정하라. 호기심을 품고 열린 마음으로 기기 제한 방식을 어떻게 발전시킬 수 있을지 고민하라. 나도 처음엔 이번 달이 진행될수록 나에게 딱 맞는 방식으로 더욱 생산적인 습관을 갖게 되리라고는 생각하지 못했다. 일단 최소한 밥을 먹을 때나 사회적 모임 중에는 핸드폰 사용을 제한할 것을 권한다. 그러한 행동은 무례할 뿐만 아니라 당신의 인간관계에 지장을 주고 소화력과 전반적인 행복 수준을 떨어뜨린다.

2. 천 리 길도 한 걸음부터 시작하라

하루 종일 핸드폰을 들고 다녀야 하거나 컴퓨터로 계속 일해야 한다면 이 기기들을 몇 시간 동안 내리 사용하지 않는 것을 처음부터 목표로 삼고 무작정 덤벼들지 말라. 나는 현실적인 목표를 세워 도전을 지속하기 위해 거의 매일 반복하는 한 가지 활동을 골랐다. 그다음 적어도 그 활동을 하는 30분에서 한 시간 정도의 시간 중에는 핸드폰을 사용하지 않기로 결심했다. 그 결과 첫날부터 기기 사용 줄이기 도전에 성공할 수 있었다. 작은 목표를 설정하고 점진적으로 목표를 추가 설정하는 것이 달성 가능성이 없는 결승점을 목표로 삼고 시작하는 것보다 훨씬 낫다. 명심하라, 최종 목표는 기술 의존도를 줄이고 기기 활용 방식을 바꾸는 것이다. 이 목표에 가까이 가도록 돕는 활동이라면 무엇이라도 당신을 올바른 방향으로 이끌어 줄 것이다.

3. 알림을 끄라

우리가 핸드폰과 컴퓨터에 중독된 이유 중 하나는 이 기기들이 끊임없이 삑, 위잉, 톡, 딩동 하면서 새로운 메일이나 메시지, 트윗, 댓글, 뉴스, 심지어 아무 쓸모없는 업데이트 내용까지도 알려 주기 때문이다. 학자들에 따르면 이런 알림은 도파민 반응을 유발한다. 초 단위로 핸드폰을 계속 들여다보면서 확인하지 못한 일이 무엇인지 확인하는 가운데 우리가 더 중요한 사람이라는 느낌이나 세상이 전부 나를 신경 쓰고 있다는 느낌에 중독될 가능성이 높아진다고 한다. 그저 우리 핸드폰이 우리를 향해 울리고 있다는 그 사실만으로 말이다. 전문가들이 말하는 이 같은 중독을 끝내는 최고의 방법은 단순하다. 가장 중요한 연락 외의 모든 알림을 꺼 버리는 것이다. 확인하지 못한 내용은 언제든 원할 때 살펴볼 수 있다. 기계가 당신에게 뭔가 중요한 것이 있다고 알릴 때마다 일일이 모두 확인할 필요는 없다.

4. 당신의 디지털 기기 사용에 대한 조언에 귀 기울이라

내가 디지털 단식 도전을 시작할 때 달성하고 싶었던 가장 주된 목표는 아이들과 함께 있을 때 퍼빙을 줄이는 것이었다. 아이들은 이 문제를 예전부터 여러 번 언급하며 불평했다. 당신도 친구, 가족, 동료들의 도움을 받아 변화가 필요한 습관에서 벗어날 수 있다. 누군가 당신이 저녁을 먹는 동안 핸드폰을 보는 것에 대해 한 번이라도 질책한 적이 있는가? 친구들이 인스타그램에 자주 올라오는 당신의 사진에 대해 한 번이라도 이야기하거나 농담을 한 적이 있는가? 만약 아무도 당신의 행동을 지적하지 않았다면 두려워하지 말고 솔직한 조언을 구하라.

5. 다른 사람들을 반면교사로 삼으라

이번 달에 나는 주변 사람들이 어떻게 전자 기기를 사용하는지 주의를 기울여 살펴보았다. 그 덕분에 깜짝 놀랄 만한 성찰에 이르렀다. 예를 들면 레스토랑이나 바에 함께 간 사람들이 문자를 보내거나 이메일을 쓰거나 전화를 받는 것이 얼마나 무례한 행동인지 또 그렇게 함으로써 옆에 있는 연인이나 배우자, 친구 또는 가족의 기분이 얼마나 상하는지 확실히 인지했다. 또한 걸으면서 핸드폰을 보는 것이 얼마나 위험한 일인지도 인식하게 되었다. 무심코 취한 그 행동은 스스로를 위험하게 만들기도 하지만 주변의 다른 보행자, 자전거 타는 사람, 운전자까지도 위험하게 만든다. 또한 콘서트장, 강의실, 회의실에서도 핸드폰을 꺼 놓지 않은 사람들이 안타깝게 느껴지기 시작했다. 어떤 행사나 순간을 오롯이 즐기기보다 소셜 미디어에서 남들에게 보여 줄 사진을 찍는 데 혈안이 된 사람들을 볼 때도 비슷한 느낌이 들었다. 다른 사람들이 전자 기기를 사용하는 방식에 좀 더 관심을 기울이면 그들의 행동이 결국 본인의 행동이라는 것을 깨달을 수 있다. 그러고 나면 다른 사람들을 배려하지 않는 행동들을 이내 바꾸고 싶어질 것이다.

6. 불편함에 익숙해지라

대부분의 사람들은 전자 기기가 제공하는 끊임없는 자극에 익숙해진 상태다. 무언가를 기다려야 할 때면 우리는 핸드폰을 본다. 기차나 엘리베이터가 오기 전에 친구를 기다릴 때 약속 시간까지 여유가 생기면 화면에 시선을 고정한 채 스크롤을 내리면서 무념무상으로 기기를 사용한다. 이런 행동을 멈추고 오롯이 자기 자신에게 집중하려면 처음에는 좀 불편할지도 모른다. 지루한 시간 낭비 같다는 생각이 들어서일 수도 있고 마주하고 싶지 않은 문제가 떠오르기 때문일 수도 있다. 하지만 이것이야말로 디지털 중독 전문가들이 '우리가 해야 하는 일'이라고 콕 집어 지적한 바로 그 일이다. 우리 자신과 내면의 시간을 보내는 것, 몽상하는 것, 문제에 끝까지 천착하는 것, 무엇보다도 나 자신이 누구이고 우리가 어떻게 느끼는지에 대한 문제를 편안하게 다루는 법을 배우는 것 말이다. 전자 기기를 사용하지 않는 시간이 지루하고 불편하게 느껴질지라도 이를 견뎌 낸 뒤에는 궁극적으로는 훨씬 행복해질 것이다. 또 그 어느 때보다 자기 자신을 선선히 받아들이게 될 것이다.

7. 동료와 친구들, 가족들에게 연락이 되지 않을 거라고 미리 알리라

내가 휴가 기간에 온라인 상태를 쉽게 벗어날 수 있었던 것은 부재중 알림 메일을 설정한 덕분이었다. 이렇게 함으로써 동료와 환자들이 내 답장을 기대하거나 기다리지 않을 거라고 확신할 수 있었다. 또한 친구들, 아이들, 부모님에게 내 도전에 대해 미리 알렸다. 대단히 위급한 상황이 아니라면 저녁을 먹거나 산책을 하거나 휴가를 떠나 있는 동안 문자나 이메일에 답하지 않을 수 있다는 점을 분명히 했다. 이러한 절차를 거친 덕분에 한 달 동안 불필요한 문자나 전화, 이메일을 현저하게 줄일 수 있었다. 동료, 친구, 가족과 함께 있을 때면 의도적으로 핸드폰을 덜 사용하게 된다는 장점도 있었다. 내 도전을 알고 있는 사람들 앞에서 불필요하게 핸드폰을 사용하면 얼마나 우스워 보일지 의식할 수밖에 없었다. 결론은 이렇다. 거의 모든 도전에서 똑같은 말을 반복하고 있기는 하지만 이번 달 도전 목표를 지인들에게 공유하면 상상 이상으로 목표 달성에 확실히 도움이 될 것이다.

8. 문자와 이메일은 가상 공간에서의 소통임을 주지하라

당장 생존을 위협하지도 않는 문제에 대해서 문자 또는 이메일로 한밤중이나 꼭두새벽이나 주말에 대화하는 것이 싫다면 동료, 친구, 가족에게 같은 일을 저지르지 말라. 전자 기기를 신중하게 사용한다는 것은 곧 다른 사람의 사용 방식도 고려한다는 의미다. 단순히 안부를 확인하거나 상대방을 생각하고 있다는 점을 알리고 싶어서 문자를 보내는 거라면 이런 의도를 더 의미 있게 전달할 수 있는 연락 방법을 고려해야 한다. 예컨대 자필 메모를 남기거나 전화를 하는 등의 소통 방식 말이다.

9. 밤에는 방해 금지 모드를 설정하라

한밤중에 울려 대는 문자, 이메일, 소셜 미디어 알림에 깨야 할 이유는 없다. 어쨌든 바로 답하지는 않을 것 아닌가? 그러니 밤에는 방해 금지 모드를 설정하라. 이 모드를 사용하면 문자, 이메일, 전화나 다른 여러 메시지를 받기는 하겠지만 핸드폰에서 발생하는 반짝거림이나 진동이나 어떤 소음으로 깨어나는 일은 발생하지 않을 것이다. 만약 가족이나 일과 관련한 긴급 알림이나 문자를 놓칠까 봐 걱정된다면 특정 번호로 오는 전화와 메시지를 방해 금지 모드에서 제외하도록 설정할 수도 있다.

10. 핸드폰에 목숨 걸지 말라

핸드폰 없이 걷기를 시작할 무렵에는 이 행동의 위험성을 제대로 인식하지 못했다. 하지만 일단 도전을 시작하니 그동안 매일 핸드폰을 보면서 걷느라 내 목숨을 얼마나 큰 위험에 몰아넣고 있었는지 깨달았다. 걷거나 운전하면서 문자를 하는 행위로 매년 수천 명이 죽거나 다친다. 당신은 매일 스스로의 목숨은 물론 다른 사람들의 목숨까지도 위험에 몰아넣고 있는 셈이다. 또한 이러한 행동은 당신의 디지털 기기 사용법에 문제가 있음을 알려 주는 신호이기도 하다. 이번 달 도전을 시도해야 할 이유가 떠오르지 않는다면 최소한 당신의 목숨을 지키기 위해서라도 해야 한다고 생각하라.

9월

당 섭취 줄이기의 달

때로는 실패가
더 큰 가르침을 주는 법!
나의 도전은 아직 끝나지 않았다

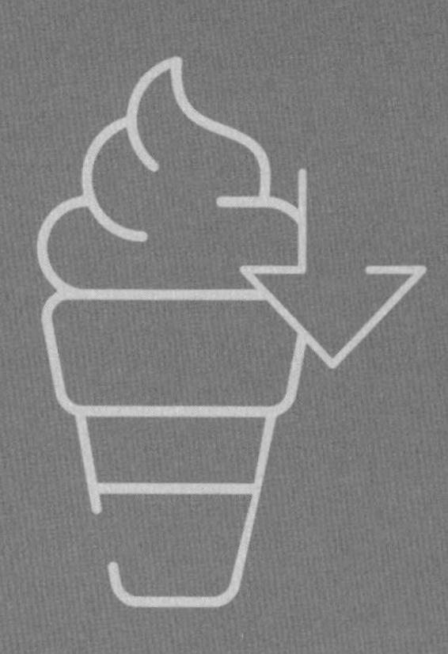

SEPTEMBER

나의 이야기

단것, 그것은 비유로든 실제로든 만찬의 백미다. 미국인은 그 어느 때보다 많은 당류를 섭취하고 있는 동시에 당류가 건강에 얼마나 나쁜지를 전하는 뉴스에 시달리고 있다. 당분을 많이 섭취하는 것이 심장과 뇌와 몸에 얼마나 해롭고 전반적인 신체적·심리적·정서적 건강에 얼마나 악영향을 미치는지에 대한 뉴스는 차고 넘친다. 과도한 당 섭취의 해악은 절대로 끝나지 않을 주제다. 의사이자 영양학자이자 현직 의학 전문 기자로서 나는 거의 매일 환자들과 이에 대해 이야기한다. 설탕 섭취 양상에 대한 뉴스 꼭지만 해도 최소 한 달에 한 번 이상 소개하는 듯하다. 나를 비롯한 수많은 사람들이 일일 당 섭취를 어떻게 줄일 것인가 하는 문제에 빠져 있다. 이 책에서도 빼놓을 수 없는 이야기다.

고백하건대 나는 행운아다. 기본적으로 단 음식을 좋아하지 않는다. 나는 단것을 거의 먹지 않는데 당류가 포함된 정제 탄수화물 자체를 피하고 있다. 달달한 것들이 애초에 당기지 않고 디저트도 거의 먹지 않는다. 알레르기 때문에 여러 단 과자들을 먹지 못한다는 점도 당 섭취량이 적은 이유 중 하나다. 이번 달 도전을 시작하기 전 나의 설탕 섭취에 점수를 매겨 보라고 했다면 아마 스스로에게 B+를 주었을 것이다. 예전에 내 설탕 섭취량을 계산해 보면 늘 25그램을 훨씬 밑돌았다. 25그램은 WHO에서 권장하는 여성 일일 당류 섭취 최대치다.(남성들은 운 좋게도 그보다 약간 더 많은 하루 38그램이 최대 권고량이다.)

설탕 섭취의 측면에서 평소 꽤 잘해 왔다고 느꼈지만 첨가당 섭취량을 더욱 줄여서 내 평균 점수를 A+까지 끌어올릴 수 있을지 궁금해졌다. 전반적인 건강을 위해 설탕 섭취를 제한하고 싶다는 의지가 그만큼 강했다. 또한 거의 모든 종류의 당 섭취를 제한하는 일이 활력 수준과 지속적으로 나를 괴롭혀 온 피부 트러블에 어떤 영향을 미치는지도 알고 싶었다. 그에 더해 체지방 감소와 복부 팽만감 개선에도 도움이 되는지 확인하고 싶었다. 최종적으로 나는 WHO 권장량인 일 25그램 이하로 당류 섭취 제한하기를 이번 달 도전 목표로 삼기로 최종 결정했다.

첨가당이란 무엇인가? 거의 모든 가공식품 포장 뒷면에는 원재료

목록이 적혀 있고 그 사이에 첨가당이 숨어 있는 경우가 많다. 첨가당은 다양한 이름 아래 자기 정체를 숨긴다. 수크로오스, 과당, 글루코오스, 덱스트로오스, 락토오스, 말토오스, 콘시럽, 현미 조청이 바로 첨가당이다. 천연당 사이에 자리 잡고 있는 경우도 있다. 과일, 과일즙, 꿀, 메이플 시럽, 아가베, 당밀, 과즙 농축액 같은 이름으로 자신의 신분을 감추고 첨가되어 음식이나 음료에 단맛을 더한다. 첨가당은 스파게티 소스, 샐러드 드레싱, 요거트, 시리얼, 단백질 바 등 그리 달지 않은 제품에도 들어가 있다. 첨가당은 통곡물, 유제품, 콩류, 채소 등에 자연적으로 포함되어 있는 천연당과는 성격이 다르다. 천연당은 건강에 부정적인 영향을 미치지도 않고 WHO의 일일 당류 섭취 권장량에도 포함되지 않는다.

이번 달 도전을 시작하기 전 나는 일일 당분 섭취량의 대부분을 시판 그릭 요거트로 채우고 있었다. 조미료인 케첩, 샐러드 드레싱, 호밀 크래커에 바나나를 올려 먹을 때 뿌리는 꿀로도 일부 섭취했다. 또한 와인과 아포가토, 그러니까 내가 아주 특별한 날에만 가끔 먹는 바닐라 아이스크림을 올린 에스프레소에 들어가는 양도 계산에 포함했다.

나는 단 음식을 모범적인 수준으로 적게 먹지만 쿠키와 브라우니만큼은 예외다. 특히 홈메이드 쿠키는 내 최대 약점이다. 클로이는 기숙 학교에서 집으로 돌아오는 날이면 늘 이 두 가지 간식을 만들어 집으로 가지고 왔다. 솜씨도 꽤 좋았다. 나는 딸아이가 만든 간식을 나도 모르게 바닥이 드러날 때까지 멈추지 못하고 먹어 버리곤 했다.

이런 이유로 클로이가 없을 땐 절대 쿠키와 브라우니를 집에 두지 않았다. 이미 만들어 둔 것은 친구들에게 나눠 주거나 학교에 가져가라고 다독이곤 했다. 하지만 이번 달만큼은 쿠키와 브라우니의 위협을 신경 쓰지 않기로 다짐했다. 마음만 먹으면 자제력을 발휘할 수 있으며 달성해야 할 목표가 있으니 30일 동안 유혹 근처에도 가지 않을 거라고 생각했다. 사실 나는 이번 달 도전이야말로 식은 죽 먹기라고 자신하고 있었다.

1 weeks •

설탕이 식탐과 자기 절제에 미치는 믿기 어려운 영향력

이번 달 나의 새로운 목표는 명확했다. 내가 먹는 모든 음식의 라벨을 읽고 당류의 그램 수를 계산해 항상 25그램 이하로 당 섭취를 제한하는 것이었다. 이번 달 목표와 이를 측정할 방법 모두가 너무나 분명했다. 지난달 디지털 단식 도전에는 분명히 애매모호한 부분이 있었고 목표를 달성하기 위해 어떤 방법을 써야 할지 많은 고민이 필요했다. 이번에는 그럴 필요가 없었다. 게다가 실패할지도 모른다는 두려움도 없었기 때문에 이번 주는 순조롭게 시작했다. 매일 25그램 이하로 당 섭취를 제한하는 데 아무런 문제가 없었다. 모든 것이 순항하는 듯했다. 도전 3일 차, 아버지 집에서 열린 가족 모임에 참석하기 전까지는 말이다. 나는 아버지의 친구분들과 함께 도전을 까맣게 잊을 정도로 즐거운 시간을 보내고 있었다. 그때 아들 알렉스가 뉴욕 명물이라 자신할 수 있는 자크 토레(Jacques Torres)의 초코칩쿠키를 들고 걸어 들어왔다.

자크 토레 쿠키를 먹어 본 적이 없다면 당신은 아직 완벽한 쿠키를 영접하지 못한 것이다. 엄청나게 크고 맛 좋은 갓 구워 낸 따끈한 원반을 상상해 보라. 쿠키는 웬만한 팬케이크만 했고 알레르기 유발 재료는 하나도 들어 있지 않았다. 아들이 쿠키를 들고 오는 것을 보면서 처음 든 생각은 이것이었다. **'망했다.'**

저녁 식사가 끝나고 쿠키가 달콤한 향기로 그 위용을 뽐내며 모든 사람에게 전달되는 동안 나는 마치 스테이크를 눈앞에 둔 강아지가 된 듯한 기분이 들었다. 나는 반 무의식적으로 도전 따위는 머릿속 저편으로 던져 버렸다. 쿠키를 절반으로 쪼개서 맛만 조금 봐야지 하는 생각으로 베어 물었는데 눈 깜짝할 새 쿠키 하나가 사라져 버렸다. 마치 무언가에 중독된 사람처럼 나쁜 줄 알면서도 멈출 수가 없었다. 나는 고개를 가로저으며 허탈하게 웃을 수밖에 없었다. 이제 겨우 3일 차인데 단번에 일주일치에 가까운 설탕을 먹어 버린 것이었다. 와인이나 테킬라 한 잔을 마신 정도는 비난거리도 아니었다. 당시 나는 술을 굉장히 조심해서 마시느라 식사를 잘 챙겨 먹는 날엔 하루 한 잔조차도 허투루 마시지 않았다. 유일한 위안은 그날 밤 쿠키를 싸 오지 않았다는 것뿐이었다. 만약 그랬다면 아예 멈추지 못했을지도 모를 일이었다.

곧바로 본래 궤도로 돌아오긴 했지만 주말이 되자 나는 또다시 탈선하고 말았다. 이번 주말에는 클로이가 집에 오기로 되어 있었다. 나는 고농축 카카오 성분이 근육 회복에 도움이 된다는 연구 논문을 읽고 딸아이에게 엄청 큰 다크 초콜릿을 사 줘야겠다고 생각했다. 이것이야말로 명백한 합리화의 산물이었다. 클로이는 자기 돈을 주고 초콜릿을 사 먹는 아이도 아니고 다크 초콜릿을 별로 좋아하지도 않는다. 또한 나는 연어나 플레인 요거트같이 훨씬 더 건강한 음식도 근육 회복에 도움을 준다는 사실을 알고 있었다. 하지만 난 초콜릿을 원했다. 초콜릿이 나를 부르고 있었다.

클로이가 도착하기도 전에 나는 초콜릿 바 포장을 하나 벗겼다. 한 조각만 먹겠다고 스스로 말해 놓고 절반을 먹어 치워 버렸다. 심지어 이건 일반 초콜릿보다 훨씬 컸다. 나는 초콜릿에 사족을 못 쓰는 사람도 아니었다. 하지만 웬걸, 이상하게도 마치 초콜릿을 못 먹어서 안달난 사람처럼 게걸스럽게 먹어 치운 것이다. 나는 이번 달 도전이 무척 쉬울 거라 생각했다. 하지만 한 주가 채 지나기도 전에 평소라면 한 달에 걸쳐 섭취할 만한 당분보다 더 많은 양을 섭취해 버렸다. 박탈 효과 때문이었다. 금주와 붉은 고기 섭취 제한에 도전하던 때에 이미 경험한 바 있었다. 하지만 이번 설탕의 유혹은 훨씬 강력해서 단것 중독을 얼마나 성공적으로 극복할 수 있을지 의구심이 들기 시작했다.

첫째 주를 마친 나는 벌써 패배자가 된 기분에 휩싸였다. 수분 보충의 달, 육식보다 채식 위주의 달, 유산소 운동의 달에 그랬던 것과 비슷했다. 도전의 4분의 1을 개운하고 가벼운 기분으로 마무리하기는

커녕 일주일을 완전히 망친 채 더부룩한 상태로 주말을 보냈다. 물론 내가 먹은 것이라곤 고작 큰 쿠키 하나와 특대 초콜릿 절반에 불과했다. 하지만 이것들은 당 섭취 줄이기 도전을 하기 전에는 입에 대지도 않던 것들이었다. 내가 꿈꿔 왔던 A+ 점수를 안겨 줄 음식이 아니라는 것만큼은 확실했다! 아예 이번 주는 없던 셈 치고 2주 차를 1주 차로 바꾸어 도전을 다시 시작할까 하는 생각까지 들었다. 하지만 이내 마음을 다잡았다. 실패 역시 실험의 일부이며 내가 해야 할 일은 다시 궤도에 오르는 것뿐이다.

2 weeks •

모르는 사이에 빠져 버린 비밀스러운 설탕 중독

두 번째 주간을 맞아 나는 쿠키나 초콜릿에 빠지지 않고 당분 섭취 수준을 예전처럼 낮추기로 결심했다. 주중에는 성공적이었다. 신체적·심리적 상태도 훨씬 나아졌다. **'봐, 지난주는 좀 유별난 경우였어. 나는 할 수 있다고!'** 이렇게 생각했다. 주말에 있을 클로이의 하키 토너먼트를 보러 캐나다로 가는 비행기에 오른 금요일까지는 그랬다.

청소년 스포츠 리그가 있는 주말은 건강한 식사와는 거리가 멀다. 푸짐한 식당 음식, 가공 단백질 바, 단맛이 강한 스포츠 음료가 곳곳에 가득했다. 좋은 성과를 내야 하는 고등학교 운동선수들에게는 별 문제가 없는 것들이지만 말이다. 이 사태를 예상하고 있었던 나는 육식보다 채식 위주의 달에 썼던 건강한 대체법들을 계속 염두에 두고 저탄수화물과 채식 위주의 식단을 유지했다. 이 방법으로 시합이나 트렁크 파티 동안은 잘 대처해 온 편이었다. 하지만 당 섭취 줄이기 도전을 하고 있는 이 시기에는 저녁에 단것을 피할 수 있는 행운이 오지 않았다.

시합을 마친 저녁에 클로이가 아이스크림을 먹고 싶다고 했다. 아이스크림은 쿠키나 브라우니만큼 내 구미에 맞는 음식이 아니다. 하지만 클로이가 가자고 한 가게는 미국과 유럽 쪽에서는 최고의 홈메이드 아이스크림을 판다고 손꼽히는 가게였다. 줄을 서서 기다리는 동안 정말 맛있어 보이는 아이스크림을 들고 나가는 수많은 사람들을 목격했고 그걸 보는 내 입안에도 침이 고이기 시작했다. 카운터에 도착했을 때 결국 참지 못하고 오레오 크럼블을 추가한 쿠키 앤드 크림 키즈 사이즈를 주문했다. 이 조그마한 걸 그렇게 먹고 싶어 했다는 사실이 정말 놀라웠다. 나는 일말의 죄책감도 느끼지 않고 정말 맛있게 먹어 치웠다. 그 뒤 믿을 수 없게도 단것이 더 당기기 시작했다. 그릭 요거트나 그래놀라 바 같은 것이 아닌 정말 달달한 디저트를 먹고 싶어졌다. 정확하게 그 반대로 행동해야 하는 이 시점에 말이다.

한 가지 변명을 하자면 나는 당 줄이기 도전을 하고 있지 않을 때라면 특별한 장소나 상황에서 달콤한 간식을 즐겨도 아무 문제가 없다고 생각한다. 체중 감량을 원하는 환자들에게조차도 가끔은 의도치 않게 어떤 것이 눈에 들어와 먹고 싶다는 생각이 들면 상황에 맞춰 충분히 먹어도 된다고 말해 주곤 한다. 그러지 않으면 도리어 박탈감을 느껴 실패했다고 단정해 버리게 되기 때문이다.

이번 상황의 경우 나는 딸과 함께 외국에 나와 세계적으로 유명세를 떨치는 디저트 가게에 와 있었다. 어느 화요일 밤 아파트 맞은편 아이스크림 가게에 간 상황이 아닌 것이다. 일부러 그곳을 피하거나 꼭 가 봐야 한다며 나서서 클로이를 꼬드기지도 않았다. 그저 평범한 주말을 보내고 있었다. 객관적으로 보면 그리 큰 문제가 아니었다. 하지만 바로 지금 이 순간에는 큰 문제였다. 스스로 단것을 거절할 수 없는 상태가 된 듯했기 때문이었다. 이런 경험은 난생처음이었다. 금주의 달에 술잔을 계속 거절하는 데에는 아무 문제가 없었다. 하지만 이건 중독이었다. 그리고 증세가 점점 더 심해지고 있었다.

뉴욕으로 돌아온 다음 날 아들 알렉스가 테이츠 베이크 숍(Tate's Bake Shop)의 초코칩쿠키 봉지를 들고 집에 왔다. 나는 아무 망설임 없이 하나를 뚝딱 해치웠다. 그리고 쿠키가 작고 납작하니까 2개 정도 더 먹기로 했다.

이때부터 지난 2주간보다 훨씬 더 많은 당을 섭취한 부작용이 느껴지기 시작했다. 몸이 둔해지고 속이 더부룩해졌으며 메스꺼움마저 느껴졌다. 더 최악인 점은 그래도 디저트를 계속 먹고 싶었다는 것이다. 먹고 나니 기분이 아주 나빠졌는데도 더 많은 설탕을 원했다. 그날 밤 나는 쿠키나 다른 먹을 것이 더 없는지 찾기 위해 단것을 향한 욕망을 충족해 줄 음식이라면 뭐라도 먹을 기세로 부엌을 서성거렸다.

주말을 맞이한 나는 스스로에게 실망했다. 그뿐만이 아니라 스스로 저지른 참담한 실패에 너무 화가 났다. 지난 14일 동안 단순 당분도 아닌 디저트 음식을 지난 몇 달 동안 먹은 것보다 훨씬 더 많이 먹었다. 이번 도전이 내 안에 숨어 있던 당 중독의 실체를 깨운 것은 아닌지 의심스러울 지경이었다. 예상과 180도 다른 터무니없는 전개에 헛웃음이 나왔다.

지난 금주의 달에 그러했듯 이번 달에도 내 목표를 주변 사람들과 미리 공유했어야 했다는 점을 뒤늦게 깨달았다. 주변에 알려 뒀다면 목표에 대한 책임감도 생겼을 것이고 클로이나 알렉스가 내가 가장 좋아하는 디저트를 들고 집에 올 가능성도 줄었을 것이다.

그보다 더 큰 깨달음은 단맛 중독의 실상에 대한 것이었다. 대부분의 사람들처럼 나 역시 설탕에 대한 의존이 약물, 알코올, 담배, 도박 중독처럼 강력할 것이라고는 전혀 생각하지 않았다. 광고에서 영화에서 음악에서 그 외 여러 문화적 맥락 속에서 우리 사회는 단것에 집착하고 과식하는 태도를 희화화하거나 심지어 조금은 찬양하기까지 한다. 하지만 직접 느끼기에 이 중독은 정말 심각했고 그 결과도 명백했다. 이전의 자신감은 갈 곳을 잃었다. 3주 차 도전을 해낼 수 있을지 걱정되었다.

3 weeks •

실패는 어떻게 성공만큼 많은 것을 깨닫게 하는가

당 섭취를 하게 되는 패턴이 눈에 들어오기 시작했다. 직장-집 루틴에서 벗어나지 않는 한 당 섭취를 제한하는 데에는 큰 문제가 없었다. 이번 주 역시 지난주와 마찬가지로 방송 출연과 진료, 운동을 하느라 무척 바빴다. 당 섭취 줄이기 도전을 방해할 어떤 특별한 상황도 벌어지지 않았기에 시작은 순조로웠다. 하지만 그렇다고 해서 막 드러나기 시작한 단것에 대한 욕망이 줄어들지는 않았다. 하루는 저녁 식사 후 〈굿 모닝 아메리카〉 방송 준비를 하고 있는데 갑자기 단것을 먹고 싶다는 생각이 들었다. 나는 플랭크와 팔 굽혀 펴기로 주의를 돌려보려 애썼다. 평소에는 이 방법으로 야식을 먹고 싶은 마음을 다잡을 수 있었다. 그런데 이번에는 먹히지 않았다. 그래서 평소 단것이 당길 때 으레 하던 대로 바나나를 올리고 꿀을 뿌린 호밀 크래커를 먹기로 했다. 하지만 이번에도 소용없었다. 단것에 대한 갈망이 얼마나 빠르고 강력하게 밀려드는지 너무나 놀라웠다.

주말을 앞두고 내 일상은 예기치 못하게 빗나가 버렸다. 서류를 가지러 아주 잠깐 사무실에 들렀을 때였다. 우연히 함께 일하는 간호사를 만났는데 그녀의 손에 테이츠 쿠키가 들려 있었다. 이 쿠키에 대해 열변을 토한 지 겨우 일주일이 지났을 뿐인데 말이다. 그리고 지난주와 마찬가지로 이번에도 저항하지 못하고 쿠키 2개를 먹어 치워 버렸다. 당초 사무실에 들른 이유였던 서류를 찾기도 전이었다.

이 시점에 나는 뭔가 심각하게 잘못되고 있음을 깨달았다. 그리고 아주 신중하게 행동하기 시작했다. 우선 간호사에게 쿠키를 도로 가져가고 다시는 사무실에 가져오지 말라고 부탁했다. 우리는 14년 동안 함께 일한 사이였기에 그녀는 내가 본인에게 유감이 있어서가 아니라 건강한 식습관을 갖기 위해 부탁했다는 점을 충분히 이해했다. 게다가 우리는 매년 명절 전후로 이런 상황을 꾸준히 겪어 왔다. 쿠키, 파이, 초콜릿 등 환자들이 보내는 여러 간식을 진료실에서 치우는 일 말이다. 우리는 우스갯소리로 이런 것들을 '방해물'이라고 불렀다. 그날 밤 내가 간호사에게 한 부탁은 예측 가능한 미래를 위해 내 눈앞에서 방해물을 치워 달라는 것이었다. 이렇게 단호하게 부탁한 것만으로 내 기분은 훨씬 나아졌다. 또한 나는 3주 차에 접어들면서 매일 아침 명상을 했고 물도 더 많이 마시기로 결심했다. 올해 도전한 과제들 중에서 식욕을 안정시키는 데 큰 도움을 준 방법들이었다. 나는 이번 도전에 대한 주도권을 이제야 쥐었다고 느끼기 시작했다. 실패해 버렸다고 주저앉는 대신에 말이다.

주말에 나는 남자 친구를 만나러 보스턴에 갔다. 그리고 그날 저녁 친구들과 함께 보스턴에서 내가 가장 좋아하는 식당에서 저녁을 먹었다. 나는 웬만한 식당에서는 디저트를 잘 주문하지 않는다. 알레르기 반응을 일으키는 재료가 포함되어 있을지도 모르기 때문이다. 하지만 이 식당에는 수도 없이 와 보았고 여기서 파는 시나몬 설탕을 뿌린 작은 도넛에는 알레르기를 일으키는 어떤 재료도 들어 있지 않다는 것을 잘 알고 있었다. 머릿속으로는 이미 캐나다의 아이스크림 가게에서 했던 합리화를 마친 상태였다. 주말 저녁 친구들과 함께 내가 가장 좋아하는 레스토랑에서 자그마한 도넛을 먹는 경험은 고유하고도 피할 수 없는 부분이라 생각했다. 감사하게도 나는 도넛을 딱 1개 만 먹었다. 하지만 몇 개를 먹었는지는 더 이상 중요하지 않았다. 실패했다는 느낌이 다시 몰려들었다.

그제야 비로소 이번 달을 마칠 때 거울 속에 비친 나 자신에게 당 섭취 줄이기 도전에는 실패했음을 인정해야 한다는 것을 깨달았다. 첫 실패였다. 비록 유쾌한 경험은 아니었지만 성공했을 때보다 확실히 더 많은 것을 배웠다. 이번 도전에 실패하지 않았다면 당 중독과 단것에 대한 욕망이 얼마나 강력한지 절대로 깨닫지 못했을 것이고 매 시간 이런 갈망으로 고통받는 환자들에게 절대 공감할 수 없었을 것이다. 첨가당을 너무 많이 섭취했을 때 발생하는 무기력, 짜증, 엄청난 부대낌, 메스꺼움 등의 신체 변화를 느끼면서도 여전히 단것에 굶주린 상태가 지속되는 상황을 절대 이해할 수 없었을 것이다.

이번 달을 시작하던 당시의 내가 얼마나 오만했는지를 돌아보았다. 그리고 처음부터 계획이 너무 엉성했다는 사실을 깨달았다. 누구나 설탕에 중독될 수 있다. 사실 나 역시 늘 그래 왔다. 다만 실제로 설탕을 얼마나 많이 섭취하는지 주목하지 않았던 것뿐이었다. 나는 스스로가 당 섭취를 자제할 수 있을 거라고 착각했다. 하지만 이제는 잘 안다. 중독은 치명적이지는 않을지언정 내가 통제할 수 없이 압도적이라는 것을. 이런 이유 때문에 나는 설탕을 덜 먹는 도전을 다음 달까지 계속하기로 다짐했다. 패배감은 잠시 한편에 밀어 두고 마지막 주를 실수 없이 마무리해야 했다.

지난 몇 주간의 기록을 돌이켜 보건대 이번 주에도 똑같은 레퍼토리가 반복될 것 같았다. 새로운 다짐이 무색하게도 나는 주중에 한 환자가 가져온 다크 초콜릿에 무너지고 말았다. 건강을 기원하는 의미로 건넨 것이었기에 나 역시 고마운 선물로 받아들였다. 나는 그 초콜릿의 절반을 먹었다.

그 후에는 실망감과 의구심 때문에 점점 더 괴로워졌다. 이번 주는 도전 마지막 주였다. 작게나마 성공을 거두기 위해 어떤 단것도 먹지 않기로 다짐한 그 일주일 말이다. 하지만 웬걸, 나는 또다시 충동을 참지 못하고 마치 초콜릿이 신선한 케일이라도 되는 양 빠르게 먹어 치워 버렸다. 그나마 다행인 것은 이것이 이번 주의 마지막 실수였다는 점이다.

9월이 끝나 갈 무렵이 되어서야 나는 도전에 처참히 실패했다는 것을 받아들였다. 그러나 동시에 어떤 도전을 했을 때보다 더 많은 것을 배우는 데에는 성공했다고 생각했다. 그리고 이것이야말로 이 책이 말하고자 하는 바임을 깨달았다. 바로 자기 실험(Self-experimentation)이 매우 중요하다는 점이었다. 또한 이 실험을 통해 내가 다른 사람들 못지않게 단것을 심각하게 갈망하고 있다는 사실을 알았다. 한 번도 의식한 적 없지만 이 열망은 언제나 존재했다. 단것에 대한 욕망과 소비의 악순환을 일으켜 결국 중독으로 나아가는 바로 그 문제가 나에게도 있었다.

마지막 주를 맞이했을 때 나는 단것에 아예 속수무책이 되었다. 누군가가 쿠키나 초콜릿을 권하면 과거에 한 다짐이나 목표에 대한 집념, 목표를 이루기 위해 발휘했던 성실함과는 아무 상관없이 그것을 받아먹었다. 사실 키즈 사이즈 아이스크림 컵이나 작고 달달한 도넛 하나쯤은 그리 해롭지 않을지도 모른다. 하지만 고농축 첨가당은 그 양이 어떻든 상관없이 단것을 먹고 싶다는 욕망을 일깨우고 통제할 수 없는 수준으로 부추긴다.

당 섭취에서만큼은 모 아니면 도 접근법이 훨씬 더 효과적이었다. 이것은 내 금주 도전의 핵심 전략이기도 했다. 일주일에 와인 한두 잔 정도는 마셔도 된다고 허락했다면 아마 마시고 싶은 생각이 들 때마다 더 마셔도 된다고 합리화했을 것이다. 이번 달을 시작하면서 나는 쿠키 한 입, 초콜릿 한 조각만 먹으면 거기서 멈출 수 있으리라 착각했다. 다른 누군가에게는 가능할지 모르지만 내 경우엔 아니었다. 아예 입에 대지 않든지 애초에 생각보다 더 많이 먹을 가능성이 있다는 점을 받아들였어야 했다. 어떤 사람들은 세 숟가락만 먹기 같은 규칙도 충분히 잘 지킨다. 음식의 맛만 즐기고 숟가락을 내려놓을 수 있는 사람들이다. 하지만 디저트는 그것이 불가능했다. 비록 그렇지 않다고 착각했지만 말이다.

가장 중요한 깨달음은 이번 달 목표를 통해 실패가 무엇인지 배웠다는 것이다. 이토록 도전 하나에 무참히 깨지고 애먹은 적은 처음이었다. 하지만 그 과정에서 두 가지 큰 교훈을 얻을 수 있었다. 첫째, 나 자신을 용서하는 방법을 배웠다. 무언가에 실패했다고 내가 실패자가 되지는 않는다. 나는 여전히 나 자신이고 모든 방면에서 나를 **나답게** 만들어 주는 일들을 훌륭하게 잘 해내고 있었다. 둘째, 한 주 목표 달성에 실패했음에도 매주 새로운 마음가짐으로 도전을 계속 시도하면서 인내심을 배웠다. 그 덕분에 이번 달 당 섭취 줄이기 도전을 10월까지 이어 갈 수 있었고 이번에 깨달은 모든 교훈을 적용해 성공 가능성을 높일 수 있었다. 때로는 도전을 정복할 최선의 접근법을 알아내기 위해 긴 시간을 들여야 할 때도 있다. 8월에 핸드폰을 더 신중하게 사용하는 여러 방법을 찾느라 고생하면서 깨달은 사실이었다. 매도 먼저 맞는 편이 낫다. 그래야 실패 요인을 피하고 새로운 건강 습관을 몸에 익힐 수 있다.

그다음 30일 동안 나는 디저트를 딱 한 입밖에 먹지 않았다. 그것도 유럽 출장에 동행한 딸아이가 제발 먹어 보라고 통사정을 했기 때문이었다. 몇 년간 절제했던 것보다 첨가당 섭취를 더 철저하게 제한한 셈이었다. 결국 10월에 이르러서야 당 섭취 도전의 실패를 드디어 만회할 수 있었다. 그리고 지난달 초에 품었던 질문의 답도 찾아냈다. 당 섭취를 줄이니 피부 홍조가 개선됐고 활력이 더 넘쳤고 속이 부대끼는 느낌도 사라졌으며 체지방도 줄었다. 무엇보다도 단것에 대한 갈망의 뿌리를 뽑아 버릴 수 있었다.

당 섭취 줄이기에 숨겨진 과학적 사실들

첨가당 섭취를 줄이는 것이 뇌와 신체에 미치는 긍정적 영향은 너무나 많아서 이를 일일이 열거하다가는 이 책 분량을 전부 할애해야 할지도 모른다. 그리고 관심 있게 살펴보기만 하면 관련 도서 역시 수도 없이 많다는 것을 알 수 있다. 설탕을 포기하면 얻을 수 있는 놀라운 효과 중에는 잘 알려지지 않은 것들도 있다. 여기에는 미국인의 제일가는 중독 대상을 더 건강한 방법으로 다룰 방법을 찾느라 씨름하는 중에 발견한 흥미로운 장점도 함께 다루고자 한다.

• 설탕의 중독성은 마약만큼 강력하다

음식에 진짜로 중독될 수 있는지 의구심을 품는 사람들도 있다. 하지만 설탕이 뇌에 미치는 영향을 조사한 많은 연구는 하나의 일관된 결과를 보여 준다. 설탕이 뇌에 미치는 영향은 여러 불법 마약과 비슷하다. 설탕과 마약은 뇌의 동일 영역을 활성화한다. 설탕 역시 약물과 비슷하게 황홀감, 추락감, 갈망, 자제력 상실, 금단 현상 등의 악순환을 유발한다.

당 중독에 대한 훌륭한 연구를 대부분 주도한 니콜 아베나 박사(Dr. Nicole Avena)에 따르면 달콤한 것을 먹으면 뇌의 보상 체계가 자극을 받는다. 이는 약물, 섹스, 사랑 등에 의해 활성화되는 체계로 도파민 분비를 촉발해 쾌락과 행복을 느끼게끔 한다. 설탕은 마치 약물처럼 이 보상 체계를 과도하게 활성화하여 극심한 갈망과 자제력 상실을 일으킨다. 게다가 더 많이 먹을수록 더 많은 양을 원하게 되는데 이전과 똑같은 수준의 도파민 분비를 위해서는 단것을 더 먹어야 하기 때문이다. 마약 중독과 같은 원리다. 갈망의 정도는 시간이 갈수록 심해지고 나중엔 설탕을 먹지 않으면 행복감을 느끼지 못할 지경에 이른다. 하지만 지금껏 행복감을 느끼기 위해 너무 많은 설탕을 먹어야 했던 터라 과거에는 쿠키 하나만 먹어도 얻을 수 있었던 수준의 도파민 반응을 얻기 위해 이제는 테이츠 쿠키 한 봉지를 다 비워야만 한다. 아베나 박사의 연구에 따르면 쥐에게 코카인과 오레오를 제공하고 관찰한 결과 코카인보다 오레오를 고른 쥐의 수가 더 많았다고 한다. 이것이 바로 설탕의 중독성이다.

• 우리는 생각보다 훨씬 더 많은 설탕을 먹고 있다

오늘날 마트 진열대에 놓여 있는 포장 식품 가운데 4분의 3 정도는 자극적인 조미료와 함께 첨가당이 포함되어 있다. 포장지나 상자, 랩이나 병, 박스에서 음식을 꺼내 먹었다면 그 음식에는 높은 확률로 첨가당이 포함되어 있을 것이다. 이러한 까닭에 미국인의 평균 일일 설탕 섭취량은 82그램에 달한다.(식품 의약품 안전처에 따르면 한국인의 평균 일일 당분(첨가당+천연당) 섭취량은 약 71그램이다.—편집자) 이는 세계 보건 기구가 권장하는 여성 일일 최대 설탕 섭취량보다 57그램이나 많으며 연간으로 환산하면 한 사람이 거의 30킬로그램에 달하는 첨가당을 섭취하는 셈이다.

첨가당이 전혀 들어 있을 것 같지 않은 요거트나 초밥, 토마토 소스, 빵, 땅콩 버터, 샐러드 드레싱, 인스턴트 오트밀, 시리얼, 소고기 육포, 그래놀라나 단백질 바 같은 음식에도 첨가당이 버젓이 들어 있다. 믿을 수 없다면 가장 좋아하는 시판 제품의 성분표를 살펴보라. 1회 제공량에 얼마나 많은 설탕이 들어 있는지 알고 나면 당신도 충격을 받을 것이다.

• 설탕은 노화를 유발하고 피부를 망친다

설탕 섭취 감소가 건강에 미치는 긍정적 영향이 별로 마음에 와닿지 않는다면 외모와 관련한 얘기에 더 관심이 갈지도 모르겠다. 햇볕을 너무 오래 쬐면 피부가 타고 잔주름이 생긴다는 것은 모두 알고 있는 사실이다. 그러나 설탕을 너무 많이 먹어도 피부에 똑같은 악영향을 끼친다는 점을 아는 사람은 그리 많지 않다. 이는 설탕이 콜라겐과 피부 내 다른 단백질에 붙어 결과적으로 세포를 굳히고 탄력 수준을 떨어뜨리기 때문이다. 달달한 것을 너무 많이 먹으면 여드름도 많이 생기는데 이는 면역 체계가 약해지면서 동시에 테스토스테론이라는 호르몬이 분비되어 나타나는 현상이다. 이 호르몬은 모공을 넓히고 피지 분비를 자극한다. 아직 우리는 설탕이 만성 염증 반응과 체중 증가에 미치는 영향에 대해서는 자세히 얘기하지도 않았다. 그리고 이 둘은 모두 피부 건강을 망치는 주범이다.

• 설탕은 당신의 판단을 방해한다

뇌가 제대로 기능하려면 당연히 당이 필요하다. 아주 기본적인 생리적 이치다. 하지만 오늘날에는 당 섭취가 너무 많아서 문제다. 설탕을 많이 먹으면 뇌 기능이 저하된다. 새로운 것을 학습하는 능력과 알고 있던 것을 떠올리는 능력이 떨어진다. 2012년 UCLA 연구진이 수행한 동물 연구에 따르면 미국인이 일상적으로 섭취하는 설탕이 많이 포함된 식단을 6주 동안 유지한 것만으로도 인지 기능이 저하되었다. 연구진은 알츠하이머나 치매 같은 인지 장애와 설탕 섭취 사이의 연결 고리도 발견했다. 일부 학자들은 알츠하이머를 '제3형 당뇨' 또는 혈당 수치 급증 및 연이은 인슐린 저항에 의해 촉발되는 상태라 보기도 한다.

• 아이스크림으로 문제를 잊으려 하지 말라(문제는 더 커질 뿐이다)

실연의 아픔이나 직장 생활의 고됨을 벤 앤 제리스(Ben&Jerry's) 아이스크림을 먹으며 잊으려 하는 것은 아주 흔한 대처법이다. 하지만 이런 식으로 첨가당을 섭취하면 오히려 더 불안해지고 변덕스러워지며 심지어 더 우울해질 수도 있다. 아이스크림이나 초콜릿에 든 설탕을 섭취하면 기분을 좋아지게 만드는 호르몬인 도파민이 분비되는 것은 사실이다. 그러나 이렇게 좋아진 기분은 결국 나빠진다. 기분이 조금 나아졌던 만큼 더 둔감해지고 짜증이 나고 피로해지며 머릿속이 흐리멍덩해진다. 연구진들은 너무 많은 설탕을 섭취하면 우울증 진단을 받을 위험이 있다는 점도 밝혀낸 바 있다.

• 설탕은 치아를 상하게 하고 구취를 유발한다

달콤한 음식이 충치를 유발한다는 사실은 이미 잘 알고 있을 것이다. 하지만 달달한 것들이 입안 건강에 미치는 영향은 이뿐만이 아니다. 설탕은 잇몸 질환의 직접적인 원인으로 구강 내 산성 수치를 높이고 치아와 잇몸을 공격하는 유해 박테리아에게 먹이를 제공한다. 이 유해 박테리아는 직접 구취를 유발하기도 한다. 게다가 이들은 너무 빨리 증식하기 때문에 아무리 껌을 씹고 치약을 많이 써도 그 고약한 구취를 당해 낼 수 없다. 이것도 그리 충격적이지 않다면 과대 증식한 유해 박테리아가 혈액을 타고 이동해 심장 질환, 치매, 류머티즘 관절염과 기타 수많은 중증 질환을 유발할 위험성을 높일 수 있다는 사실은 어떠한가?

• 설탕은 심장 질환, 암, 기타 만성 질환의 위험을 높인다

많은 연구가 음식이나 음료로 당을 섭취하는 사람일수록 심장 마비 및 심장 질환을 겪을 확률이 더 높다는 사실을 보여 준다. 2018년 미국 심장 협회(American Heart Association)의 연구 보고에 따르면 하루에 달콤한 음료를 680밀리리터 이상 마시는 사람들은 하루에 25밀리리터 이하로 마시는 사람들에 비해 심장 질환으로 사망할 위험이 두 배 높았다. 당 섭취가 제2형 당뇨 및 지방간을 앓을 위험을 높인다

는 결정적인 근거도 존재한다. 이 관계는 상관관계이자 인과 관계인데 이는 과학이나 의학에서 거의 유례 없는 경우이다. 달리 말하면 설탕을 많이 먹을수록 두 조건이 발생할 확률이 필연적으로 증가한다는 것이다.

당 섭취와 암 발생 위험 사이의 결정적인 연결 고리는 아직 밝혀지지 않았다. 하지만 기존에 밝혀진 증거만으로도 쿠키 한 봉지를 다 비우겠다는 마음을 바꾸는 데 도움이 된다. 2017년 학술지 〈네이처 커뮤니케이션즈〉(Nature Communications)에 발표된 9년 종단 연구는 글루코오스 섭취와 암 진행 사이의 관계를 입증했다. 설탕은 말 그대로 암세포의 먹이가 되어 암세포가 훨씬 빠르게 증식하게끔 부추겼다. 연구진은 설탕이 과체중이나 비만 위험을 높인다는 연구 결과도 함께 이야기하는데, 이 두 조건은 암 위험을 기하급수적으로 증가시키는 조건이다.

당신의 이야기

나는 당 섭취를 줄이는 것이 결코 쉽지 않다는 값진 교훈을 얻었다. 단 음식에 대한 욕망은 실재했고 아주 강력했으며 아마 많은 식당과 식품 제조업자도 이 사실을 잘 알고 있을 것이다. 그렇기 때문에 당신이 레스토랑, 식재료 마트, 패스트푸드 체인점에서 판매하는 대부분의 식사와 포장된 식재료 가운데 4분의 3이 넘는 품목에서 설탕을 쉽게 발견할 수 있는 것이다.

당이 포함된 식품 중에는 언뜻 '건강해 보이는' 음식도 많다. 예를 들어 샐러드나 스무디, 퀴노아 컵, 아사이 볼 등이 이에 해당한다. 연구에 따르면 이러한 식품에도 어마어마한 감미료가 첨가되어 있다고 한다. 하지만 마음만 먹으면 첨가당 섭취를 줄일 수 있다. 몇 가지 요령만 배우면 된다. 이제부터 내가 총 두 달에 걸쳐 첨가당 섭취를 줄이고자 도전하면서 가장 유용하다고 판단한 열 가지 팁을 소개하겠다.

1. 충분한 준비 과정을 거치라

평소 주방에 쿠키, 케이크, 사탕, 아이스크림, 과자 같은 디저트를 잔뜩 쌓아 두는 편이라면 이번 달 도전은 무척 힘들 것이다. 설탕이 많이 들어 있는 시리얼, 그래놀라 바, 과일 맛 요거트, 시판 샐러드 드레싱 같은 가공식품이 집에 가득한 경우에도 마찬가지다. 어쩌면 이번 도전은 성공하기 어렵겠다는 생각이 들 수도 있다. 그러니 본격적으로 도전을 시작하기에 앞서 그 달달한 음식들을 모두 챙겨 지역 무료 급식소나 노숙인 시설에 기부하라. 혹 배우자나 아이들이 반대한다면 집 밖에서는 얼마든지 단것을 먹어도 좋으니 30일 동안 집 안으로 가져오지만 말아 달라고 부탁하라.

주방을 안전한 곳으로 바꾸고 난 뒤에는 사무실, 작업실, 자동차, 가방 안도 똑같은 상태로 만들라. 설탕이 듬뿍 들어간 단백질 사탕을 여기저기 쟁여 두었다면 버리거나 기부하라. 집과 일터에서 느끼는 유혹이 적을수록 성공할 확률은 더욱 높아질 것이다.

2. 도전을 모두에게 알리라

만약 처음 당 섭취 줄이기에 도전했던 그때로 다시 돌아갈 수만 있다면 나는 가장 먼저 내 결심을 모두에게 말하는 것으로 도전을 시작할 것이다. 실제로 그렇게 했더라면 책임감이 커졌을 테고 친구나 가족, 동료, 환자들이 쿠키나 초콜릿 같은 거부하기 힘든 디저트를 나에게 권하지 않았을 것이다. 말하기 적당한 때를 기다리거나 달달한 음식이 눈앞에 등장하는 순간까지 미루지 말라. 도전을 시작하기 전에 가장 가깝고 친한 사람들에게 미리 말해 두라. 유혹이 당신을 덮치기 전에 유혹을 거절하는 데 도움이 될 것이다.

3. 성분표 읽는 법을 배우라

이번 달 도전에서 한 가지 상대적으로 쉬운 부분이 있다면 수치화하기가 쉽다는 점이다. 포장된 식품에는 거의 대부분 성분표가 붙어 있어서 자신이 설탕을 얼마나 먹었는지 확인하기가 식은 죽 먹기만큼 쉽다. 심지어 식은 죽 속의 당분까지도 확인할 수 있다. 2018년 말 기준으로 미국 식품 의약국(FDA, Food and Drug Administration)은 포장 처리된 대부분의 음식에 첨가당이 얼마나 함유되어 있는지 지정된 자리에 별도로 표기하도록 강제하고 있다. 영양 성분표에서 '총 당류'

하단에 위치한 '첨가당' 항목을 확인하라. 이 항목이 보이지 않는다면 '탄수화물' 항목 아래에 있는 '당류'를 확인하면 된다. 이는 제품 전체에 포함된 천연당과 첨가당의 총량을 표기한 것이다. 가공을 거치지 않은 과일이나 채소 혹은 통곡물(어떤 곡류든 '통'이라는 표기가 있어야 한다.)을 먹지 않는 이상 당류 표기를 확인하면 해당 음식이나 음료에 포함된 첨가당이 어느 정도인지 쉽게 확인할 수 있을 것이다.

4. 되도록 25그램(혹은 38그램)을 기억하고 지키라

이번 달 내내 나는 25그램을 잊지 않으려고 애썼다. 이 수치는 WHO에서 권장하는 여성 일일 당류 최대 섭취량이다.(남성의 경우는 38그램이다.) 쿠키나 초콜릿, 아이스크림, 도넛 같은 음식을 먹지 않은 날에는 이 권장량을 넘지 않았다. 나는 하루에 먹은 첨가당의 양을 어렵지 않게 기억했지만 만약 하루에 설탕을 얼마나 섭취했는지 분석하는 데 익숙하지 않다면 핸드폰에 섭취량을 기록하거나 지갑 속 메모지에 적어 두라. 첨가당 섭취량을 기록하는 앱도 많다. 푸듀케이트(Fooducate)라는 앱은 25만 개 이상 식료품의 첨가당 수치를 제공하고 있으며 홀썸(Wholesome)이라는 앱은 설탕 섭취 총량을 기록해 너무 많이 먹었을 때 경고 메시지를 보낸다. 이런 앱을 활용할 때는 정확한 섭취량을 입력해야 한다. 많은 사람들이 성분표에 적힌 제공량을 과소평가한다.

5. 가공되지 않은 원 식재료를 먹으면 아주 쉽게 성공할 수 있다

가공 과정을 거치지 않은 날것의 식재료에는 첨가당이 없다. 예컨대 신선 식품 코너의 채소, 과일, 해산물, 닭고기, 소고기, 여러 종류의 말린 콩, 곡류, 첨가물 없는 플레인 유제품 등이 이에 해당한다. 이러한 원재료를 고를 때는 라벨을 읽거나 첨가당을 계산할 필요가 없다. 하지만 봉지나 상자, 랩에 포장된 식재료를 살 때는 늘 유의해야 한다. 수많은 가공 육류, 과일 맛이 첨가된 유제품, 포장 처리된 곡류, 냉동 제품에는 첨가당이 숨어 있는 경우가 많다. 겉보기에는 채소나 과일이 대부분인 듯해도 실제로는 그렇지 않을 수 있다. 잘 모르겠을 땐 원재료명을 보고 성분표를 꼼꼼히 들여다보라.

6. 단것이 당길 때를 대비한 전략을 준비하라

당 섭취 줄이기 도전을 시작하기 전에 가족과 저녁 식사를 같이하는 등 특별한 상황에서 디저트를 대신할 음식을 찾아 두었으면 좋았을 거라는 아쉬움이 남는다. 발사믹 식초를 곁들인 딸기 같은 저설탕 디저트 대체품을 손 닿는 곳에 마련해 두었더라면! 첫 번째 실수를 저질렀던 아버지 집에 갈 때도 미리 챙겼을 테고 가져간 음식을 즐긴 만큼 부족함을 느끼지 않았을 것이다. 결과적으로 그날 먹은 첨가당 총량에 1그램도 추가하지 않았을 텐데.

다른 무설탕 대체품으로는 카카오닙스(맛과 오독한 식감이 초콜릿과 비슷하지만 설탕이 함유되어 있지 않다.)를 넣은 플레인 요거트, 얼린 포도나 바나나, 과일 샐러드, 무설탕 단백질 바, 볶음 견과를 곁들인 말린 사과나 배 졸임, 시나몬과 우유를 넣은 커피나 차 등이 있다. 초콜릿 프레첼이나 피칸 파이 등 소위 단짠 간식에 더 끌리는 사람이라면 올리브 오일과 시나몬을 넣고 버무린 팝콘이나 오래 열을 가해 갈색으로 캐러멜라이즈된 채소를 생강 또는 육두구(넛맥이라고도 불리는 매콤하면서도 달콤한 향이 나는 향신료—편집자)와 함께 먹어 봐도 좋다.

7. 미각을 다시 길들이는 데 시간이 걸린다는 사실을 기억하라

매일 상당한 양의 정제 설탕을 먹어 왔다면 하루 설탕 섭취량을 25그램 혹은 38그램 이하로 제한하는 일이 처음에는 굉장히 어려울 것이다. 하지만 연구에 따르면 미각 세포를 다시 길들이는 데에는 몇 주 정도밖에 걸리지 않는다고 한다. 느리게나마 설탕 섭취를 꾸준히 줄여 나가면 이달 중순쯤 불현듯 모든 음식이 너무 달다고 느끼거나 커피에 넣는 설탕을 이전에 비해 줄여야겠다고 다짐할 수 있다.

아이들의 경우 좋아하리라 생각지 않았던 음식도 일단 한 번 먹고 나면 좋아하게 된다는 연구 결과도 있다. 학자들은 이를 성인에게도 적용할 수 있다고 말한다. 무가당 요거트나 시리얼, 샐러드 드레싱, 소스 등을 서너 번만 먹어 보면 충분히 그 맛을 즐길 수 있을 것이다.

8. 따기 쉬운 열매부터 따라

탄산음료, 커피, 셰이크, 스무디, 에너지 음료 같은 달달한 음료는 대부분 첨가당이 농축된(이라고 쓰고 최악이라고 읽는다.) 결정체라 할 수 있다. 대부분의 설탕 음료에는 말도 안 되는 어마어마한 양의 첨가당이 포함되어 있다. 미디엄 사이즈 라떼 한 잔만 마셔도 일일 당 섭취 제한량을 꽉 채울 수 있다. 스무디라면 스몰 사이즈만 마셔도 하루 제한량의 두 배를 넘길지도 모른다. 이 음료에는 지방이나 단백질 혹은 섬유질처럼 설탕이 혈류에 곧장 꽂히는 것을 늦출 만한 영양소가 없다. 따라서 너무 많이 섭취하면 인슐린 쇼크를 유발해 무기력, 기분 저하, 식욕 급증, 체중 증가라는 연쇄 작용에 시달리게 된다.

해결책은 단순하다. 최대한 빨리 설탕 음료를 식탁에서 없애 버리라. 이렇게만 해도 그 어떤 변화보다 단것에 대한 욕망을 많이 줄일 수 있다. 덧붙이면 요즘은 그 어느 때보다 선택지가 다양하다. 탄산음료 대신 무가당 과일향 탄산수, 단호박향 라떼 같은 음료 대신 설탕을 뺀 카푸치노나 고급 에스프레소, 과일 스무디 대신 진짜 과일 한 조각을 먹어 보자.

9. 심각성을 인정하라. 설탕 중독은 실재한다

이 중독은 몸과 마음과 감정에 파괴적인 영향을 미친다. 내가 도전을 시작하기 전에 그 강력함을 알았더라면 좋았을 것이라는 생각이 든다. 그랬다면 금주의 달에 알코올을 대하듯이 설탕을 대할 수 있었을 것이다. 하지만 현실에서는 오히려 그와 반대로 원하면 아무 때나 쿠키를 먹을 수 있을 거라 생각하며 이번 달을 시작했다. 어쨌든 초코칩쿠키는 아이들도 먹는 음식이고 학교에서도 주는 음식이며 그 자체가 마약은 아니다. 하지만 이런 합리화가 바로 내가 실패한 원인이었다. 단것을 아주 조금만 먹어도 도파민 의존성, 보상과 갈망으로 이루어진 악순환의 고리가 깨어난다. 바로 이 때문에 설탕은 마약만큼이나 중독성이 강하다. 내가 할 수 있는 최선의 조언은 설탕을 마약이나 독극물처럼 바라보라는 것이다. 설탕은 순수한 의미의 재료가 아니다. 당신의 외모와 감정과 존재의 근간을 순식간에 뒤흔들 수 있는 물질이다.

10. 실패했다면 두려워하지 말고 다시 도전하라

강한 의지를 품고 이번 달을 시작했다 하더라도 어느 순간 비어 버린 쿠키 봉지나 아이스크림 파인트의 텅 빈 바닥을 마주한 자신을 발견할지 모른다. 저질렀다 해도 자책하지 말라. 설탕이라는 마약을 끊기란 어려운 일이다. 특히 당신이 대부분의 미국인과 마찬가지로 수년간 설탕을 과소비해 왔다면 더더욱 그렇다.

하지만 고삐를 아예 놓아 버려서는 안 된다. 젖 먹던 힘을 모아 이번 도전을 끝까지 완수하면 엄청나게 많은 장점을 누릴 수 있다. 그 누구도 원하지 않는 갈망과 자제력 상실이라는 악순환의 고리에서 벗어날 기회를 얻는 것이다. 신체 구석구석은 물론 뇌 기능, 다이어트, 피부 상태, 수면의 질에도 악영향을 미쳤던 그 악순환으로부터 벗어날 수 있다. 단순히 도전을 시도하기만 해도 매일 먹는 음식 중에서 어떤 것에 가장 첨가당이 많은지 알게 된다. 미각 세포를 다시 훈련해 달콤한 마약에 대한 의존도를 아주 약간이나마 줄일 수 있다는 장점도 있다.

설탕으로부터 탈출하면 외모나 기분뿐 아니라 삶이 통째로 바뀌는 놀라운 경험을 하게 될 것이다. 한 번, 두 번, 혹은 스무 번 실패했다고 해도 노력을 멈추지 말라. 명심하자, 나도 그랬다. 실패를 두려워하지 말라. 수많은 성공을 했을 때보다 더 많은 것을 배울 수 있을 테니까 말이다.

10월

스트레칭의 달

왜 진작 시작하지 않았을까?
이토록 활력 넘치는
하루하루를 보낼 수 있는데!

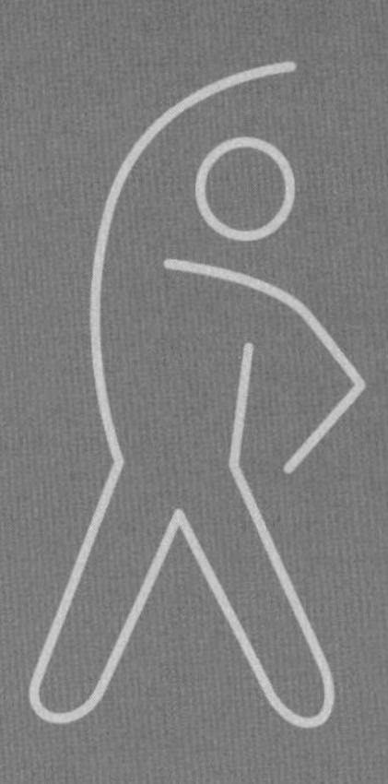

OCTOBER

나의 이야기

나는 지금까지 했던 도전에 무척 만족하고 있었다. 명상을 계속했고 물을 더 많이 마셨으며 고기는 더 적게 먹었고 틈날 때마다 걸었으며 규칙적으로 유산소 운동을 하고 있었다. 꼭 필요할 때만 핸드폰을 사용했고 술을 확실히 덜 마셨으며 지난달에 시작한 당 섭취 줄이기 도전을 이번 달에는 꼭 성공하고자 열중하는 중이었다. 매일 성공하지는 못했지만 플랭크와 팔 굽혀 펴기 역시 매주의 습관으로 삼으려 꾸준히 노력했다.

하지만 여전히 부족한 점이 있었다. 근육의 회복과 이완을 위한 행동이 하나도 없었다. 나이가 들어 감에 따라 활력을 유지하는 데 특별히 신경을 쓰고 있었으므로 이 문제는 나에게 엄청나게 중요한 사안이었다. 내 나이와는 상관없이 의사로서 생각하기에도 근육의 회복과 이완은 매우 중요한 문제였다. 활동적이지 않은 사람에게는 더더욱 그러했다. 정적인 생활 방식을 유지하면 적당히 운동했을 때보다 생리적인 문제가 훨씬 더 많이 발생하기 때문이다.

나는 스트레칭을 월간 도전 목표로 설정했다. 스트레칭은 언제 어디서나 할 수 있고 헬스장 회원권이나 특별한 장비도 필요 없다. 엘리트 운동선수와 주말마다 격한 운동을 몰아서 하는 주말 운동 전사부터 소파와 한몸인 사람, 책상과 한몸인 사람, 그리고 그 중간에 있는 누구에게라도 모두 유익한 활동이다. 물론 나에게도 유익할 터였다. 다른 선수들과 경쟁해야 했던 고등학교 운동선수 시절 이후 꾸준한 스트레칭과는 거리가 멀어진 상태였다. 지난 도전들과 마찬가지로 내가 그동안 환자들에게 권했던 해독제를 스스로 복용함으로써 효험을 느낄 수 있을 거라 확신했다.

지금까지 스트레칭을 신경 써서 하지 않았던 이유 중 하나는 내 몸이 선천적으로 굉장히 부드럽고 유연했기 때문이다. 몸을 앞으로 숙여서 손바닥을 바닥에 닿게 할 수 있었고 나비 자세를 할 때에도 다리와 무릎이 모두 바닥에 잘 닿았다. 심지어 다리도 찢을 수 있다. 하지만 의사로서 말하자면 내가 뻣뻣한 몸 때문에 고생한 적이 없다고 해서 스트레칭이 필요 없다고 할 수는 없다. 환자들은 자신의 건강이나 체력의 한 부분이 뛰어나다고 판단하면 그 부분에서만큼은 더 분석할 필요가 없고 행동을 교정할 필요도 없다고 단정한다. 하지만 의학에서는 성공 가능성이 있는 상황을 확실한 성공이라 간주하지 않는다. 겉보기에는 건강한 습관을 갖고 있다 할지라도 실제로 환자가 건강을 개선하거나 하다못해 유지하기 위해 노력을 기울이고 있는지 확실히 점검할 필요가 있다.

몇 년 전 나는 매사추세츠 레녹스에 위치한 건강 중심 리조트 캐니언 랜치에 머무르면서 스트레칭 강좌를 들은 적이 있다. 그 수업에서 나는 불과 30분 만에 머리부터 발끝까지 모든 근육을 스트레칭했다. 폼 롤러와 요가 스트랩을 활용할 땐 더 깊은 자극을 느낄 수 있었다. 나는 그 수업을 통해 많은 것을 배웠는데 특히 유연함과 스트레칭의 필요성 사이에는 아무 상관관계가 없음을 깨달았다. 다시 말해 유연성을 타고나 몸이 부드러운 사람이라도 몸에 근육과 관절, 인대 등이 있는 한 스트레칭은 꾸준히 해야 한다.

그 강의로 얻은 또 다른 배움은 규칙적으로 운동을 하지 않고 심지어 운동을 전혀 해 본 적 없는 사람도 근육 통증과 뻣뻣함을 느낄 수 있다는 것이다. 책상에 앉아 있거나 너무 오래 서 있거나 장시간 운전을 하거나 아이들을 업고 장바구니를 드는 일상적인 활동을 반복함으로써 통증이 발생할 수 있다. 반면 움직임이 너무 부족하기 때문에 통증이 생기기도 한다. 요약하자면 누구에게든 스트레칭은 필요하다.

나는 규칙적으로 스트레칭을 하지는 않았지만 가끔 할 때면 늘 기분이 무척 좋았다. 이를 도전 과제로 삼음으로써 매일 스트레칭을 할 때의 효과에 푹 빠질 수 있기를, 그래서 스트레칭을 내 생활의 일부로 삼아 계속할 수 있기를 바랐다. 가끔씩 운동한 뒤 통증을 느끼곤 했는데 규칙적인 스트레칭이 이 불편함을 얼마큼 없앨 수 있을지 궁금하기도 했다. 근육통 때문에 걱정하지는 않았지만(운동을 제대로 했다는 증거이기 때문이다.) 근육통이 없다면 더 자주, 더 효과적으로 강도 높은 운동을 할 수 있을지도 모를 일이었다. 덧붙여 내 자세는 아주 엉망이었다. 그래서 척추, 어깨, 목의 긴장을 풀고 굽은 등을 펴서 좀 더 바른 자세로 설 수 있으면 좋겠다고 생각했다.

이번 달에 내가 바라는 결과는 규칙적인 스트레칭을 통해 전신의 근육을 풀어 주는 것이었다. 특히 목, 어깨, 등허리, 엉덩이, 햄스트링, 허벅지, 발목을 모두 풀었으면 했다. 그리고 스트레칭을 전부 마치는 데 3분이 넘지 않기를 바랐다. 나는 나만의 스트레칭 루틴을 만들었다. 우선 고개를 양방향으로 각각 돌린 후 목 관절 가동 범위 운동을 한다. 귀는 어깨에, 뺨은 가슴에, 뒷목은 등 쪽에 닿게끔 늘려 주는 방식이다. 그 후 양손을 엇갈려 어깨 뒤쪽을 꽉 잡고 껴안는, 이른바 베어 허그(Bear Hug) 스트레칭을 한다. 그러고 난 뒤 허리를 앞, 뒤, 옆 세 방향으로 굽혀 스트레칭하고 몸을 양방향으로 뒤틀면서 늘려 준다. 엉덩이 근육과 햄스트링 운동으로는 먼저 허리를 굽혀 손바닥이 바닥에 닿게 한 뒤 요가에서 비둘기 자세라 부르는 엉덩이 근육을 풀어 주는 자세를 취한다. 그다음 다리를 양옆으로 벌리고 앉아 허리를 굽히는 스트래들 스트레칭(Straddle Stretch) 자세를 취한다. 그 뒤에는 폼 롤러를 활용해 척추 위쪽부터 아래 엉치뼈까지의 통점을 모두 자극하면서 풀고 양 둔근과 햄스트링, 장경 인대, 종아리를 폼 롤러 위에서 굴려 준다. 마지막으로 양 발목을 돌려 푼다.

이번 달 도전을 시작하기에 앞서 나는 시험 삼아 계획했던 스트레칭을 순서대로 해 보았다. 전부 마치는 데 3분이 채 걸리지 않았다. 이제 모든 준비는 끝났다.

1 weeks •

스트레칭이 하루의 에너지를 어떻게 끌어올리는가

10월 1일 아침에 일어난 나는 플랭크와 팔 굽혀 펴기에 도전했을 때와 마찬가지로 스트레칭 도전을 거의 잊고 있었다. 그렇게 바쁜 아침은 아니었지만 스트레칭을 너무 오랫동안 하지 않은 탓에 이 활동이 내 레이더에 감지조차 되지 않았던 것이다. 게다가 사실 이번 도전을 앞둔 내 마음이 너무 편안했다. 유산소 운동이나 명상, 심지어 채식 위주 식단에 도전했을 때에 비하면 불안감이나 긴장감이 들지 않았다.

꾸역꾸역 샤워하러 들어가서 따뜻한 물에 근육이 풀리는 느낌을 실감하자마자 더 유연하게 긴장을 푼다는 이번 달 도전 내용이 생각났다. 나는 따뜻한 물로 온몸의 긴장이 풀려 있을 때 바로 스트레칭을 하기로 마음먹었고 욕실에서 나오자마자 침실 바닥에서 스트레칭을 마쳤다. 각각의 동작을 할 때마다 심호흡을 하면서 충분히 늘려 주고 근육과 팔다리에 에너지와 산소를 전달하는 데 집중했다. 맨 처음 플랭크와 팔 굽혀 펴기 도전을 할 때와 비슷한 수준으로 시간이 걸렸지만 훨씬 덜 힘들었고 훨씬 더 즐거웠다.

스트레칭을 마치고 나니 생기가 느껴지고 더욱 활기찬 느낌이 들었다. 혈액 순환이 빨라지거나 심장이 쿵쿵 뛰거나 땀이 뚝뚝 떨어질 만한 활동을 하지 않았는데도 이런 느낌이 든다는 것이 놀라웠다. 설명하기 어려운 만족감이었다. 심리적으로나 정서적으로는 차분해졌지만 신체의 기운은 넘쳐 났다. 마치 모든 근육이 깨어나고 활성화되는 듯했고 오늘 하루를 순조롭게 보낼 준비를 모두 마친 듯한 느낌이 들었다.

그다음 날 나는 스트레칭을 하겠다는 생각으로 잠에서 깼다. 전날의 만족스러운 경험을 또다시 느끼고 싶었고 이번에도 샤워를 마친 직후 바로 스트레칭을 했다. 셋째 날에는 퇴근하고 집에 돌아온 후 밤에 스트레칭을 했다. 아침에 하는 것을 잊은 것은 아니었고 온종일 피곤한 하루를 보내고 지친 상태에서 스트레칭하는 것이 어떤 반응을 끌어낼지 궁금했기 때문이었다. 어느 정도 차이가 날 것이라는 나의 예상이 맞아떨어졌다. 비교적 상쾌한 느낌이었던 아침 스트레칭에 비하면 저녁에 하는 스트레칭은 마치 여기저기 얽히고설킨 고무줄을 푸는 듯한 느낌이었다. 하루 사이에 느낀 긴장감과 스트레스를 모두 풀어 주는 것 같았다. 스트레칭을 하는 데에는 3분밖에 걸리지 않았지만 그렇게만 해도 몸과 마음이 모두 잠자리에 들 상태가 되었다. 그 덕분에 꼬박 열네 시간 동안 일했던 하루를 더욱 빠르게 마무리할 수 있었다.

1주 차에는 일주일에 이틀을 빼먹었다. 이틀 모두 아침에는 다른 일 때문에 정신이 없었고 밤에는 스트레칭을 할 의욕을 잃었다. 그나마 이틀 중 하루는 소울사이클 수업(유산소 운동!)에 참가하는 동안 스트레칭을 했다는 사실을 위안으로 삼았다. 소울사이클 수업은 늘 강사의 지도에 따라 자전거 위에서 하는 3분 정도의 스트레칭으로 마무리했다. 이는 선택 사항이라 대부분의 수강생은 듣지 않고 떠나지만 나는 돈을 지불했으면 할 수 있는 건 다 해서 본전 이상은 뽑아야 한다는 생각으로 늘 스트레칭까지 마치곤 했다.

주말에는 의도적으로 스트레칭 시간을 두 배로 늘렸다. 이틀 모두 6분씩 스트레칭을 했다. 처음에는 늘어난 시간을 채워야 한다는 의무감처럼 느껴지지 않을까 싶었는데 실제로 해 보니 오히려 훨씬 자유로울 수 있어서 좋았다. 각각의 자세를 훨씬 여유 있는 속도로 하면서 더 오래, 더 깊이 운동했다.

이번 주를 마치면서 나는 스트레칭을 아주 많이 즐기고 있다고 느꼈다. 꾸준하게 스트레칭을 해 본 적이 없었기에 규칙적인 스트레칭이 얼마나 강력한 활기와 뿌듯함을 주는지 미처 알지 못했다. 그리고 일주일 사이 자세가 약간 달라졌다. 조금 더 곧은 자세로 설 수 있게 되었고 어깨의 긴장이 풀렸으며 구부정한 등도 조금 나아졌다. 끝도 없이 안으로 말리는 자세를 스트레칭이 미세하나마 계속 개선해 줄 수 있다는 사실을 진작 알았더라면 스트레칭을 몇 년 전에 벌써 시작하고도 남았을 것이다. 발걸음이 가벼워진 느낌이 든다는 점 또한 흥미로웠다. 굳었던 근육이 풀리면서 피가 잘 통하니 움직임이 훨씬 쉬워진 듯했다.

딱 하나의 난관은 바로 스트레칭을 해야 한다는 사실을 자주 잊는다는 점이었다. 당 섭취 줄이기, 더 많이 걷기, 물 많이 마시기, 디지털 기기 사용 줄이기 도전을 할 때에는 경험하지 못한 문제였다. 스트레칭을 하는 데는 3분이면 충분했고 몸을 혹사하는 것도 아니었지만 아무래도 유산소 운동이나 수분 섭취, 더 많이 걷기 같은 다른 도전에 비해 바로 느껴지는 건강상 이익이 없었기에 스트레칭은 우선순위에서 밀리기 쉬웠다. 하지만 나는 단 일주일 만에 스트레칭 효과를 느낄 수 있었다. 시간도 노력도 거의 들지 않는다면 하지 않을 이유가 없지 않은가?

2 weeks •

스트레칭이 운동 효과를 높여 주는 이유

나는 매일 아침 샤워 후 스트레칭을 하기로 결정했다. 명상, 수분 섭취, 플랭크와 팔 굽혀 펴기 도전을 통해 어떤 활동을 아침 일과의 일부로 편입시키는 것이 새로운 습관을 만드는 데 도움이 된다는 사실을 깨달았기 때문이다. 첫째 주에 시도했던 퇴근 후 스트레칭도 무척 좋았지만 이 방법으로는 계속 성공할 수 있을 것 같지 않았다. 퇴근하고 집에 오면 늘 너무 지쳐서 그냥 침대에 쓰러져 잠들어 버리곤 했기 때문이다.

2주 차의 닷새 동안 아침 스트레칭에 성공했다. 빼먹은 이틀분은 소울사이클 수업에서 스트레칭을 한 것으로 메꿨다. 예전에는 그저 본전을 뽑겠다는 생각으로 소울사이클 스트레칭에 참여했지만 이제는 매일 어떤 방식으로든 스트레칭을 하겠다는 의욕을 가지고 참여했다. 혹시 일과에 포함할 만한 새로운 스트레칭이 없는지 배워 보고 싶기도 했다.

한 주를 마무리하고 나니 온몸에 혈액 순환이 훨씬 더 잘된다는 느낌이 들었다. 그저 막연한 느낌이 아니었다. 실제로 내 근육은 내가 기억하는 상태보다 질적으로 훨씬 느슨하고 유연해졌다. 애초에 뻣뻣함이나 긴장감을 느껴 본 적이 없었기 때문에 특별히 더 의미 있는 결과였다. 이제는 더 민첩해지고 날렵해졌다는 느낌까지 들었고 자세도 지난주보다 더욱 좋아지고 있었다. 심지어 그냥 걸을 때도 변화를 느낄 수 있을 정도였다. 나는 이 느낌이 좋았다.

2주 차 들어 헬스장에서도 놀라운 일이 벌어지기 시작했다. 운동을 하는 동안 근육통이 뚜렷하게 줄어든 것이다. 그 결과 더 무거운 중량을 더 많이 들어 올릴 수 있었다. 무척이나 힘들었던 근력 운동을 했던 날 헬스장을 떠나는데 문득 웃음이 났다. 수백 년에 걸친 여러 요가 수행자들이 옳았다. 스트레칭은 운동만큼이나 심신의 건강에 중요하다. 헬스장에서 더 좋은 몸매와 더 나은 기분을 위해 하는 모든 활동에 비해 훨씬 쉬운데도 말이다.

3 weeks •

하루 종일 자세를 바로잡아 주는 아침 스트레칭

이번 주는 짠 하고 멋지게 시작하지 못했다. 실망했다는 표현이 더 정확할 것이다. 시작부터 이틀을 빼먹었기 때문이었다. 이유는 단순했다. 평소처럼 기상-커피-샤워-스트레칭이라는 순서를 따르지 않았다. 이틀 모두 방송 스케줄이 없었고 시간 여유가 있다 보니 스트레칭보다 다른 일을 먼저 했다. 3분 스트레칭을 깜빡했다는 것을 깨달았을 때에는 이미 병원으로 출발해야 할 시간이었다. 이전에 플랭크와 팔 굽혀 펴기 도전을 방해했던 똑같은 함정에 빠졌다. 두 번째 날이 되자 이미 어느 정도 익숙해진 긍정적 느낌들이 하루 종일 간절하게 생각났다. 특히 올곧은 자세로 더 우아하고 민첩하게 행동했던 느낌이 그리웠다.

다시 아침 스트레칭을 시작하자 단순히 서 있을 때와 걸을 때의 자세만 바로잡힌 게 아니라는 사실을 깨달았다. 앉아 있는 자세 또한 더 나아진 것이다. 어깨를 펴거나 척추를 곧게 하려고 일부러 노력하지 않았는데도 말이다! 여기에 자극을 받아 나는 진료실 책상에 앉아 있을 때에도 스트레칭을 하기 시작했다. 고개를 돌리고 뺨을 어깨에 닿도록 한 뒤 몸 앞쪽으로 팔을 한쪽씩 번갈아 교차하며 스트레칭을 했다.

이번 주를 마친 뒤에는 훨씬 기운이 넘치고 유연해졌다는 느낌을 받았다. 2주 차에 비해 근육통도 훨씬 줄어들었다. 근골격을 중심으로 생각하면 아주 당연한 결과였다. 움직이거나 운동할 때처럼 매번 근육을 수축하기만 한 것이 아니라 근육을 적당히 늘려 주었기 때문이었다. 몇 년 동안 엉킨 채로 방치된 전화 선을 마침내 풀어낸 듯했다. 근육들이 갑자기 내가 원하는 모든 방향으로 자유롭게 움직일 수 있게 되었다. 더 길어지고 탄성이 늘어났다. 뭉치거나 수축된 상태로 굳은 부분이 풀린 덕분에 움직임이 굼떠지는 현상도 사라졌다. 또한 물을 더 많이 마시고 유산소 운동을 충분히 하는 데에도 스트레칭은 도움이 되었다.

스트레칭 덕분에 중량 운동을 하러 헬스장에 가면 더 무거운 중량을 더 많이 들어 올릴 수 있었고 프리 웨이트 운동을 하거나 기구들을 사용할 때에도 근육의 가동 범위가 훨씬 넓어졌음을 실감했다. 예를 들어 랫 풀 다운(Lat Pull Down, 앉은 자세로 위쪽에 매달린 봉을 아래로 내리는 운동)을 할 때에는 봉을 가슴까지 바짝 가져올 수 있게 되었다. 팔 굽혀 펴기를 할 때에는 힘을 덜 들이고도 몸을 바닥에 더욱 바짝 붙일 수 있었으며 스쿼트를 할 때에는 더 깊숙이 앉을 수 있었다. 플랭크와 팔 굽혀 펴기 도전을 했을 때보다 더 높은 수준으로 강해지고 더 곧은 자세와 더 강한 마음가짐을 갖게 된 듯했다.

규칙적인 스트레칭을 시도하기는커녕 스트레칭의 필요성도 느끼지 못했던 사람에게 이런 장점들은 무척 고무적인 일이다. 특히 일상에서 비교적 쉽게 할 수 있는 활동이기에 더욱 그랬다. 나는 다시금 생각했다. 왜 이 좋은 걸 진작 시작하지 않았을까?

4 weeks •

새로 들인 작은 습관이 가져온 심신의 커다란 변화

이쯤 되니 매일 아침 스트레칭하는 시간이 기다려졌다. 앞으로 남은 날 동안 몇 번 억지로 더 해야 한다는 의무감은 느껴지지 않았다. 실제로 몸의 느낌도 좋아졌다. 스트레칭을 처음 시작했을 때 감지했던 근육의 긴장감이나 불편함은 목표로 했던 근육이나 인대를 사용한 결과 발생한 것이기에 크게 신경 쓰이지 않았다. 하지만 이 모든 불편감마저도 마지막 주에는 거의 다 사라져 버렸다. 몸이 스트레칭에 익숙해졌고 긍정적인 변화를 겪고 있었다. 마치 근육의 꼬임, 얼얼함, 긴장이 존재했던 지점이 모두 다 풀린 것처럼 말이다.

이제는 침실에서도 그 효과를 실감할 수 있었다.(**그런 쪽 말고!**) 나는 하루 종일 서 있거나 앉아 있다가 침대에 누울 때마다 무언가가 몸을 짓누르는 듯한 무거운 통증을 느끼곤 했다. 그런데 스트레칭을 시작한 뒤 어느 순간 이 느낌이 사라졌음을 알아차렸다. 그 대신 누웠을 때 기분이 좋아졌다. 아무런 통증도 없었고 욱신거리는 느낌도 들지 않았다. 평소에도 자고 일어나 뻣뻣함이나 뻐근함을 느끼는 편은 아니었지만 아침마다 훨씬 생기가 넘치는 느낌이 들었다. 이전과 달라진 부분은 규칙적인 스트레칭뿐이었다.

하루 종일 놀라울 정도로 가볍고 유연해진 느낌이 계속되었고 내 자세도 거듭 엄청나게 좋아지고 있었다. 어깨를 펴거나 배를 집어넣어야 한다고 억지로 생각할 필요 없이 자연스럽게 그렇게 되었다. 헬스장에 갈 때면 거울 속에 비친 내 모습이 점점 더 나아지는 과정을 볼 수 있었다. 이 변화가 놀라운 이유는 보통 운동을 할 때는 땀에 너무 절어 있거나 피곤해서 바른 자세로 서 있어야 한다는 생각 자체를 할 수가 없었기 때문이다. 하지만 웬걸, 이제는 억지로 노력하지 않아도 자연스럽게 월초 대비 열 배는 더 곧바른 자세를 취할 수 있었다. 그 다음 날 아침 방송 화면에 비친 나 자신을 보면서 또다시 놀랄 수밖에 없었다. 화면 속 내 자세가 믿을 수 없을 정도로 좋아진 것이다. 보통은 유지하려고 굉장히 노력해야만 했던 그 자세를 편하게 취하고 있었다.

스트레칭의 효과는 몸에서만 나타나지 않았다. 자세가 더 좋아지고 몸이 좀 더 유연하게 움직인다는 것을 알아차리고 나서 부쩍 자신감이 생겼다. 또한 스트레칭 덕분에 핸드폰과 노트북으로부터 몇 분이나마 매일 떨어져 지낼 수 있었다. 디지털 단식 도전을 할 때 경험한 긍정적인 느낌을 되살려 주었을 뿐 아니라 나 자신을 진정으로 돌보고 있다는 느낌을 주기도 했다. 스트레칭을 할 때도 물론 긴장이 풀렸지만 그로 인한 이완의 효과는 거의 하루 종일 지속되었다. 마치 아주 만족스럽게 깊은 마사지를 받고 난 후 한참 동안 몸과 마음이 절정에 머무르는 듯한 기분이었다. 근육에 물리적 긴장감이 사라지니 삶에서도 긴장이 줄어드는 것 같았다. 심리적으로든 정서적으로든 말이다.

이번 달을 마무리하며 나는 유연성을 타고났다고 해서 스트레칭을 무시했던 스스로가 얼마나 어리석었는지 깨달았다. 9월에 저질렀던 실수가 떠올랐다. 내가 단것을 전혀 좋아하지 않는다는 착각 때문에 그동안 설탕을 얼마나 많이 섭취해 왔는지 무시했던 것과 같은 종류의 잘못이었다. 하루에 단 몇 분간 근육을 이완시키면서 몸의 가동 범위를 늘려 주는 활동은 내 행동과 나 자신에 대한 느낌, 스트레스를 다루는 능력에까지 상당한 영향을 미쳤다. 그야말로 투자 대비 효과가 말도 못 하게 좋은 도전이었다는 생각이 떠나지 않았다. 이번 달에 스트레칭을 하느라 쓴 시간이 엘리베이터를 기다린 시간보다도 더 짧지 않았을까 싶을 정도이니 말이다.

의학적 관점에서 이번 도전은 그동안 환자들을 대하며 깨달은 것과 당 섭취 줄이기 도전을 통해 배웠던 것을 다시금 확인한 계기이기도 했다. 당신의 건강이나 체력이 특정 부분에서 뛰어나다고 해도 행동을 분석해 개선점을 찾고 어떻게 하면 더 나아질지 확인하는 일은 여전히 유익하다. 이 깨달음이야말로 신의 한 수였다! 만약 스트레칭을 할 필요가 없다는 생각을 계속 했더라면 이 놀라운 효과들을 절대 경험할 수 없었을 것이다. 스트레칭으로 얻은 효과에는 더 좋은 자세와 더 높은 강도의 운동을 더 효과적으로 할 수 있는 능력이 포함되어 있다. 수년 동안 얻기 위해 부단히 애썼던 목표들이었다.

이번 달을 마무리하며 얻은 또 다른 교훈이 있다. 쉬워 보이거나 이론상 특별할 것 없는 사소한 부분이라 해서 무시하지 말 것. 때로는 가장 작고 단순한 변화야말로 가장 강력한 효과를 가져오는 법이다.

스트레칭에 숨겨진 과학적 사실들

미국인 대부분은 스트레칭을 하지 않는다. 아주 많은 연구에 의해 스트레칭이 전반적인 건강에 미치는 굉장한 효과가 밝혀졌는데도 말이다. 과학적 연구에 따르면 당신이 얼마나 운동을 하든 상관없이, 심지어 운동을 아예 하지 않아도 근육을 튼튼하고 건강하게 유지하는 데에는 스트레칭이 필수라고 한다. 이제부터 하루 단 몇 분이라도 스트레칭을 하는 것이 건강을 전체적으로 어떻게 바꿔 놓을 수 있는지 소개하고자 한다.

• 언제, 어떻게 스트레칭을 하는지가 중요하다

스트레칭의 과학은 고등학교 체육 선생님이 손끝이 발가락에 닿도록 몸을 숙이라고 했던 그때부터 지금까지 굉장한 발전을 거듭해 왔다. 당신이 기억하는 이런 스트레칭은 **정적 스트레칭**(Static Stretching)이라 불리는 것이다. 손, 바닥, 탄성이 있는 밴드를 이용하거나 파트너의 도움을 받아 같은 자세를 유지하는 스트레칭이 이에 해당한다. 반면 **동적 스트레칭**(Dynamic Stretching)은 팔다리, 상반신, 목 등을 움직이고 늘이면서 하는 스트레칭이다. 레그 스윙, 런지, 상반신 비틀기, 제자리에서 무릎 올리기 등이 그 예다. 그 밖에도 스트레칭에는 여러 종류가 있으며 이들 중에는 좀 더 복잡한 절차를 거쳐야 하거나 스포츠 전문의들이 추천하지 않는 것들도 있다.

오늘날 미국 체육 위원회를 포함한 대부분의 전문가는 근육이 굳은 상태일 때 혈류량과 운동성을 증가시키려면 동적 스트레칭을, 워밍업이나 운동을 한 후에 근육을 이완하고 유연성을 증대하려면 정적 스트레칭을 할 것을 권장하고 있다. 만약 운동을 하지 않는 편이라면 두 스트레칭을 모두 연습하는 것이 도움이 된다. 스트레칭을 하면 혈류량이 늘어나 영양소가 부족한 근육에 꼭 필요한 영양이 공급되고 평소에 잘 쓰지 않는 근육이 활성화되며 근육의 가동 범위와 운동성이 모두 증가한다. 너무 오래 앉아 있거나 움직이지 않아서 굳어 버린 근육들을 늘리고 이완할 수 있다.

• 스트레칭은 근육을 강화하고 부상을 막는다

대부분의 미국인이 그러할 테지만 하루 종일 앉아 있는 것은 인체에 치명적인 악영향을 미친다. 앉은 자세 그 자체만으로 근육을 당기고 약화하며 충분히 늘어나지 못하도록 만들기 때문이다. 달리기를 하러 가거나 헬스장에 가서 운동을 하는 것 또는 주말에 즉석 소프트볼 게임을 하는 것은 손상된 근육 회복에 꼭 필요한 활동은 아니다. 근육이 긴장했을 때 섣불리 움직이면 오히려 부상을 당하기 쉽다. 따라서 그보다는 스트레칭을 하는 편이 낫다. 스트레칭은 근육을 늘리고 강화하며 앉아 있을 때의 악영향을 상쇄하는 데 도움을 준다.

스트레칭으로 인한 부상은 대부분 올바른 방법으로 하지 않았기 때문에 발생한다. 운동을 시작하기 전 아직 몸이 충분히 풀리지 않은 상태에서 정적 스트레칭을 하면 근육과 힘줄, 인대에 부상을 입을 수 있다. 반면 동적 스트레칭은 혈류량과 산소 공급량을 늘려 주고 근육에 영양을 공급해 주어서 몸의 움직임과 기능을 더욱 향상한다. 그 덕분에 부상 방지에도 도움이 된다.

• 유연성을 늘리면 자세가 좋아지고 몸매도 개선된다

스트레칭을 하면 자세가 개선되고 척추 지지력과 신체의 모든 운동 근력이 향상되어 부상을 예방할 수 있다. 하지만 바른 자세로 앉거나 서야 하는 이유는 이뿐만이 아니다. 연구에 의하면 바르지 못한 자세는 많은 사람들이 고통받고 있는 허리 통증의 주범이며 소화 작용을 방해하고 만성 신경 문제를 유발한다. 심지어 입 냄새에 영향을 미치고 자주 넘어지게 만든다.

바른 자세는 내 경험에 비추어 볼 때 정서나 심리 상태에도 영향을 미친다. 한번 스스로 시도해 보자. 어깨를 펴고 배에 힘을 주며 엉덩이가 빠지지 않게 집어넣은 자세로 앉으면 자신감 혹은 힘이 느껴지지 않는가? 연구에 따르면 좋은 자세는 자신감과 활력 수준에 상당한 영향을 미치며 스트레스와 부정적인 감정을 줄여 준다. 또한 더욱 생산적이며 또렷한 정신 상태를 유지하도록 돕는다.

• 스트레칭을 하면 쿠키를 먹었을 때보다 훨씬 기분이 좋아진다

과학적으로 밝혀진 바에 따르면 스트레칭은 뇌의 도파민 분비를

유발한다. 이는 기분이 좋아지게 만드는 화학 물질로 마약, 술, 설탕을 먹었을 때에도 생성된다. 하지만 건강에 해로운 나쁜 행동들과는 달리 스트레칭은 기분만 좋아지게 한다. 그에 상응하는 엄청난 기분의 추락이나 갈망 및 금단 효과의 악순환을 일으키지 않는다. 누구도 스트레칭을 한다고 해서 일자리에서 쫓겨나거나 실연을 당하거나 살이 찌거나 건강과 삶을 모두 망치지 않는다.

스트레칭이 기분에 미치는 긍정적인 효과는 즉각적인 도파민 분비에 국한되지 않는다. 연구에 따르면 규칙적으로 스트레칭을 하면 스트레스가 줄어들고 불안감이 가라앉으며 우울증 개선에도 도움이 된다고 한다. 마치 요가나 명상 혹은 다른 심신 연결 활동으로 정신과 정서 건강이 개선되는 것과 비슷한 방식이다. 자세에 미치는 영향과는 별개로 스트레칭이 에너지 수준과 전반적인 자신감을 높여 준다는 점도 밝혀진 바 있다.

• 폼 롤러를 활용하면 단순한 스트레칭이 셀프 마사지가 된다

사람들은 스트레칭을 생각하면서 폼 롤러를 함께 떠올리지는 않는다. 하지만 스트레칭이야말로 가볍고 저렴한 이 원통형 물체가 고안된 목적 그 자체다. 더 정확히 말하면 폼 롤러는 자가 근막 이완법(Self-myofascial Release)이라 불리는 셀프 마사지에 사용할 도구로 고안되었다. 폼 롤러는 근육과 힘줄에 형성된 긴장감, 굳음, 통점과 뭉친 부분을 푸는 데 유용하다.

미국 체육 위원회에 따르면 폼 롤러는 근육 간 유착 상태를 푸는 데 도움을 준다. 근육 간 유착은 잘 움직이지 않거나 자세가 바르지 않거나 너무 오래 앉아 있는 경우, 또는 달리기·자전거·웨이트 트레이닝 등의 운동을 하면서 같은 움직임을 반복하는 경우에 발생한다. 이 상태를 방치하면 근육이 짧아져서 운동 능력이 떨어지고 세포와 힘줄 사이에 통증을 유발하는 뭉침 또는 통점이 형성될 수 있다. 통점을 푸는 가장 좋은 방법은 마사지다. 물론 전문가에게 마사지를 받는 것도 좋지만 폼 롤러를 단 몇 분 사용해 직접 풀 수도 있다. 당연한 말이지만 폼 롤러는 안마 서비스보다 훨씬 저렴하다!

그뿐만 아니라 폼 롤러를 꾸준히 사용하면 염증 반응이 줄어들고 혈류량이 증가하며 차분하고 이완된 느낌을 가질 수 있다고 한다. 또한 꾸준한 폼 롤러 사용은 운동 능력을 점차 증대시키기 때문에 더 세게, 더 오래, 더 강하게 운동할 수 있게 된다.

• 스트레칭을 하면 심장 질환, 비만, 암, 그 외 다른 질병을 예방할 수 있다

스트레칭이 근육, 인대, 힘줄에만 효능이 있는 것은 아니다. 스트레칭이 전반적인 건강 상태에 미치는 가장 중대한 영향 중 하나는 심혈관의 탄력성을 증대시켜 혈액 순환을 개선하고 혈관 굳음을 예방하며 심장 질환의 위험을 줄이는 것이다. 이 모든 것은 연구로 입증된 사실이다. 또한 여러 연구에 따르면 스트레칭은 혈압과 LDL 콜레스테롤 및 혈당량을 낮출 수 있다. 이는 모두 심장을 건강하게 하고 당뇨

병이나 치매 같은 기타 만성 질환의 위험을 감소시키는 데 도움이 된다. 스트레칭은 심지어 암에도 영향을 미친다. 2018년 학술지 〈사이언티픽 리포트〉(Scientific Report)에 게재된 동물 실험 연구에 따르면 스트레칭은 종양의 수축과 관련이 있었다. 연구진은 스트레칭 활동이 면역 기능을 개선하고 염증 반응을 줄여 주기 때문에 나타난 결과라고 보고 있다.(주의하라. 나는 스트레칭만으로 암을 치료할 수 있다고 말하는 것이 아니다!)

또한 연구에 따르면 스트레칭은 관절염이나 만성 통증으로 고생하는 사람들의 관절 통증을 줄여 유연성과 가동 범위를 더욱 잘 유지할 수 있도록 도와준다. 만약 현재 어떤 형태로든 근골격계 통증이나 부상을 겪고 있다면 처음에는 스트레칭이 불편할 수 있다. 하지만 꾸준히 스트레칭을 계속하면서 근육을 이완하면 불편함은 점점 감소하고 결국엔 완전히 사라진다. 스포츠 전문의, 물리 치료사, 척추 지압사 같은 전문가와 미리 상의해서 어떤 스트레칭이 당신의 상태를 악화할 수 있는지 확인하고 주의하도록 하자.

• 스트레칭은 꿀잠을 선사한다

이제껏 스트레칭의 효과에 대해 이야기했으니 스트레칭이 혈액 순환을 개선하고 기분을 좋아지게 만들면서 혈압, 통증, 긴장, 스트레스를 낮춰 꿀잠 자는 데 도움을 준다는 점은 그리 놀랍지도 않을 것이다. 전문가들은 자기 전에 스트레칭을 하면 신체가 수면 상태에 들어

가는 속도가 빨라지고 수면의 질 또한 높아진다고 말한다. 그와 동시에 아침 스트레칭은 기운을 북돋고 좋은 기분과 긍정적인 상태를 하루 종일 유지하도록 도와준다. 그 결과 밤잠을 설치게 만드는 스트레스에 더 잘 대처하게 되고, 이로 인해 저녁에 잠도 더 잘 잔다.

아침이든 저녁이든 스트레칭을 통해 평소 자세가 좋아지고 근육 긴장과 관절 통증이 줄어들기 때문에 요통, 근육통, 무릎 욱신거림 등의 증상으로 잠들지 못할 가능성도 줄어든다.

• 스트레칭은 운동이나 식습관과 같아서 그 효과가 하루아침에 나타나지 않는다

아무리 스트레칭의 장점이 많다고 해도 스트레칭이 만병통치약처럼 허리 통증을 단박에 없애거나 하루 종일 자신감과 행복을 유지시켜 주지는 않는다. 다른 운동이나 식습관처럼 스트레칭 효과는 오랜 기간 꾸준히 실천할 때에만 나타난다. 하루 이틀 사이 아무런 차이를 느끼지 못했다고 포기하지 말라. 오랜 기간 규칙적으로 스트레칭을 할수록 당신이 느낄 효과도 그만큼 커질 것이다.

당신의 이야기

스트레칭은 땀 흘릴 필요도 애를 쓸 필요도 무언가를 희생할 필요도 없는 운동이다. 그저 하루 몇 분만 해도 효과가 크다. 하지만 이런 장점에도 불구하고 스트레칭을 규칙적으로 하는 사람은 많지 않다. 스트레칭이 미국 사람들의 일상이 아닌 것만은 확실하다. 이제부터 이 상황을 바꿀 수 있는 열 가지 방법을 소개하고자 한다. 이 방법들을 통해 스트레칭을 당신의 건강과 행복을 지켜 주는 매일의 습관으로 만들 수 있을 것이다.

1. 근육이 굳은 상태에서는 스트레칭하지 말라

스트레칭 입문서에나 나올 법한 내용이지만 운동 시작 전 엉뚱한 곳에서 이상한 자세로 스트레칭을 하는 사람들을 매우 자주 목격했기 때문에 언급해 본다. 운동을 하기 전 혹은 하루를 시작하기 전에 정적 스트레칭을 하거나 근육을 정적인 자세로 유지하는 동작을 취했다가는 접질리거나 열상을 입을 위험이 크다. 신체를 올바르게 활용할 수 있는 능력도 감소한다. 헬스장에 가거나 달리기 코스를 앞둔 상태에서 혹은 하루를 시작하기에 앞서 워밍업을 하고 싶다면 동적 스트레칭을 하라. 워킹 런지, 레그 스윙, 고개 돌리기 등 동적 스트레칭을 먼저 해 주면 굳은 근육에 혈액과 산소를 공급할 수 있다.

2. 전신을 아우르는 스트레칭 루틴을 만들라

가장 좋은 스트레칭 루틴은 동적 스트레칭으로 시작한 뒤 정적 스트레칭으로 넘어가면서 머리부터 발끝까지 전신을 모두 활용하는 것이다. 단순히 근육이 당기는 곳만 스트레칭할 일이 아니다. 실제로 스트레칭이 가장 필요한 근육, 힘줄, 인대는 긴장감을 느끼고 있는 근육을 당기고 있는 다른 근육이다. 더불어 명심할 사항은 왼쪽을 스트레칭했다면 오른쪽도 똑같이 스트레칭해 줘야 한다는 것이다. 양쪽 근육 다 긴장을 느끼지 않더라도 마찬가지다. 한쪽만 스트레칭을 하면 근육의 불균형과 비대칭이 심해질 수 있다.

3. 온·오프라인 강좌를 참고해 적극적으로 새로운 스트레칭을 배우라

나는 캐니언 랜치 리조트에서 들었던 30분짜리 강의를 통해 엄청나게 많은 것을 배울 수 있었다. 만약 스트레칭이 처음이라면 스트레칭, 요가, 태극권, 필라테스 같은 수업을 수강해서 새로운 스트레칭 방법과 기술을 배워 보라. 헬스장 회원권이 없다고? 미국 체육 위원회 같은 믿을 만한 정보원에서 제공하는 정적 스트레칭과 동적 스트레칭 방법 안내 영상 등을 참고할 수도 있다.

4. 정적 스트레칭을 하되 무리하거나 반동을 주지 말라

미국 스포츠 의학회에 따르면 정적 스트레칭을 1분간 유지하는 것만으로도 본전은 뽑을 수 있다고 한다. 같은 자세를 60초 유지하든 20초 동안 세 세트로 나눠서 인터벌로 하든 상관없다. 하지만 어느 방식을 취하든 고통스러울 정도 혹은 불편함을 느낄 정도로 계속하지는 말라. 그러면 염증이 생기고 부상을 당할 확률이 높아진다. 마지막으로 정적 스트레칭을 하는 동안 반동을 주거나 몸의 타고난 가동 범위를 넘어서는 지점까지 억지로 늘이지 말라. 이는 부상과 근육 통증의 원인이 된다.

5. 폼 롤러에 투자하라

내가 폼 롤러를 구매하기 위해 쓴 20달러는 근육 건강을 위한 최고의 투자였다고 자신한다. 폼 롤러를 사용하면 값비싼 스파나 스포츠 마사지를 받을 필요 없이 원할 때마다 직접 마사지할 수 있다. 폼 롤러는 근육의 긴장감, 뭉침, 통점을 푸는 데 도움이 된다. 정적·동적 스트레칭을 아우르는 가장 광범위한 스트레칭 루틴으로도 얻을 수 없는 효과다. 나는 폼 롤러를 옷장 근처에 두고 옷을 입을 때마다 사용하려고 한다.

6. 특정 시간대를 정해서 스트레칭을 습관으로 굳히라

스트레칭은 굉장히 하기 쉬운 만큼 미루기도 쉽다. 하루가 다 끝날 때 하려고 들면 이미 너무 늦다. 도전 첫째 주에 자기 스케줄에 맞는 시간대를 찾으라. 매일 스트레칭을 할 수 있고 또 할 확률이 가장 높은 시간대가 언제인지 알아보는 것이다. 나에게는 이른 아침이 가장 잘 맞았다. 업무나 다른 개인적인 일의 방해를 받아 집중력이 흐트러질 위험이 가장 적은 시간대이기 때문이다. 더 구체적으로는 샤워를 한 다음이 더 나은데 안전하고 심도 깊은 스트레칭을 하기에 걸맞도록 몸이 자연스럽게 데워져 있기 때문이다.

하지만 일주일 중 대부분 운동을 하거나 헬스장에 가는 사람이라면 운동 직후에 스트레칭을 하는 것이 훨씬 편할 수 있다. 아침형 인간이 아니거나 잠드는 데 어려움을 겪는 사람이라면 잠들기 직전에 하는 스트레칭이 가장 효과적일 수도 있다. 저녁에 스트레칭을 하고자 한다면 적어도 일주일에 닷새 이상은 지속할 수 있도록 노력해야 한다. 주말 혹은 저녁 약속이 없거나 아이들 또는 배우자의 방해가 없는 저녁에만 한다면 효과를 볼 수 없다.

7. 패션에 대한 열정은 잠시 접어 두라

내가 아침 스트레칭, 잠들기 전 스트레칭, 운동 직후 스트레칭을 권하는 데는 이유가 있다. 이미 속옷이나 잠옷, 운동복 차림일 확률이 높기 때문이다. 이러한 복장은 전신 스트레칭을 하는 데 가장 적합하다. 양복이나 딱 붙는 펜슬 스커트 혹은 청바지를 입고 전신 스트레칭을 해야 한다면 단순히 불편한 것을 넘어서 오히려 역효과가 날 것이다. 만약 스트레칭을 규칙적으로 할 수 있는 시간이 근무 시간밖에 없다면 반바지나 편안한 바지를 사무실에 미리 갖다 두는 방안도 생각해 볼 수 있다.

8. 스트레칭은 가능한 자주 하는 것이 좋다

스트레칭을 하면 기분이 좋아진다. 아마 스트레칭을 더 많이 할수록 감정 상태가 더욱더 좋아질 것이다. 나는 진료실 책상에 앉아 있는 낮에도 스트레칭을 하고 싶다는 생각이 들었다. 대부분은 아침에 스트레칭을 했지만 이렇게 불쑥 찾아드는 의욕은 일과 중에 에너지와 편안함을 더하는 원천이 되었다. 사람에 따라서는 마트에서 줄을 서 있을 때나 엘리베이터를 기다릴 때나 하원하는 아이를 픽업하기 위해 기다리는 동안에 스트레칭하는 것이 더 편할 수도 있다. 즉흥적인 스트레칭으로 규칙적인 스트레칭을 대신하려고 해서는 안 되겠지만 하루 종일 틈날 때마다 스트레칭을 하면 유연성, 신체 가동 범위, 근력, 에너지 수준이 늘어나고 기분 좋은 상태가 더욱 길게 이어질 것이다.

9. 호흡을 잊지 말라. 그리고 얼굴을 펴라!

우리는 뭔가 불편함을 느낄 때 본능적으로 숨을 참는다. 하지만 그렇게 하면 산소가 가장 필요한 시점에 체내 유입 산소가 줄어들어 결국 불편함과 불안감이 더 심해진다. 스트레칭을 할 때도 자세를 유지하면서 숨을 내쉬는 것을 잊지 말라. 불편함이 줄어 좀 더 깊이 스트레칭을 할 수 있을 것이다.

또한 명심하라, 스트레칭을 할 때 얼굴을 찌푸리면 안 된다. 이건 내가 산부인과 의사로서 일하며 터득한 요령이다. 출산 중인 여성에게 진통이 올 때 얼굴을 찌푸리지 말라고 하면 갑자기 전신에 힘을 빼는데 이로 인해 통증이 감소해 더 빠르고 쉽게 아이를 낳을 수 있다. 스트레칭을 할 때도 마찬가지다. 얼굴을 편안하게 유지하면 전신이 편안하게 유지되고 이를 통해 더 깊고 편안하게 스트레칭을 할 수 있다.

10. 시각적 상상력을 동원해 스트레칭의 지루함을 떨쳐 내라

스트레칭을 습관으로 만들고자 할 때 가장 큰 장애물은 아마 우리 대부분이 너무 쉽게 지루함을 느낀다는 사실일 것이다. TV 채널을 이리저리 돌리거나 핸드폰을 앞에 두고 스트레칭을 하는 대신 외부 자극을 완전히 차단한 상태로 심신의 긴장을 온전히 풀어 보는 소중한 시간으로 활용하라. 루틴을 따라가는 데 급급해서 정신이 없다면 시각적 상상력을 동원하는 것도 좋다. 스트레칭을 할 때마다 각 근육이 더 길어지고 부드러워진다고 상상하는 것이다. 연구에 따르면 이런 종류의 시각적 상상이 원하는 결과를 더 빠르고 성공적으로 얻는 데 도움이 된다고 한다.

THE
SELF-CARE
SOLUTION

11월

수면의 달

겨우 15분 더 잤을 뿐인데
휴양지에 온 듯한
평온함이 찾아왔다

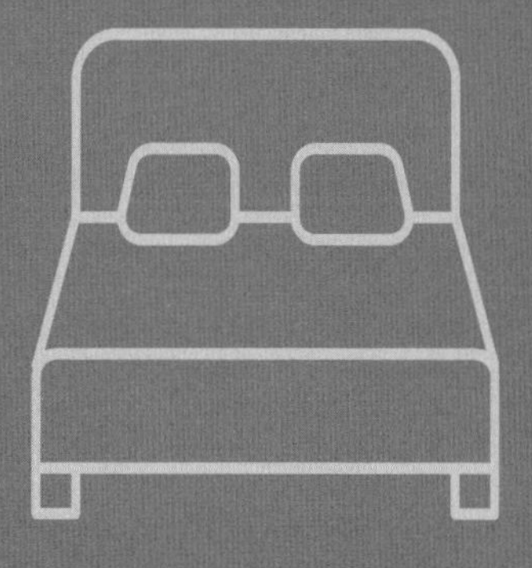

NOVEMBER

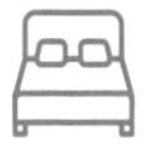

나의 이야기

지난 두 달간 나는 당 섭취 줄이기와 스트레칭을 목표로 삼고 이미 타고나서 노력할 필요가 없다고 착각했던 건강 양상을 개선하기 위해 스스로에게 도전장을 던졌다. 이 도전 후 새로운 나의 모습을 알게 되었고 두 가지 습관으로 건강과 행복을 어떻게 더 나은 수준으로 끌어올릴 수 있을지도 알게 되었다. 그래서 11월에는 예상치 못했던 발견이 준 흥분감을 안은 채 똑같은 일을 한 번 더 하기로 결정했다. 그러니까 지금까지 완벽하다고 생각했던 또 다른 측면에 집중하기로 한 것이다. 바로 '잠'이었다.

나는 늘 잘 잤다. 의대를 다닐 때에도 어디에 가든 책상에 머리만 대면 주변에서 무슨 일이 일어나도 상관없이 바로 잠이 들었다. 그렇게 깜빡 깊은 잠에 빠졌다가도 일어나야 할 시간이 되면 마치 머릿속 시계가 울린 듯 정확하게 일어났다. 좋은 친구이자 동기였던 리처드에게 물어보면 바로 확인할 수 있다. 리처드도 항상 이 능력에 감탄하곤 했으니까! 나중에 비상 대기조로 일하거나 철야 근무를 할 때에도 언제 어디서나 필요한 만큼 자고 일어나는 능력 덕분에 다른 의사들로부터 부러움을 사곤 했다. 나는 잠들지 못하거나 자다가 깨는 문제로 고생한 적이 없었다. 더불어 낮에도 거의 피곤함을 느끼지 않았고 내가 아는 대부분의 사람들보다 에너지가 넘쳤다. 마지막으로 나는 규칙적인 수면-기상 주기를 유지하고 있음을 스스로 자랑스럽게 여겼다. 전문가들이 최적의 수면 상태를 위해 권장하는 그 습관을 이미 가지고 있었던 것이다.

하지만 지난 몇 년 사이 내 삶이 바쁘게 돌아가기 시작했다. 아침 방송인 〈굿 모닝 아메리카〉에 제때 출연하려면 적어도 새벽 5시에는 일어나야 했다. 결국 잠을 일부 포기할 수밖에 없었다. 방송에 출연하기 이전에는 밤에 응급 분만 건이 생기지 않는 한 평균 여덟 시간 정도 잘 수 있었다. 하지만 이번 달 도전에 앞서 헤아려 보니 최근 내 평균 수면 시간은 일곱 시간 언저리였다. 물론 이 역시 나쁜 수준은 아니다. 하지만 나에게 익숙한 수준보다는 여전히 좀 부족했다. 지금보다 30분에서 한 시간 정도 더 잔다면 에너지, 식욕, 운동 능력, 정신적 예리함에 어떤 변화가 나타날지 궁금했다. 게다가 나는 잠이야말로 삶에서 가장 가치 있는 일이라 생각해 왔다. 이제 아이들도 다 컸으니 업무적으로 긴요한 어떤 절대적인 상황이 생기지 않는 이상 수면 시간은 타협하고 싶지 않았다.

충분한 수면을 월간 도전 목표로 고려하면서 이 도전이 수없이 많은 시청자와 독자들의 호응을 얻을 것이라고 생각했다. 미국 CDC에 따르면 미국인 세 명 중 한 명은 장애로 진단 가능한 수준의 수면 부족에 시달리고 있다.(국민 건강 보험 공단의 2015년 자료에 따르면 수면 장애로 병원을 찾은 환자의 수가 72만 명을 넘어섰으며 2016년 OECD 통계에서 한국인의 평균 수면 시간은 7시간 49분으로 OECD 회원국 중 최하위를 기록했다.—편집자) 나 역시 이런 사례를 늘 마주한다. 잠을 더 잔다는 것이 말처럼 쉽지 않다는 것도 잘 알고 있다. 이 도전을 어떻게 설계해야 할지 고민한 끝에 하루에 최소 20분 이상 더 자는 것을 목표로 삼기로 했다. 사람마다 각각 사정이 다르겠지만 나에게는 이 정도가 가장 적당하다고 생각했다. 물론 더 많이 자면 더 좋다. 하지만 너무 욕심을 내거나 현재 일정을 무시한 비현실적인 목표를 설정하고 싶지는 않았다. 더불어 이미 건강한 수준의 기본은 갖추고 있었기 때문에 굳이 훨씬 더 많이 잘 필요는 없다고 생각했다. 하지만 내 생각은 또 보기 좋게 빗나갔다.

1 weeks •

하루만 잠을 못 자도 기분과 에너지는 악영향을 받는다

이번 달 첫날에는 극도로 바빴다. 아침에는 방송 촬영을 했고 낮에는 빽빽한 진료 일정을 소화했고 저녁에는 친구들과의 저녁 약속 자리에 나갔다. 나는 이날 와인을 두 잔이나 마셨다. 금주의 달 도전 이후로 이렇게 한 번에 많이 마신 적은 처음이었다.(밖에서 술을 마실 때에는 꼭 한 잔만 마시려고 노력했다.) 건강한 수면 습관에 별로 도움이 되지 않는 행동이었다. 그래도 가까스로 저녁 10시 45분에 침대에 누울 수 있었고 다음 날 아침 5시 15분에 일어났다. 일곱 시간 반을 잤고 평소보다 30분을 더 잔 셈이었다.

그다음 날은 금요일이었다. 이날은 저녁에 남자 친구가 생일을 보내러 놀러 오기로 예정되어 있었다. 우리는 그날 밤 근사한 저녁을 먹었고 평소보다 더 늦게까지 깨어 있었다. 다음 날 아침 토요일 방송 출연이 있었는데도 말이다. 신나는 '불금'을 보낸 대신 잠은 여섯 시간밖에 자지 못했다. 그 바람에 다음 날은 진이 빠진 상태로 보내야만 했다. 방송을 마치고 난 다음에는 기운을 차리기 위해 약간 스트레칭을 한 뒤 밤에 또 늦게까지 놀 것을 대비해 미리 45분 정도 쪽잠을 잤다. 예상대로 이날도 늦게까지 놀았다.

일요일에는 방송 일정이 없지만 아침 6시를 넘어서까지 자는 경우는 거의 없다. 신체 시계가 그렇게 설정되어 있기 때문이다. 이날도 여섯 시간밖에 못 잤다는 뜻이다. 역시 정신적으로 완전히 녹초가 되어 피곤하고 굼뜬 상태로 하루를 보냈다. 하지만 역설적이게도 이 상태는 훌륭한 깨달음을 주었다. 단지 이틀 밤 평소보다 한 시간 정도 덜 잤을 뿐인데 이렇게 상태가 안 좋아졌다면 이틀 동안 한 시간씩 더 자고 난 뒤에는 얼마나 상태가 좋아질까?

일요일 밤 나는 기억에 남을 만한 수면 시간을 기록했다. 여덟 시간 20분 동안 숙면을 취한 것이다. 일부러 최대한 빨리 잠자리에 들려고 노력하기도 했지만 사실 너무 피곤했기 때문에 별다른 노력이 필요 없었던 것도 사실이다. 뒤늦게 더 많이 잔다고 해도 모자란 잠을 채울 수 없다는 것은 잘 안다. 하지만 그다음 날에는 아주 놀라울 정도로 개운하게 일어날 수 있었다.

주말 행사를 치르고 난 후 나는 이번 달 도전을 어떻게 하면 더 효과적으로 해낼 수 있을지 고민하기 시작했다. 그러던 중 불현듯 깨달음이 왔다. 매일 밤 몇 시간이나 잤는지를 꼭 종이에 쓸 필요는 없지 않을까? 분명히 이 문제를 해결해 줄 앱이 있을 텐데? 나는 인터넷 검색을 완료한 뒤 무료 스마트폰 앱인 '슬립 사이클'(Sleep Cycle)에 정착하기로 했다. 이 앱은 소리와 움직임을 통해 총 수면 시간을 계산해 주고 총 수면 시간 대비 숙면 시간 등 흥미로운 통계도 제공했다. 더 많이 걷기 도전을 하면서 이미 앱 활용의 장점을 경험한 터였다. 앱을 활용할 경우 더 책임감 있게 도전에 임하고 신나게 성공 기록을 남길 수 있었다. 그날 밤 나는 앱을 켜고 방해 금지 모드를 설정한 뒤 핸드폰을 머리맡에 두었다.

다음 날 아침 앱을 켠 나는 일곱 시간 37분이라는 기록을 보고 놀랐다. 그동안 내가 일곱 시간 넘게 잔다고 생각하지는 않았기 때문이다. 이제껏 내가 수면 시간이라고 생각했던 시간은 잠든 시간부터 일어난 시간까지를 대충 계산한 평균치였다. 하지만 이제는 내 수면 시간을 훨씬 정확하게 기록할 수 있는 방법이 생겼다. 말할 수 없이 신이 났다.

첫째 주 마지막 밤에는 특별한 일정이 없었다. 나는 절제된 저녁의 장점을 십분 활용하기로 결심했다. 무심코 화면 스크롤을 죽죽 내리며 소셜 미디어를 전전하지 않기 위해 저녁에 플랭크와 팔 굽혀 펴기를 하고 스트레칭을 한 뒤(세 가지 도전 과제를 한 번에 묶어서 하다니 놀랍지 않은가?) 정확한 데이터를 수집하기 위한 새로운 기술로 무장한 채 일부러 가능한 빨리 잠자리에 들었다. 그 결과 총 여덟 시간 25분이라는 수면 시간을 기록할 수 있었다.

사흘 연속 평소보다 최소 30분 이상을 더 자고 나니 이번 달을 시작할 때보다 훨씬 더 기분이 나아졌음을 확인할 수 있었다. 여유를 두고 이번 주를 마무리한 덕분에 어쩌다 시간이 남아 우연히 많이 자는 대신 집중해서 의식적으로 더 많이 자려는 노력을 기울일 수 있다는 사실을 체험했다. 게다가 새로운 앱을 이용하게 되었으니 다음 주 수면 시간을 전보다 더 정확하고 분명하고 확실하게 기록할 수 있을 터였다. 새로운 국면을 맞이한 도전에 마음이 설렜다.

2 weeks •

얼마만큼 자야 충분한지 알아내기

2주 차에는 거의 매일 최대한 빨리 잠자리에 들려고 노력했다. 나는 밤 시간을 허투루 쓰는 것을 싫어하지만 대부분의 사람들이 그렇듯 나 역시 긴장을 푸는 과정에서 특정 활동에 쉽게 정신이 팔리곤 한다. 디지털 단식 도전 이후에 좀 더 신중을 기하고 있는데도 여전히 인터넷 쇼핑을 하거나 넷플릭스 드라마를 보거나 남자 친구 혹은 기숙사에 있는 아이들과 영상 통화를 하다가 하루를 마무리하곤 했다. 하지만 이번 주만큼은 헬스장에 가기 위해 활용하는 전략을 잠에도 동일하게 적용하기로 했다. 나는 흥미로운 도전을 시작했다. 시간을 잡아먹는 것들에 주의를 빼앗기기 전에 침대로 가기까지 얼마나 시간이 걸리는지 기록하는 것이다. 어떤 날은 전혀 피곤하지 않았음에도 억지로 잠자리에 들었고 늘 그렇듯 빠르게 잠이 들었다.

이렇게 잠에 집중하는 일이 가능했던 것은 이번 주 퇴근 후에 어떤 약속도 없었기 때문이다. 굉장히 드문 경우였고 어쨌든 반가운 일이었다. 이번 주말에는 출장도 없었고 하키 경기나 다른 약속도 없었다. 우연히 빚어진 상황이기는 했지만 일단 이 사실을 깨닫고 나니 의도적으로 아무 계획도 세우지 않고 잠에만 집중해야겠다는 다짐을 더 굳힐 수 있었다.

주중 사흘 밤에는 평소보다 15분에서 30분 정도 더 긴 수면 시간을 기록했고 주중의 나머지 날에는 여덟 시간 혹은 그 이상의 수면 시간을 기록했다. 여덟 시간 30분을 기록한 날도 있었다. 토요일에는 무려 아홉 시간 19분이라는 경이로운 기록을 달성했다. 호화롭게 눈을 붙이고 난 다음 날 아침, 나는 눈을 뜨며 어떤 정신적 무력감도 느끼지 못했다. 그 대신 마치 휴가를 떠나온 것처럼 그 어느 때보다 최상의 상태로 편안함을 느꼈다. 잠들기 전 물을 여전히 많이 마시고 있는데도 화장실 때문에 깬 건 밤새 한 번뿐이었다. 더 많은 수분 보충이라는 목표가 총 수면 시간에 부정적인 영향을 미치고 있지 않다는 점도 무척 기뻤다.

여러 요소가 나에게 필요한 적정 수면 시간의 수준을 알려 주었다. 여덟 시간 이상 잔 다음 날은 평소처럼 일곱 시간 수면을 취했을 때에 비해 확실히 에너지가 넘쳤고 또 허기도 덜 느껴졌다.(오예!) 하루 종일 더 긍정적이었고 정신도 또렷한 느낌이었다. 심지어 피부도 약간 더 좋아진 것 같았다. 핸드폰 기록을 점검하면서 모든 상황이 꾸준히 하나의 결론으로 귀결되고 있음을 알아차렸다. 여덟 시간 이상 수면을 취했을 때 일곱 시간 혹은 일곱 시간 반쯤 잤을 때에 비해 훨씬 상태가 좋아진다는 점이었다. 이 결과가 이번 달 내내 지속된다면 도전 과제를 새롭게 바꿔야 했다. 대부분의 날에 여덟 시간 이상 자려면 어떤 변화를 주어야 하는지 확인할 필요가 있었다.

앞으로 거의 매일 여덟 시간 이상 자려면 아침잠을 늘리는 것보다는 잠자리에 더 일찍 드는 것에 초점을 맞춰야 했다. 방송 때문에 아침에 꾸물거리며 늦게 일어나기가 불가능했다. 보통 새벽 5시, 아무리 늦어도 5시 20분에는 일어나야 했고 4시 20분까지 일어나야 할 때도 있었다. 아침에 스튜디오에 갈 필요가 없는 날에도 여전히 무의식적으로 비슷한 시간에 일어났다. 이 습관은 되도록 오래 유지하고 싶었다. 꾸준히 같은 시간에 잠들고 일어나는 것이 전반적인 수면 건강의 핵심이라는 점을 알고 있었기 때문이다. 말이 길었으니 요약하겠다. 여덟 시간 수면을 확보하고자 한다면 밤 9시에서 9시 반 사이에는 잠자리에 들어야 했다.

이 같은 논리 전개와 결론은 스스로 100퍼센트 동의할 수 있는 것이었다. 당 섭취 줄이기 도전을 할 때와는 달리 여기에는 어떤 논란의 여지도 없었다. 엄청난 변화를 시도해서 엄청난 결과를 얻어야만 하는 것도 아니었다. 그대로 따르면 되었다.

한편 나는 새 앱에 완전히 푹 빠졌다. 이 앱이 제공하는 기능 덕분에 더 책임감 있게 도전에 집중할 수 있었다. 동시에 이 도전에 과학적 요소가 덧붙은 점이 너무 즐거웠다. 사용법도 간단한 이 앱 덕분에 도전이 즐거운 게임으로 바뀌었다. 핸드폰이 모든 시간을 일일이 기록하고 있다는 점을 생각하니 오늘은 얼마나 빨리 잠자리에 들 수 있을지, 다음 날 만족스럽게 하루를 시작할 수 있을지 얼른 결과를 확인하고 싶었다. 기대하지 않았던 효과 중 하나는 앱 덕분에 밤에 핸드폰을 사용하지 않게 되었다는 것이다. 문자나 이메일을 확인하기 위해 핸드폰을 드는 순간 앱이 수면 시간 기록을 멈추기 때문이다.

3 weeks •

스트레스를 덜 받고 더 많이 자는 법

셋째 주는 시작부터 쉽지 않았다. 더 많이 자기 위해 더 일찍 잠자리에 들어야 한다는 사실을 알아내기는 했지만 사람들과 약속이 있을 때는 어떤 전략이 필요한지 생각하지 못했던 것이다. 주말에 남자 친구가 뉴욕에 놀러 왔고 우리는 같이 저녁을 먹기로 했다. 저녁 8시 반에 집에 도착해 잠자리에 들 준비를 해야 하니 남자 친구에게 저녁 5시나 6시에 만나자고 제안하고 싶지는 않았다. 결국 우리는 밤 11시가 넘어서까지 계속 놀았다. 다음 날 방송이 없었는데도 체내 생체 시계 때문에 아침 6시에 눈을 떴다.

그렇다고 수면 시간이 첫 번째 주간처럼 그렇게 끔찍하지는 않았다. 남자 친구가 뉴욕에 왔을 때에도 평균 수면 시간은 일곱 시간 반 정도를 유지했다. 다만 일요일은 예외적으로 수면 시간이 일곱 시간에 채 미치지 못했다. 잠자리에 늦게 들었던 데다가 그다음 날에는 평소와 달리 좀 더 이른 방송 스케줄을 지키기 위해 새벽 4시 30분에 일어나야 했기 때문이다.

남자 친구가 돌아간 그날 저녁 나는 저녁 8시에 침대로 기어 들어가 열 시간을 내리 잤다. 도전을 위해서라기보다는 단순히 너무 지쳐서 그랬다고 봐야겠다. 하지만 그만큼 오래 눈을 붙일 수 있었던 것은 축복이었다. 그다음 날 추수감사절을 보내러 클로이, 알렉스와 함께 밤 10시 30분에 보스턴으로 출발했기 때문이다. 새벽 2시 15분이 되어서야 겨우 매사추세츠주에 도착했고 잠자리에 든 시각은 2시 45분쯤이었다. 굳이 앱을 켤 필요조차 느끼지 못했다. 너무나 늦은 시간에 잠들었음에도 나는 다음 날 7시 45분에 일어났다. 겨우 다섯 시간 잔

것이었지만 과거의 나는 아침 6시 이후까지 자는 것이 불가능한 사람이었다.

나는 친구들 그리고 가족들과 함께 추수감사절을 무척이나 즐겁게 보냈다. 하지만 해가 지자마자 연료통이 비어 버린 듯한 느낌이 들었다. 뱃가죽이 등에 달라붙을 것 같았다. 그저 명절을 보내고 있어서가 아니었다. 충동적으로 평소 추수감사절에 먹던 양보다 더 많은 음식을 먹어 치웠고 일찍 잠자리에 든 뒤 열 시간 20분을 잤다.

추수감사절 연휴가 시작되는 날에는 겨우 다섯 시간이라는 최악의 수면 시간을 기록했음에도 그다지 침울한 기분이 들지는 않았다. 평균 일곱 시간 이상 수면을 취하고 있다는 점을 긍정적으로 생각하고 있었다. 살다 보면 내가 일찍 잠들기 위해 얼마나 애썼는지와는 무관하게 수면 스케줄이 꼬여 버릴 수 있었다. 다만 나는 결심했다. 스스로 결정을 내릴 수 있는 날에는 꼭, 최대한 빨리 잠자리에 들기로 말이다.

중간에 이따금씩 충분히 잠을 못 자는 것 자체는 별로 걱정스럽지 않았다. 하지만 확실히 월초에 비해 잠이 부족한 상황을 참기 어려워졌다. 그간 더 예리하고 생기 있는 느낌, 허기를 덜 느끼고 짜증도 덜 나는 상태에 익숙해진 것이다. 과거에는 보통이라고 여겼던 일곱 시간 수면의 결과가 이제는 피하고 싶은 부정적인 상태가 되었다. 충분히 수면을 취하지 못했을 때에는 삶의 사소한 문제들이 더 크게 느껴지니 이러한 부분도 작용했을 터였다. 이번 달에는 명절을 앞둔 사람들이 으레 경험하듯 스트레스를 많이 받았다. 하지만 잠을 더 많이 자고 나니 스트레스를 관리하기가 훨씬 수월해졌다. 겪고 있던 문제들이 갑자기 사라지지도 않았고 마법처럼 해결책이 나타나지도 않았지만 수면의 도움을 확실히 받을 수 있었다. 셋째 주가 끝날 무렵에 나는 패턴을 파악했다. 더 많이 잘수록 스트레스를 덜 받았고 여러 문제가 최악으로 치닫는 것을 예방할 수 있었다. 나는 더 많이 자려고 노력하는 한편으로 명상을 하기 위해 더 일찍 일어나는 것도 꾸준히 염두에 두었다. 이 또한 스트레스 관리에 도움을 준 핵심 요인이었다.

4 weeks •
더 많이 자면 살도 빠지고 더 어려 보이고 더 행복해진다

이번 달 마지막 주 나는 마침내 사회생활에 충실하면서 **동시에** 잠도 충분히 잘 수 있는 암호를 풀어냈다. 이번 주는 일, 사교 모임, 이른 아침 방송 출연, 개인 프로젝트 마감, 주말 클로이의 하키 게임까지 잡혀 있어 정말 바쁜 주였다. 나는 이번 주를 시작하면서 마음을 다잡았다. 전략적으로 집에 일찍 돌아와 빨리 잠자리에 드는 것을 우선순위로 삼기만 하면 이 모든 일을 다 해낼 수 있으리라 생각했다. 퇴근 후 저녁 행사나 약속이 있는 날 밤에는 자리를 지키겠다고 우물쭈물하지 않고 적절한 시간에 자리를 뜨기 위해 작정하고 노력했다. 집 문을 열고 들어온 순간부터 바로 잠들 준비를 시작해 핸드폰을 쳐다보지 않고 몸과 뇌에 이제 잘 시간이라고 알려 주는 약간의 수면 의식을 치렀다.

퇴근 후 집으로 바로 돌아온 날에도 방송 준비와 다른 프로젝트들 때문에 여전히 바빴다. 하지만 해야 할 일을 효율적이고 효과적으로 끝내는 것에 온 신경을 집중해 빨리 잠자리에 들 수 있도록 했다. 엄청나게 혹독한 훈련이 필요하지는 않았다. 그보다는 시간 안에 모든 것을 끝마치기 위해 마냥 신나는 경주를 하는 기분이었다. 침대에 누웠을 때 그다지 피곤하지 않은 날도 있었지만 일단 누우면 빠르게 잠이 들었다. 이것도 어느 정도는 이번 달 내내 일찍 잠자리에 들려고 노력한 결과였다.

이번 주에는 엿새 연속 여덟 시간 수면을 기록했다. 유일하게 일곱 시간을 기록한 날은 이번 주 첫날이었는데 꾸물거리지 않고 빨리 자리를 뜨는 기술이 아직 충분히 숙달되지 않았기 때문이었다.

환상적인 기분이었다. 물론 다섯 살 꼬마처럼 온 방 안을 방방 뛰어다니며 흥분하고 있었다는 뜻은 아니다. 그보다 훨씬 침착하고 차분한 상태였지만 힘이 넘치고 정신적으로도 예리한, 그러니까 명상 도전을 했을 때 경험했던 것과 비슷한 종류의 느낌이 들었다. 나는 훨씬 생산적이고 효과적이고 효율적이었으며 명백하게 **'더 행복했다.'** 이건 이번 달 들어 새로 추가한 형용사다. 잠을 더 오래 자면서 나는 자신과 삶을 더 긍정적으로 느끼게 되었다. 게다가 사람들과 만나는 일도 더 편안해졌다. 사실 너무 바쁘거나 유독 스트레스를 받을 때에는 일도 사람들과의 모임도 의무감처럼 느껴질 때가 있다. 4주 차는 일과 인간관계를 모두 챙겨야만 하는 기간이었음에도 기꺼이 친구들과 동료들을 만나 최선을 다해 즐거운 시간을 보냈다.

더 사교적이 된 것이 변화의 전부는 아니었다. 충분히 잔 덕분에 내가 하고 싶었던 일을 할 수 있을 만큼의 시간과 에너지, 정서적 여력이 생겼다. 그 결과 매일 충분히 걸었고 유산소 운동을 했고 플랭크와 팔 굽혀 펴기도 할 수 있었다. 4주 차에는 매일 20분씩 명상을 했는데 스트레스 수준이 높다는 것을 자각하고 있었기 때문이다. 의식적으로 물을 더 많이 마시고 채소를 많이 먹으면서 고기와 설탕 섭취는 줄이려고 애썼다. 어떤 상황에서도 최상의 상태를 유지할 수 있도록 도와주는 습관들을 총동원한 셈이었다.

그사이 식욕이 현저하게 떨어졌다. 지난주보다도 더 많이 떨어졌다. 그저 플라세보 효과가 아니었다. 이번 달 초반 나는 친구의 추천으로 식단 앱을 받아 정확하게 언제, 얼마나 많은 양을 먹었는지 기록했다. 4주 차 들어 지난 기록들을 확인하면서 얼마나 오랜 시간 아무것도 먹지 않았는지 확인하고 깜짝 놀랐다. 몇 시간이나 아무것도 먹지 않았음에도 그 사실을 깨닫지조차 못했던 것이다. 보통은 새벽 5시에 일어나면 오전 10시 30분쯤엔 굶어 죽을 것 같은 허기를 느꼈다. 하지만 이번 주에는 10시 30분이 되었는데도 뭘 먹고 싶은 생각조차 들지 않았다.

이번 달 마지막 날 〈굿 모닝 아메리카〉 담당 메이크업 아티스트인 리사가 엄청난 칭찬을 건넸다. 피부에서 광이 난다는 것이었다. 이미 나도 느끼고 있긴 했다. 이번 주 초에는 이달 들어 처음으로 화장을 하지 않은 채 병원에 가도 되겠다고 생각했다. 평상시에는 딸기코 때문에 습관적으로 파운데이션을 발랐다. 하지만 4주 차에는 피부 트러블도 생기지 않았고 보통 뺨 근처에 퍼져 있는 홍조도 보이지 않았기에 굳이 화장으로 가릴 필요가 없었다. 오직 잠을 많이 잤기 때문에 이런 효과가 나타났다고 믿는 것은 아니다. 상관관계가 있다고 해서 인과 관계가 성립한다고 볼 수는 없으니까. 하지만 최근 몇 주간 내가 변화를 주기 위해 유일하게 수고한 부분은 더 많이 자려고 노력한 것뿐이었다.

수면 앱이 엄청나게 도움이 되었다. 이제는 잠들기 전에 앱을 켜고 밤새 핸드폰에 손대지 않는 것이 습관으로 자리 잡았다. 좋은 기록을 내고 유지해야 한다는 책임감과 긍정적인 결과를 남기고 싶다는 욕심이 생겼다. 이번 달 말에 이르러 나는 결국 해냈다. 이번 달 나의 평균 수면 시간, 정확히는 내가 이 앱을 사용하기 시작한 첫 주 중반부터 지금까지의 평균 수면 시간이 여덟 시간 13분을 기록한 것이다. 도전 시작 전과 비교하면 평균 수면 시간이 30분에서 한 시간 정도 늘어났다. 아주 미미한 시간만 투자했을 뿐인데도 더 많은 에너지, 스트레스 감소, 식욕 개선, 더 건강한 피부, 더 돈독한 관계라는 어마어마한 효과를 얻었다. 한 시간 더 잔 덕분에 얼마나 더 생산적이고 효율적으로 변했는지를 생각하면 침대에서 60분 정도를 더 보낸 것은 충분히 가치 있는 투자였다.

수면에 숨겨진 과학적 사실들

충분히 수면을 취하지 않았다가는 정말로 죽을 수도 있다. 누군가는 허무맹랑한 소리라고 여길지도 모르겠다. 하지만 최적 수면 시간을 지키지 못하고 지속적으로 잠을 줄이면 신체적·심리적·정서적 건강에 심각한 영향을 미친다. 여섯 시간만 자도 충분히 괜찮고 더 눈을 붙이지 않아도 된다고 생각하는 사람이 있을지도 모르겠다. 하지만 장담컨대 당신은 아마 스스로 생각하는 것보다 자기 능력을 제대로 발휘하지 못하고 있을 것이다. 왜 생각보다 잠을 더 많이 자야 하는지를 밝힌 과학적 근거들을 소개한다.

• 여섯 시간 수면으로는 생각만큼 일을 잘 해낼 수 없다

건강에 관한 가장 강력한 낭설 중 하나는 바로 여섯 시간 이하만 자고도 아무런 문제 없이 일상을 영위하고 건강을 유지하는 사람들도 존재한다는 말일 것이다. 하지만 유력한 의학 기관들은 하나같이 일곱 시간 수면이 기본이라고 말한다. 미국 CDC에 따르면 일곱 시간보다 적게 잘 경우 정신 기능이 떨어질 위험이 생길 뿐 아니라 고혈압, 당뇨, 심장 질환, 비만, 암, 뇌졸중, 그 밖의 온갖 질병으로 인한 사망률이 높아진다. 만성 수면 부족은 우울증 위험을 높이고 뇌세포의 영구적 손상을 유발한다.

일곱 시간 수면 법칙에서 벗어나 있는 사람은 인구 중 1퍼센트에

해당한다고 밝혀진 '단시간 수면 가능인'(Short-sleeper)이나 유전적 변이로 만성 수면 부족의 치명적 영향을 거의 받지 않는 사람들뿐이다. 하지만 가장 확실한 사실은 **나는 그런 사람이 아니라는** 것이다.

대수롭지 않게 생각한 수면 장애가 당신을 죽일 수도 있다

만약 과도한 피로감을 느끼거나 잦은 두통, 간밤의 식은땀, 기타 여러 증상으로 고생하고 있다면 당신에게 필요한 것은 수면 도전이 아니라 의사와의 상담일지도 모른다. 수면 장애는 꽤 흔한 일이며 불면증이나 하지 불안 증후군이나 기면증은 환자들이 자각하기도 의사들이 진단하기도 쉽다. 반면 수면 중 무호흡증을 겪는 사람들 가운데 80퍼센트가량의 사람들은 본인이 잠재적으로 죽을지도 모르는 상황에 놓여 있다는 생각조차 하지 못한다. 그리고 남성보다 여성의 수면 장애가 과소평가되거나 과소 진단되는 경향이 있다.

수면 중 무호흡증의 증상에는 심한 코골이, 숨 막힘, 수면 중 호흡 곤란 등이 포함된다. 요란하게 코를 골지 않는다고 해서 수면 중 무호흡증이 없는 것이라 단정 짓기는 어렵다. 여성은 남성에 비해 기도가 좁아 코를 크게 골지 않기 때문이다. 여성 환자, 특히 무호흡증 증세가 많이 나타나는 50대 이상 환자들에게는 낮 동안의 무력감, 두통, 불면증, 간밤의 식은땀 등의 증상이 더욱 뚜렷하게 나타날 수 있다. 이런 증상 중 일부는 완경기 신호이기도 하므로 의사와 상담하여 이 둘을 분명히 구분하는 것이 중요하다. 만약 이런 증상들을 겪고 있거나 수면 습관을 걱정하고 있다면 반드시 의사와 상담하라. 이를 방치하면 심장 마비, 뇌졸중, 당뇨, 그 외 다른 질병의 위험률이 높아질 수 있다.

나머지 99퍼센트는 최적의 상태로 살아가기 위해 여덟 시간 이상은 아니더라도 최소 일곱 시간 이상은 자야 한다. 2003년 학술지 〈수면〉(Sleep)에 게재된 한 연구에 따르면 여섯 시간 수면을 취한 사람들의 인지 검사 결과는 이틀 밤을 꼬박 새고 시험을 본 피험자들과 마찬가지로 그다지 좋지 않았다고 한다. 응답 속도 역시 만취 상태라 할 수 있는 혈중 알코올 농도 0.1퍼센트를 기록한 사람들과 비슷했다. 하지만 가장 큰 문제는 여섯 시간 수면을 취하는 사람들이 스스로 문제가 없다고 생각한다는 점이다.

이를 좀 다른 방향으로 생각해 보자. 수면 전문가 대니얼 가텐버그(Daniel Gartenberg)는 여섯 시간 자는 사람을 어항 속 물고기에 비유했다. 이들은 자신이 어항 속에 있다는 사실을 모르고 있다가 어항에서 꺼내어 바다에 풀어 주었을 때에야 비로소 그 사실을 깨닫는다. 수면이 부족한 사람들은 스스로 잠이 부족하다고 생각하지 않는다. 충분히 잠을 자기 전까지는 말이다.

• 생각보다 더 오래 자야 한다

우리는 모두 여덟 시간 수면이 가장 이상적이라는 이야기를 익히 들어서 알고 있다. 또한 여러 연구에서 여덟 시간 정도 수면을 취했을 때 가장 최적의 상태로 활동할 수 있다고 말한다. 하지만 어느 정도 잠을 자야 하는지는 개인별로 크게 다를 수 있다. 많은 연구들이 수면 욕구는 유전적인 부분뿐만 아니라 생활 방식 및 주변 환경에 의해 결정될 수 있다고 한다. 어떤 사람은 아홉 시간 수면을 취해야 하는 반면 다른 사람은 일곱 시간 반만 자도 충분히 최적의 상태가 될 수 있다. 관건은 나에게 최적화된 수면 시간을 찾고 이를 지키는 것이다. 다만 우리가 스스로의 수면 시간을 최소 30분 이상 부풀려서 생각하는 것이 문제라고 연구진은 지적한다. 만약 당신이 평소 일곱 시간 자고 있다고 생각한다면 실제 수면 시간은 아마 여섯 시간 언저리에 머물러 있을 확률이 높다는 뜻이다.

• 충분히 자면 확실히 더 똑똑해진다

여덟 시간 동안 충분히 숙면을 취하면 지적 능력과 집중력과 문제해결 능력이 향상된다. 최근 연이어 이루어진 많은 연구에서 숙면이 뇌의 여러 영역에 상당한 영향을 발휘해 집중력과 추론 능력 그리고 새로운 아이디어나 정보에 착안하는 능력을 신장한다고 말한다. 반대로 2014년 〈신경 과학 저널〉(Journal of Neuroscience)에 발표된 연구에 따르면 만성 수면 부족은 지적 능력을 저해하고 뇌를 수축시킬 뿐 아니라 회백질 영역의 뇌세포에 영구적 손상을 유발할 수 있다고 한다. 관련 연구들은 닷새 연속 여섯 시간 이하로 수면한 사람의 경우 인지 능력 검사에서 60퍼센트까지 낮은 결과가 나타났다고 밝혔다. 충분히 수면하지 않은 사람들은 정보의 학습과 기억에도 어려움을 겪는다. 뇌는 낮 동안 보고 배운 것을 밤에 잠을 자는 동안 처리하기 때문이다. 충분히 눈을 붙이지 않으면 정보를 유지하고 정확하게 회상하는 뇌의 능력이 떨어진다.

• 잠은 식단만큼 체중 조절에 중요하다

체중을 감량해야 할 때 당신이 얼마나 잠을 자는지는 당신이 무엇을 먹는지만큼이나 중요하다. 연구에 따르면 수면 시간이 일곱 시간 미만일 경우 체내에서 지방을 연소하는 능력이 떨어진다. 2010년 시카고 대학교 연구진이 수행한 연구에 따르면 똑같이 다이어트를 했음에도 잠을 여덟 시간보다 적게 잔 사람들은 여덟 시간 이상 잔 사람들보다 지방 감량 수준이 55퍼센트 더 떨어졌다.

잠이 부족하면 신진대사도 느려진다. 그 현상이 너무 두드러진 나머지 과학자들은 특별히 여기에 '대사 둔화'(Metabolic Grogginess)라는 명칭까지 붙여 주었다. 연구자들에 따르면 단 나흘만 잠이 부족해도 체내 인슐린 처리 능력이 저하되고 인슐린이 지방 축적 호르몬을 제거하는 능력이 30퍼센트까지 급감한다. 이는 곧 체내에서 혈중 지방을 신속하게 제거하지 못하기 때문에 세포에 더 많은 지방을 저장하게 된다는 의미다.

충분히 잠을 자지 않는 것은 다른 방식으로 호르몬에 영향을 미치기도 한다. 예컨대 체내에서 포만감을 느끼게 하는 호르몬인 렙틴이 덜 생성된다. 동시에 우리가 허기를 느끼게 하는 그렐린이라는 호르몬이 더 많이 만들어진다. 그사이에 스트레스 호르몬인 코르티솔이 증가한다. 두 호르몬 모두 식욕을 돋우고 뭔가 먹고 싶다는 강렬한 욕구를 자극한다. 이 호르몬들의 영향력이 너무나 강력하기 때문에 우리 중 가장 자제력이 강하고 의지력이 센 사람들조차도 음식에 대한 욕망을 건잡을 수 없게 된다.

2017년 UCLA에서 진행된 연구에 따르면 여섯 시간 이하로 수면을 취할 경우 의사 결정 능력과 관련된 뇌 영역의 활성화 수준이 줄어들었는데 그 결과 취한 채 의사 결정을 내리는 상태와 비슷해진다고 한다. 전두엽은 온전히 활성화되지 않고 뇌의 보상 중추는 더욱 활성화된 상태일 때 우리는 좋지 않은 것들을 적절하게 거르는 선택을 내리지 못한다. 이것이 잠이 부족하면 튀긴 음식이나 정제 탄수화물, 달달한 간식 같은 것에 훨씬 더 쉽게 굴복하는 이유다.

• 수면 부족은 피부를 망친다

잠을 안 자면 얼굴에 다 티가 난다. 진짜로 그렇다. 잠이 부족하면 체내에 코르티솔이 증가하는데 이는 살이 찔 때와 비슷한 결과를 피부에 가져온다. 과도한 코르티솔은 피부 염증 반응 및 이와 관련한 여드름, 건선, 습진, 그리고 내가 고생 중인 딸기코 등의 증상을 악화시킨다. 코르티솔이 너무 많아지면 콜라겐과 히알루론산이 파괴되는데 이 둘은 모두 피부에 탱탱함과 탄력을 선사하고 (내 담당 메이크업 아티스트의 말을 빌리자면) 피부에 광이 나게끔 하는 물질이다. 둘 중 어느 하나라도 부족해지면 잔주름과 깊은 주름이 모두 늘어날 수 있다.

또한 우리는 서파 수면(Slow-wave Sleep)이라 불리는 수면 상태를 충분히 확보해야 한다. 그래야 피부 세포를 포함한 모든 세포의 손상을 복구하는 데 필수적인 성장 호르몬이 생성되기 때문이다. 성장 호르몬이 부족하면 얼굴은 물론 전신의 노화 속도가 더 빨라진다. 잠들어 있는 동안 우리 신체가 피부 세포의 수분 균형을 바로잡는다는 점도 중요하다. 충분히 잠을 자지 못했을 때 피부가 건조해지고 부기가 심해지며 눈 밑 다크 서클이 짙어지는 것은 이 때문이다. 수면 부족이 오래 지속되면 영영 이런 얼굴로 살아야 할 수도 있다.

• 충분히 자면 더 행복해지고 더 섹시해진다

밤새 제대로 자지 못한 날은 짜증이 늘고 매사 투덜거리게 된다는 사실을 모두 알고 있다. 하지만 수면이 기분에 미치는 영향은 이런 표면적인 짜증을 넘어서는 수준이다. 2017년 옥스퍼드 이코노믹스(Oxford Economics)에서 발표한 연구에 따르면 웰빙과 관련 있는 가장 큰 단일 지표가 바로 잠이었다. 심지어 돈, 섹스, 강력한 인맥보다도 더 중요했다. 충분한 수면은 행복과 긍정적인 감정의 수준을 높여줄 뿐 아니라 자존감을 높여 주고 분노, 적개심, 슬픔을 억제하는 효과가 있다고 한다. 충분히 휴식을 취하면 잠이 부족할 때보다 훨씬 더 상황에 적절히 대응하고 스트레스를 능숙하게 다루며 문제에 대한 해결책을 잘 찾을 수 있다.

수면의 달 도전을 통해 느낀 또 다른 장점은 꾸준히 여덟 시간 수면을 유지하면 사회성도 좋아진다는 것이다. 이는 어느 정도 긍정적인 감정 수준이 높아진 데에서 비롯된 결과다. 2017년 〈정신 생리학 저널〉(Journal of Psychophysiology)에 게재된 한 연구에 따르면 충분한 수면이 공감 능력을 키워 준다고 한다. 반대로 말하면 잠이 부족할 때 사람들은 다른 사람의 감정을 잘 파악하지 못하고 자기도 모르게 부적절한 행동을 할 수도 있는 것이다. 그저 너무 피곤하기 때문에 말이다. 아이구야!

잠이 부족하면 연인 관계에서도 엄청난 대가를 지불하게 된다. 침실에서든 그 바깥 공간에서든 마찬가지다. 우선 수면 부족은 성욕을 사라지게 만든다는 연구 결과가 있다. 부분적으로는 성 호르몬인 테스토스테론이 밤에 생성되기 때문일 것이다. 수면 부족은 또한 에너지와 자신감을 고갈시키고 긴장감과 적개심을 증가시킨다. 이 모든 역효과가 침실에서 영향력을 발휘한다.

수많은 연구가 연인 둘 중 한 명이라도 수면 시간이 일곱 시간 이하일 경우 좋은 관계를 유지하지 못한다는 결론을 보여 준다. 잠이 부족한 사람은 부정적인 단어를 사용하고 이유 없이 싸움을 걸고 연인 관계의 만족감을 방해하는 충동적인 의사 결정을 내릴 확률이 높다. 게다가 연구에 따르면 수면 시간 부족은 매력도를 떨어뜨린다. 2017년 〈영국 왕립 오픈 사이언스 저널〉(Royal Society Open Science Journal)에 발표된 한 연구에 참여한 사람들은 충분히 수면을 취한 사람과 그렇지 않은 사람 가운데 잠이 부족한 사람들이 덜 매력적이라고 평가했다.

• 호르몬 변화는 더 자야 한다는 신호다

에스트로겐과 프로게스테론은 잠을 부르는 호르몬이다. 임신, 월경, 완경, 생리 불순 시에 일어나는 호르몬의 변화는 수면 방해를 유발하는 원인이기도 하다. 예를 들어 완경 전후로 에스트로겐과 프로게스테론 수치가 감소하면 잠들기 어려워지고 한밤중에 불현듯 깨거나 얼굴이 붉어지는 등의 증상이 생긴다. 이는 특히 수면 주기 초반에 자주 일어난다. 임신 또는 산후 호르몬 수치 격동으로 수면에 방해를 받기도 하는데 이는 산후 우울증 위험을 높일 수 있다.

이런 문제가 흔하다고 해서 호르몬에 관련된 수면 장애를 여성이라면 벗어날 수 없는 운명으로 받아들일 필요는 없다. 만약 호르몬의 불균형이나 변화 때문에 수면 장애가 생겼다는 의심이 든다면 주치의나 산부인과 전문의와 상담하라. 아마도 호르몬 대체 요법과 함께 수면을 유도하는 이완 요법이나 호흡 조절 요법, 심상 요법 등을 알려 줄 것이다.

호르몬 변화로 인한 수면 방해를 직접 막는 방법들도 있다. 규칙적인 운동, 명상, 요가, 그 외 스트레스 감소에 도움이 되는 활동을 하면서 건강한 식단을 통해 호르몬 불균형의 영향을 최소화하는 것이다. 수면 보조제를 일생에 걸쳐 처방받는 것은 답이 될 수 없다. 큰 문제에 반창고를 붙이는 행위에 불과하다. 처음에는 고쳤나 싶을지 몰라도 결과적으로는 더 큰 문제가 생길 것이다.

당신의 이야기

더 많이 자는 비결을 배우는 이유는 단지 이번 달 도전에 성공하기 위해서만은 아니다. 더 긴 수면을 통해 건강과 행복 수준에 변화를 줄 수 있다. 수면 문제에는 다이어트와 비슷한 부분이 있다. TV 방송이나 잡지, 인터넷은 물론 주변 친구들에게서 수많은 조언을 쉽게 찾을 수 있고 대부분 효과가 있지만 다른 사람에게 잘 맞는 조언이 당신에게는 맞지 않을 수도 있다. 반면 누구라도 좀 더 오래 푹 잘 수 있도록 도움을 주는 보편적인 팁과 요령도 있다. 그중 일부와 함께 내가 직접 경험한 것 중 여덟 시간 수면을 취하는 데 가장 확실하게 도움이 되었던 방법들을 소개한다.

1. 잠을 타협하지 말라

업무, 사교 모임, 가족, 흥미로운 외부 활동 등이 생활에 갑자기 끼어들 때 우리는 가장 먼저 잠을 줄인다. 사람들은 해야 하는 일 또는 하고 싶은 일을 위해 더 늦게 자거나, 좀 더 늦게 일어나거나, 혹은 숙면을 기꺼이 포기한다. 하지만 잠은 얼마든지 미룰 수 있다고 생각하는 태도야말로 오늘날 많은 사람들이 수면 부족에 시달리는 원인이다. 잠에 대한 대중의 인식에는 확실히 문제가 있다!

우리는 잠을 일종의 사치로 생각하지만 실상 잠은 의학적으로 반드시 필요하다. 그러니 이번 달만큼은 어떤 이유와도 타협하지 말고 수면 시간 확보를 최우선으로 삼으라. 만약 일을 해야 하거나 친구를 만나야 하거나 가족과 시간을 보내야 한다면 잠 말고 다른 일정(예를 들면 텔레비전 보는 시간이나 소셜 미디어를 하면서 보내는 시간)을 빼라. 잠자리에 들기 전에는 최소 30분 이상 여유 시간이 있어야 한다. 그 시간에는 일하지 말고 전자 기기를 사용하지도 말고 친구도 만나지 말고 오로지 긴장을 푸는 데 집중해 침대에 눕자마자 잠이 들 수 있도록 준비하라.

2. 규칙적인 수면 스케줄을 정하라

매일 같은 시간에 자고 일어나는 것은 건강한 수면 주기를 형성하는 가장 효과적인 방법 중 하나다. 습관적으로 특정 시간에 잠들면 마치 식사 시간에 맞춰 몸이 적응하듯 수면 시간에 맞춰 몸이 적응할 것이다. 매일 저녁 7시에 저녁 식사를 하면 매일 저녁 그 시간이 가까워질 즈음부터 배가 고파지기 시작한다. 비슷한 원리로 지속적인 수면-기상 주기는 생체 리듬을 이 시간에 맞추도록 한다. 그 결과 더 빨리 잠들고 더 쉽게 일어나며 한밤중에 깨지 않을 수 있다. 보통 주중에는 규칙적인 수면 스케줄을 지키기 쉽다. 핵심은 주말에도 똑같은 시간에 잠들고 일어나는 것이다. 수면 전문가들은 만약 잠드는 시간이 늦어졌다면 다음 날 아침 늦잠을 자는 것보다는 평소와 동일하게 일어나되 낮잠을 자는 편이 더 낫다고 말한다.

3. 수면 환경을 재설계하라

나는 수면 환경이 실제 수면에 결정적인 영향을 미친다는 사실을 한참 후에야 깨달았다. 왜 침실이 어둡고 서늘하고 조용해야 하는지에 대한 많은 조언을 접한 후 나는 드디어 침실에 암막 커튼을 설치했고 온도를 항상 섭씨 15도에서 20도 사이로 맞춰 둔다.(연구에 따르면 이 온도가 수면을 유도하는 최적의 온도라고 한다.) 두 요소 모두 내 수면 질을 크게 높여 주었기 때문에 수면을 중요하게 생각하는 사람들에게 이 두 가지를 바꿀 것을 권하곤 한다.

우리 집에는 특별히 소음 문제가 없지만 이 문제 때문에 잠들기 어려운 경우도 적지 않을 것이다. 만약 다른 방, 이웃집, 혹은 바깥에서 들려오는 소음을 차단하기 어렵거나 자주 여행을 다니는 편이라면 핸드폰 앱 등을 활용해 환풍기 소리나 기계의 일정한 소음 같은 백색 소음을 일으켜 문제의 소음을 조금이나마 상쇄할 수 있다. 연구에 따르면 백색 소음은 수면을 방해하는 가청 주파수 내 소음을 차단해 준다고 한다.

4. 누구와 함께 잘지 혹은 자지 않을지 재고하라

수많은 연구에서 우리가 누군가와 함께 잘 때 잠을 잘 못 이룰 수 있다는 점을 밝히고 있다. 특히 그 사람이 코를 심하게 곤다면 더더욱 그렇다. 만약 배우자나 연인 때문에 밤에 자꾸 깬다면 이들이 코골이 관련 전문의와 상담할 수 있도록 권하고 침실은 따로 쓰는 편이 좋다.

이러한 수면 형태를 '침실 별거'라고 부르기도 한다. 즉 커플이 각각 다른 방에서 자는 것인데 미국 기혼 부부의 25퍼센트가 이러한 형태로 자고 있으며 이들이 함께 자는 부부보다 숙면한다는 연구 결과가 있다.

한편으로는 여성의 경우 자신이 사랑하거나 안정감 또는 편안함을 느끼는 사람과 함께 잘 때 훨씬 깊이 잘 수 있다는 연구 결과도 있다. 여성이 사람보다 개와 함께 잘 때 더 깊이 잔다는 연구 결과도 있었다. 개에 비해 사람이 잠을 방해할 가능성이 더 높기 때문이다. 나도 몸무게가 4킬로그램밖에 안 되는 우리 집 반려견 메이슨이 마치 시나몬롤빵처럼 몸을 둥글게 말고 내 옆에 누워서 잘 때면 깊은 잠에 푹 빠지곤 한다.

5. 잠자리 습관을 만들라

매일 밤 잠자리에 들기 전 똑같은 일들을 반복하면 이러한 습관이 자연스럽게 신체적·심리적으로 잠들 준비를 하게 해 준다. 이를테면 불을 어둡게 하고 세수와 양치를 한 뒤 촛불을 켜고 침대에 누워 가장 좋아하는 책을 읽는 행동을 잠들기 전 순서대로 반복할 경우 우리의 신체와 뇌는 그 행동을 할 때마다 이제 잘 시간이 되었다는 것을 자연스레 알아차린다.

최적의 수면을 위해 잠들기 전 많은 양의 음식을 먹고 마시는 일은 피하라. 카페인이나 알코올 섭취, 늦은 밤 운동도 휴식을 방해하는 요소인 만큼 피하는 편이 좋다.

6. 앱을 활용하라

이번 달에 앱을 활용해 수면 시간을 기록한 것은 성공을 위한 신의 한 수였다. 앱 덕분에 수면 시간을 정확하게 기록할 수 있었을 뿐 아니라 도전에 더욱 몰입했고 더 열심히 노력했으며 약간 경쟁심이 붙어 더 재미있게 임할 수 있었다. 앱을 쓴 후로는 최대한 빨리 침대에 눕고 싶어졌다. 그래야 다음 날 긍정적인 결과를 직접 확인할 수 있을 테니까! 매일 아침 목표를 달성했음을 확인할 때마다 도전을 계속하고 싶다는 의욕이 더욱 커졌다.

앱이 유용한 또 다른 이유는 현재 수면 습관에 대한 정확한 정보를 제공한다는 점이다. 캘리포니아 대학교 버클리 캠퍼스 및 기타 여러 캠퍼스의 전문가들은 대부분의 미국인이 자신의 수면 시간을 부풀려 생각한다고 밝혔다. 많은 수면 관련 앱은 무료일 뿐만 아니라 다른 유용한 기능도 제공한다. 예컨대 쉽게 잠들 수 있도록 도와주는 명상 프로그램이나 어른에게도 효과 있다는 사실이 과학적으로 입증된 잠자리 동화 등을 제공한다.

앱이 자동으로 방해 금지 모드를 설정하지 않을 수도 있으므로 잊지 말고 밤사이 방해 금지 모드를 활성화하라. 그래야 한밤중에 핑, 딩동, 톡 소리에 깨지 않을 수 있다.

7. 죄책감을 갖지 말라

아직 싱크대에 설거지 거리가 남아 있고 컴퓨터에 읽지 않은 메일이 남아 있고 끝내지 못한 집안일이 남아 있는 상태에서 침대에 누웠다 한들 그 누구도 심장 마비에 걸리지 않는다. 물론 여러 할 일을 다 마치고 다음 날 아침을 위해 미리 준비를 해 둔다면 훨씬 개운한 마음으로 잠자리에 들 수 있겠지만 살다 보면 잠들기 전에 모든 일을 다 끝낼 수 없는 날이 더 많다. 그래도 괜찮다. 주방의 청결보다 숙면을 우선순위에 두는 편이 당신의 건강과 행복에 훨씬 이롭다. 또한 명심하라. 밤에 푹 자고 나면 그다음 날 훨씬 생산적이고 효율적으로 이 모든 사소한 일을 훨씬 쉽게 해치울 수 있다는 사실을 말이다.

8. 할 수 있는 것, 할 수 있는 때에 집중하라

아무리 기를 쓰고 노력한다 한들 매일같이 똑같은 시간에 잠자리에 들기란 불가능하다. 아이들이 아플 수도 있고 갑자기 처리해야 할 급한 업무가 생길 수도 있으며 가족에게 응급 상황이 발생할 수도 있다. 명절 연휴 같은 특별한 상황 때문에 수면 습관을 지키지 못하는 날도 온다. 그리고 이 모든 상황은 지극히 정상이다. 하루 이틀 잠을 못 잤다고 해서 스트레스를 받기보다는 이미 벌어진 사실을 받아들이고 이런 상황에서도 푹 잘 수 있는 방법을 찾아 다시 시도하라. 이후 다시 일정을 스스로 조정할 수 있는 시기가 오면 계속해서 수면을 우선순위에 두겠다고 다짐하면 된다. 되돌릴 수 있는 시기가 왔는데도 계속 내키는 대로 하다가 예상치 못한 일을 맞닥뜨리기라도 하면 어그러진 수면 패턴을 원상 복구하는 데 며칠 혹은 몇 주가 걸릴지도 모른다.

9. 인위적인 수면 보조제를 멀리하라

의사로서 나는 수면 보조제를 권하지 않는다. 환자가 여행을 가거나 극도의 스트레스 상황에 처한 경우에만 아주 단기적으로 처방한다. 이 약물에 진정 성분이 포함된 것은 맞지만 그렇다고 우리를 충분히 쉬게 해 주지는 못한다. 수면 보조제는 결과적으로 수면의 질을 떨어뜨리고 자연스럽게 잠이 드는 과정을 방해한다. 수면 장애를 겪고 있다면 전문의와 함께 이 문제를 해결할 수 있는 다른 방법에 대해 상담해 보라. 멜라토닌을 보충해 줄 천연 대체제인 캐모마일이나 라벤더 차 혹은 길초근 뿌리나 마그네슘이나 글리신 등이 포함된 보조제를 대안으로 고려해 볼 수 있다. 방금 소개한 것들은 연구에 의해 수면을 촉진한다고 밝혀진 것들이다.

10. 잠이 안 온다고? 낮에 운동하고 더 열심히 일하고 햇빛을 더 쬐라

어쩌면 당신은 수면 장애로 고생하고 있는 것이 아니라 낮에 에너지나 힘을 충분히 다 발산하지 않은 것일지도 모른다. 연구에 의하면 운동이야말로 가장 효과가 좋은 자연 수면 보조제 중 하나다. 현재 운동을 하고 있지 않다면 수면 문제를 해결하기 위해 다른 시도를 하기에 앞서 우선 아침 혹은 오후에 운동 시간을 추가해 보자.

밤에 잠들지 못하게 방해하는 또 다른 요소는 하루 종일 뭘 했는지 모르겠다는, 하루를 낭비한 것 같다는 느낌이다. 이를 해결하기 위해 계획을 세워 보자. 일터에서 책임지고 더 많은 업무를 맡거나 새로운 프로젝트나 수업에 참여하는 것도 좋다. 새로운 취미를 갖거나 친구 또는 가족과 더 많은 일을 함께해 보라.

낮에 충분히 햇빛을 쬐지 않는 것도 밤잠을 방해하는 요소이므로 잊지 말고 매일 밖에 나가도록 한다. 체내 시계를 되돌리는 데에는 아침 일찍 쬐는 햇빛이 더 효과가 좋다.

12월

더 많이 웃기의 달

해맑은 어린아이의 눈으로
세상을 바라볼 때 생기는 일

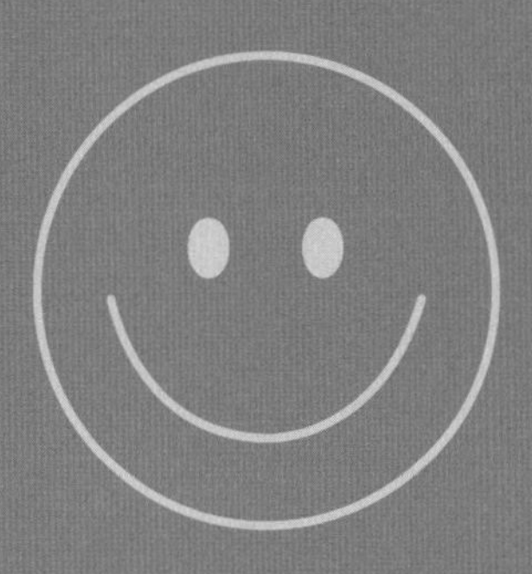

DECEMBER

나의 이야기

지난 11개월 내내 나는 건강과 삶 전반에 영향을 주는 어렵고 힘든 목표들에만 도전해 왔다. 굉장히 어려운 도전도 있었고(보고 있나, 설탕 줄이기 9월!) 심각한 의미를 지닌 도전도 있었다. 예컨대 유방암 위험을 줄이기 위한 알코올 섭취 줄이기나 신장 결석을 예방하기 위한 물 더 많이 마시기, 거의 모든 종류의 만성 질병 발생 가능성을 제거하기 위한 유산소 운동 같은 도전이 그랬다. 지난 여러 달에 거쳐 성취한 것들을 생각하면 굉장히 기뻤지만 뭔가 중요한 것이 빠졌다는 느낌을 지울 수 없었다. 전반적인 건강과 행복에 꼭 필요하지만 아직 성취하지 못한 요소 말이다.

이제껏 이루어 낸 목표에는 모두 내 성격이 투영되어 있었다. 나는 측정 가능한 목표를 좋아한다. 통계를 통해 의미를 도출할 수 있는 목표가 좋고 그것을 이루기 위한 활동에 굉장히 고무되는 사람이다. 부끄럽지만 나는 열심히 일하며 열심히 노는 사람이 아니라, 일은 열심히 하는데 거의 놀지는 않는 사람이다. 나는 대학교에 다니는 4년 내내 뉴욕에서 가장 핫한 바의 바텐더로 일주일에 사흘을 일했다. 오직 즐거움을 위해 설계된 공간에서 또래 친구들이 긴장을 풀고 즐기는 동안 나는 일을 했고 돈을 벌었고 모든 것을 굉장히 진지하게 받아들였다.

중년이 되어도 이런 성향은 변하지 않았다. 나는 여전히 재미를 위한 재미를 찾지 않는 편이다. 의사이자 과학자로서 내 행동을 측정하는 것은 좋아하지만 즐거움이란 수치화하기가 거의 불가능에 가깝다. 한 시간 동안 운동하기나 하루에 환자 스무 명 진료하기와는 다른 차원의 일이다.

내 성격 때문만은 아니다. 내가 선택한 직업도 그 특성상 굉장히 심각하다. 의사로서 일하는 동안에는 실없이 웃거나 신나게 흥을 돋울 만한 상황이 거의 발생하지 않는다. 환자와 면담하거나 검사 결과를 검토할 때면 120퍼센트 집중해야 한다. 사람들의 인생이 달린 문제이기 때문이다. 〈굿 모닝 아메리카〉 의학 전문 기자로서도 마찬가지다. 수백만 명이 내가 하는 건강 조언에 귀를 기울이고 있다. 단어 하나를 선택하더라도 반드시 옳은 것만을 전해야 한다.

성격 자체가 진지한 편이고 직업을 진지하게 받아들이긴 하지만 그렇다고 나 자신까지 심각하게 받아들이지는 않으려고 애쓴다. 스스로를 놀리게 할 수 있는 능력은 무척 중요하다고 생각한다. 이 능력이 없다면 언젠가 저지를지도 모를 실수와 아무 이유 없이 들이닥치는 고난, 그리고 누구에게나 찾아오는 사소하거나 결정적인 불행에 어떻게 대처할 수 있을까? 게다가 만약 스스로가 즐거움의 원천이라 확신하지 못한다면 도대체 **누가** 당신이 그런 존재라고 믿어 준단 말인가?

지난 몇 년 동안 나는 스스로의 실수와 불행, 단점과 연약함을 더 많이 받아들일 수 있게 되었다. 전남편이 자살로 생을 마감한 후 나는 완벽한 삶 같은 것은 존재하지 않으며 오직 현실만이 존재한다는 사실을 깨달았다. 이 비극을 겪음으로써 현실적인 삶과 현실적인 자아 그리고 자신의 모난 부분을 하나하나 허용하게 되기를 바랐다.

요즘 나는 아이들과 환자들에게 삶은 너무 짧으니 자신을 있는 그대로 받아들이는 법을 배우라고 말한다. 만약 자기 자신과 주변 사람을 진심으로 사랑할 수 있기를 바란다면 당신의 장점과 성공만큼이나 실수와 약점을 인정하고 포용해야 한다. 나는 매일 스스로에게 높은 기준을 설정하기를 즐긴다. 하지만 동시에 자기 자신과 다른 사람들을 용서하는 방법을 모르면 절대로 행복해질 수도 건강해질 수도 없다고 믿는다. 다른 사람들이 당신을 용서하지 못한다면 뭐, 그건 그 사람들에게 당신을 받아들일 자격이 없다는 뜻이다. 자신은 물론 타인의 실수와 약점에 집착하는 태도는 결국 스스로를 좀먹을 것이고 결국 신체적·정신적·감정적으로 큰 대가를 치를 것이다.

나는 나라는 존재를 웃어넘기는 법은 알고 있다. 하지만 좀 더 밝게 긴장을 푸는 데에는 성공하지 못했다. 그러한 까닭에 절대 철없이 행동하지 않는다. 이게 뭐 그리 대수인가 싶을 수도 있다. 하지만 이는 아주 사소한 것으로도 즐거움을 느꼈던 어린 시절의 소중한 순수함을 잃었다는 의미이기도 하다. 대단히 중요한 문제였기에 나는 필사적으로 변화를 주고 싶었다.

그래서 12월에는 더 많이 웃기로 했다. 타고난 내면의 순수한 즐거움을 다시 찾는 것을 이번 달 목표로 삼기로 결심했다. 가벼움을 끌어낼 수 있는 방법에는 여러 가지가 있다. 재미있는 유튜브 채널을 찾아보거나 같이 있으면 웃음이 나는 가족과 친구들을 더 자주 만나거나 코미디 또는 시트콤 프로그램을 볼 수도 있다. 나는 언제 어디서든 웃을 수 있는 나만의 특별한 방법을 옷장에서 찾아냈고 이를 활용하기로 했다. 더 많이 웃기 위해 나와 똑같은 행동을 할 필요는 없다. 다만 나의 이 특별한 경험이 당신이 건강과 행복을 위한 가벼움을 찾을 때 참고가 되기를 바란다.

딸 클로이는 늘 선머슴 같은 아이였다. 어렸을 때에도 인형으로 아이스하키 게임을 했다. 화장이나 드레스 같은 꼬마 숙녀가 좋아할 만한 것에는 전혀 관심이 없었다. 그러니 클로이가 누군가의 생일 파티에서 선물로 받은 반짝거리는 플라스틱 공주 왕관에 거의 관심을 두지 않은 것은 당연한 일이었다. 당연하지 않은 점은 이 아동용 왕관이 어쩌다 보니 내 옷장 안에 들어와 지금까지도 버티고 있다는 사실이다. 정말 알 수 없는 노릇이다.

나는 이 불가사의한 왕관을 옷장 안에서 처음 발견하고는 이 발견은 일종의 계시이며 이를 따라야 한다고 생각했다. 그날 이후로 나는 아이들을 즐겁게 해 주고 싶을 때나 아이들의 친구들을 만날 때 우스꽝스럽게 차려입고 이 왕관을 쓰기 시작했다. 그렇게 하면서 나도 크게 웃음을 터뜨리곤 했다. 웬걸, 다 큰 여자가 싸구려 가짜 보석이 박힌 장난감 왕관을 이렇다 할 이유도 없이 쓰고서는 마치 아파트라는 왕국의 여왕인 양 아이들에게 인사를 받는 꼴이라니! 우리 아이들도 재미있다고 생각했는지 친구들더러 우리 엄마를 '젠' 또는 '젠 여왕님'이라 불러 달라고 농담을 했다. 애슈턴 박사는 당연히 어림없는 소리였다.

아이들은 모두 성장해 학교 기숙사에서 지내지만 이 왕관은 15년 동안 옷장 속에 남아 있었다. 어디로 사라져 버리지도 망가지지도 않은 채 방송 출연용 의상과 명품 구두, 청바지, 운동복, 의사 가운과 기타 온갖 어른스럽고 굉장히 심각한 물건 사이에서 아주 당당히 한자리를 차지하고 있었다. 이 왕관을 볼 때면 얼굴에 절로 미소가 떠올랐다. 나는 지금도 1년에 몇 번쯤, 보통은 아이들이 집에 올 때나 가끔은 친한 친구 또는 남자 친구와 영상 통화를 할 때 이 왕관을 쓰곤 한다.

한 달 동안 더 많이 웃기 도전을 어떻게 설계할지 고민하기 시작했을 때 즉각 이 왕관이 머릿속에 떠올랐다. 나는 매일 이 왕관을 다양한 시간과 다양한 상황에서 몇 분이라도 쓰고 나 스스로는 물론 다른 사람들까지도 웃겨 보자고 마음먹었다. 자, 이제 함께 실없이 웃을 시간이다.

1 weeks •

하루 5분으로 온종일 행복해지는 방법

이번 달 처음 며칠은 눈코 뜰 새 없이 바빴던 탓에 도전 자체를 까맣게 잊어버린 채로 보냈다. 어떻게 이런 일이 있을 수 있지? 지난 1년 동안 마음 편히 할 수 있는 도전을 간절히 바랐고 이번 도전은 지금껏 한 어떤 도전보다 쉬운데도 말이다. 플랭크나 유산소 운동을 할 필요가 없고 무언가를 마시거나 마시지 않기 위해 노력할 필요도 없었다. 특정 음식을 먹거나 먹지 않도록 스스로를 몰아붙여야 하는 상황 또한 아니었다. 정말로 이 우스꽝스러운 것을 머리에 쓰고 5분 동안 웃지도 못할 만큼 그렇게 예민하고 정신없이 바빴던가? **'오, 신이시여.'** 나는 생각했다. **'저에게는 지금 그 어느 때보다 웃음이 필요합니다.'**

4일 차에 접어든 날, 방송을 위해 집을 나서기 전 가방 안에 왕관을 쑤셔 넣었다. 스튜디오에 도착한 뒤에는 보통 30분 동안 메이크업을 받은 뒤 머리를 하러 간다. 그래서 나는 분장실에 앉아 있는 동안 왕관을 쓰고 PD 중 한 명과 대화를 했다. 이 PD를 포함한 제작진에게 이미 이번 달 도전에 대해 말해 두었기 때문에 왕관에 충격을 받는 사람은 없었다. 특히 이야기를 나누고 있던 PD에게는 두 어린 자녀가 있었기 때문에 내 모습에 전혀 당황하지 않는 듯했다. 내가 왕관을 쓰고 있는데도 그는 너무도 평소처럼 사무적으로 대화를 했다. 장난감 왕관을 머리에 쓰고 굉장히 진지한 대화를 나누고 있는 내 모습을 상상하는 것만으로도 웃음이 킥킥 삐져나왔다.

그사이에 백악관 및 ABC 방송국 전 홍보 수석이자 〈굿 모닝 아메리카〉의 현 메인 앵커 조지 스테파노풀로스가 지나가던 중 우리가 있는 방을 흘끔 쳐다보았다. 내가 왕관을 쓰고 있는데도 그는 특유의 심각하고 진지한 태도로 "좋은 아침입니다."라고 말하고는 뒤도 돌아보지 않고 쌩 가 버렸다. 방금 조지의 머릿속에서 일어났을 일을 상상해 보았다. 그러니까 방송을 겨우 몇 분 앞두고 굉장히 믿음직한 의학 전문 기자가 왕관을 쓰고 있는 모습을 목격한 것이었다. 갑자기 웃음이 빵 터졌다. 나는 왕관을 벗으며 생각했다. **'와, 이거 진짜 효과가 있잖아. 엄청 웃겼어.'** 조지와 나는 지금까지도 이 사건에 대해 한마디도 이야기하지 않았다. 하지만 장담컨대 조지 역시 킥킥 웃었을 것이다. 최소한 이 사람한테 무슨 일이 있는지 궁금하기라도 하지 않았을까.

그다음 날 나는 왕관을 쓴 채 병원에 있는 검사실로 넘어갔다. 직원 말고는 본 사람이 없었지만 그 직원은 내가 하얀 의사 가운에 화려한 왕관을 쓴 것을 보고 꽤나 재미있어했다. 심지어 나는 환자에게 혈액 검사 결과를 전하는 통화를 하면서도 왕관을 계속 쓰고 있었다. 그 덕분에 이런 종류의 전화를 할 때마다 피할 수 없었던 스트레스가 눈에 띄게 줄어드는 훌륭한 효과를 누릴 수 있었다. 보통 환자 앞에서는 절대로 어떤 우스운 액세서리도 착용하지 않는다. 환자들의 건강 문제와 관련한 중요성을 폄하하고 싶은 생각이 추호도 없기 때문이다. 하지만 단순히 왕관을 머리에 쓴 것만으로 일하면서 느끼는 중압감이나 걱정이 줄어들었다.

이번 주 마지막 이틀은 아파트 주변에서 딸 클로이 그리고 남자 친구와 영상 통화를 할 때 왕관을 썼다. 둘 다 전에도 내가 왕관 쓴 모습을 본 적이 있었기에 특별히 놀라지는 않았다. 하지만 나 혼자서 웃음이 났다. 오래 쓰고 있을 필요는 없었고 굳이 그렇게 하고 싶지도 않았다. 그랬다면 상대방이 누구든 배려심이 부족하다고 느꼈을 것이다. 하지만 단 몇 분 동안 왕관을 쓰고 있는 것만으로 훨씬 기분이 가벼워져 삶의 중압감에서 벗어나 짧은 휴식을 취한다는 느낌이 들었다.

왕관이 가져온 효과는 믿을 수 없을 정도였다. 단지 왕관을 5분 정도 쓰고 있었을 뿐인데 하루가 훨씬 가뿐하고 활기차게 느껴졌다. 주변 사람들이 배꼽을 잡고 바닥을 구르며 웃었기 때문이 아니었다. 함께 일하는 직원과 아이들이 왕관을 보고 웃기는 했지만 내가 기쁨을 느꼈던 건 1달러짜리 왕관을 써서 얻은 나만의 재미 덕분이었다.

이 싸구려 왕관이 뭐라고 이렇게 행복해지는 걸까? 이 왕관은 삶의 고단함과 중압감을 잠시나마 잊게 만들었다. 생각해 보라. 우리는 삶의 대부분을 일을 하거나 돈 걱정을 하거나 집안일을 처리하며 보낸다. 그와 동시에 주변과의 관계를 개선하고 바르게 행동하며 최선의 결과를 내기 위해 고군분투한다. 이 모든 상황이 합쳐진 결과 우리는 처리할 일과 해야만 한다고 믿는 일 사이에 샌드위치처럼 끼인 채 끊임없이 심각함에 짓눌린다. 하지만 머리에 왕관을 쓰면 이 묵직한 빵 사이에서 약간 숨통을 틔울 수 있었다. 운신의 폭이 조금은 넓어진 것 같았다. 적어도 왕관을 쓰는 동안에는 해야 하는 일을 생각하지 않을 수 있었다. 잠깐이나마 의무감에서 벗어나 오직 나 자신의 즐거움에 열중할 수 있었다. 내 머리에 왕관이 놓여 있을 때면 스트레스가 사라지고 그 자리에 행복이 채워졌다.

이번 주를 마치며 나는 이 왕관을 쓰고 또 어디를 갈 수 있을지 궁리하기 시작했다. 사람들이 많이 모이는 곳에서 쓸 수 있을까? 누군가 나를 알아보거나 미쳤다고 생각하면 어쩌지? 뉴저지에 있는 병원까지 차를 몰고 갈 때 혹은 딸아이의 하키 게임을 보러 갈 때 쓸 수 있지 않을까? 생각만 해도 약간 불편해지긴 했지만 말이다.

2 weeks •

언제 무엇을 하든 즐거움을 느낄 방법 찾기

2주 차에는 왕관을 옷장에서 꺼내어 눈에 잘 띄는 곳에 두었다. 집 안을 돌아다니면서 언제든 왕관을 볼 수 있다면 어떤 일이 일어나는지 살펴보기로 했다. 부엌에 있는 아일랜드 식탁이 집 안에서 가장 눈에 띄는 곳이었다. 이렇게 왕래가 잦은 곳에 두면 더 자주 쓰겠지 하는 마음으로 왕관을 아일랜드 식탁 위에 두었다. 이 방법은 먹혀들었다. 지난주에 비해 왕관을 더 자주 썼을 뿐 아니라 집 안을 지나다니는 동안 주방 조리 도구 사이에 놓인 이 작고 반짝이는 왕관을 볼 때마다 나는 웃음을 터뜨렸다.

이번 주를 시작하면서 나는 새벽 5시에 일어나 왕관을 쓰고 방송 준비를 했다. 정신없이 커피를 내리고 옷을 갈아입다가 아파트 창문에 비친 내 모습을 보고 그만 빵 터져 버렸다. 다 큰 여성이 동이 트지도 않은 꼭두새벽에 전국에 송출되는 방송의 의학 전문 기자라는 굉장히 심각한 직무를 준비하면서 이런 왕관을 쓰고 있다니! 나는 진짜로 배꼽을 잡고 웃었다. 아침부터 이렇게 많이 웃은 적이 없었다. 이 왕관이 내가 그토록 원했던 가벼움을 선사해 주었다. 그날 아침 방송국 스튜디오에 들어서니 마치 비밀을 숨긴 듯한 기분이 들었다. 함께 일하는 사람들에게 몰래 말해 주고 싶었다. **'한 시간 반 전에 제 모습을 봤다면 웃다가 바지에 오줌을 쌌을걸요!'** 그 후로도 몇 시간 동안 아침에 있었던 일을 생각하며 신이 난 발걸음으로 돌아다녔다.

그다음 날 마침내 왕관을 쓰고 거리로 나서는 데 성공했다. 사실 공공장소까지는 아니었다. 나는 왕관을 쓴 채 뉴저지에 있는 진료실까지 운전을 했다. 차에서 내리자마자 웃음이 터져 나왔다. 근사하게 치장한 금발 여성이 싸구려 장난감 왕관을 쓴 채 세단에서 내리는 장면을 혹시 누가 보지는 않았는지, 자기 눈을 의심하며 다시 보지는 않았을지 조마조마했다. 하지만 놀랍게도 아무도 눈치챈 것 같지 않았다. 그것 참, 사람들은 지나치게 평소 하던 일에 몰두하거나 어딘가에 정신이 팔려 있거나 매우 무미건조한 상태인 모양이었다. 현실이 이렇다고 생각하니 더 웃음이 났다. 내가 왕관을 쓰고 운전하면서 하고 싶은 건 뭐든 다 한다 해도 결국 아무도 눈치채지 못할 것 같았다.

이튿날에는 저녁에 양치를 하고 잠자리에 들기 직전 겨우 왕관을 썼다. 평소에 입는 아주 편안한 겨울 잠옷인 체크무늬 플란넬 파자마를 입은 상태였다. 그 옷차림에 보석 박힌 왕관을 쓴 나 자신을 거울로 보니 또 웃음이 터져 나왔다. 목 위만 보면 그 아래로는 섹시한 가운을 입고 있을 것 같은데 사실은 왕관만 썼지 광고에 나오는 흔해 빠진 체크무늬 옷을 입고 있었다.

이번 주 후반에는 반려견 메이슨을 산책시키면서 왕관을 썼다. 그렇게 대담한 행동은 아니었다. 주로 아파트 내부에 있는 정원에서 산책을 했기에 누가 나를 볼 수는 없었다. 하지만 왕관을 쓰고 이토록 평범한 일상생활을 하고 있다는 사실만 생각해도 또 웃음이 났다.

토요일과 일요일에는 이틀 내리 왕관을 쓴 채로 아파트 단지 안을 돌아다녔다. 이제 머리에 왕관을 쓰면 내가 어떻게 반응할지 알게 되었다. 나는 거의 여지없이 웃음을 빵 터뜨렸다. 주말이 되자 만약 처음 보는 사람이 이 모습을 보고 반응한다면 어떤 느낌이 들지 궁금해지기 시작했다. 그러니까 이 왕관을 자동차라는 익명의 공간 안에서만 쓰지 않고 진짜 공공장소에 쓰고 나가는 진취성을 발휘한다면 어떻게 될지 말이다. 왕관을 쓴 채로 뉴욕 거리를 걷는다고 상상하니 약간 신경이 쓰였다. 아직은 배짱이 부족했다. 혹시 누군가 나를 알아보면 어떡하지?

딸 클로이에게 걱정을 털어놓자 자기는 그 왕관을 쓰고 아무 데나다 돌아다닐 거라고 말했다. 헬스장, 커피숍, 교실, 심지어 길거리까지도 말이다. 갑자기 닥터 수스(Dr. Seuss)의 동화책 속 등장인물이 된 기분이 들었다. 기차를 탈 때도 이 왕관을 쓸까? 빗속에서도? 상자에서도? 여우와 함께 있을 때에도? 이제는 왕관을 생각하는 것만으로도 즐거워졌다.

왕관을 단 몇 분 쓰고 있을 뿐인데도 바로 기분이 전환되었다. 부엌에 둔 왕관을 쳐다만 봐도 미소가 지어졌다. 하지만 지금까지는 아무 감정이 없거나 긍정적인 상태일 때에만 왕관을 썼다. 화가 났거나 엄청나게 스트레스를 받은 상태일 때도 효과가 있을까? 불안하거나 겁에 질렸을 때에도 왕관을 쓰면 안정감을 느낄 수 있을까? 어쩌면 왕관을 항상 들고 다니는 편이 나을지도 몰랐다. 마치 운동용 저항 밴드를 가방에도 차에도 진료실에도 놔 두고 여행 갈 때도 늘 지참하는 것처럼 말이다. 원할 때마다 저항 밴드를 가지고 운동을 할 수 있듯이 이 왕관만 있으면 어디에 있든 금세 즐거워지겠지.

한번은 어떤 친구가 나에게 티셔츠를 선물해 주었다. 왕관이 그려져 있고 그 아래에 '닥치고 제니퍼한테 맡기라'(KEEP CAML AND LET JENNIFER HANDLE IT)라는 문구가 쓰여 있었다. 세상에는 이처럼 강인한 내면을 전달하는 비슷한 이미지가 수도 없이 많다. 슈퍼우먼의 망토, 창, 방패 혹은 굳게 쥔 주먹 같은 것들 말이다. 하지만 나에게는 왕관의 이미지가 가장 와닿았다. 왕관이야말로 나 자신과 완전히 반대되는 것이기 때문이다. 내 딸도 그렇지만 나도 그리 여성스러운 여자아이는 아니었다. 왕관과 잘 어울리는 반짝거리는 것들이나 화려한 드레스, 공주 같은 장신구에는 관심이 없었다. 나는 청바지와 레깅스를 좋아하고 머리는 하나로 질끈 묶은 채로 다닌다. 방송에 출연할 때를 제외하면 화장도 거의 하지 않는다. 이런 몰골에 왕관을 얹은 꼴이 정말 웃기는 모순을 연출했다. 하지만 아주 말도 안 되는 모순은 또 아니었던 것이 나는 종종 왕처럼 모든 것을 다 다스릴 수 있다고 생각하곤 했다.

3 weeks •

나 자신과 가장 친한 친구 되기

12월 셋째 주는 연말연시를 코앞에 둔 때가 늘 그렇듯 미친 듯이 바빴다. 환자, 방송, 여행 계획, 연휴를 앞둔 흥분의 도가니 속에서 잠깐 휴식할 짬도 내기 어려웠다. 하지만 부엌 아일랜드 식탁에 놓아 둔 왕관은 이 시기가 무엇을 의미하는지 일깨워 주었다. 항상 같은 자리에 놓여 있는 왕관을 볼 때마다 스트레스가 한결 누그러들었다.

왕관이 늘 그 자리에 있었기 때문에 나는 집에 있을 때 좀 더 자주 왕관을 쓰기 시작했다. 이번 주에는 이틀 동안 아침에 커피를 만들면서 왕관을 썼다. 아침에 왕관을 쓰는 일에 꽤 익숙해졌음에도 여전히 이 상황이 우스꽝스러웠다. 나는 매일 아침 왕관을 쓰고 하루를 시작해야 하는 건 아닌지 진지하게 고민했다. 왕관이 아주 확실하게 내 기분을 긍정적으로 바꾸었기 때문이다. 나는 그저 이 웃긴 물건을 머리

위에 5분간 톡 하고 올려놓기만 하면 되었다.

이번 주 중 이틀은 저녁에 왕관을 써 보았다. 두 번 다 〈굿 모닝 아메리카〉 코너를 준비할 때였다. 이건 지금까지와는 또 완전히 다른 경험이었다. 나는 놀라울 정도로 저녁 내내 차분해지는 효과를 누렸다. 정신없던 하루의 스트레스가 바로 사라지고 순수하게 즐거운 마음이 마법처럼 뿅 하고 나타났다. 무엇보다 가볍고 긍정적인 마음으로 하루를 마무리할 수 있다는 점이 마음에 들었다. 그리하여 또 매일 저녁 왕관을 쓰고 하루를 마무리해야 하는 건 아닌지 진지하게 고민하기 시작했다. 주중에 피할 수 없이 높아지는 불안감을 없애기 위해서 말이다.

주말에는 연휴를 맞아 하와이로 떠났다. 물론 당연히 왕관을 들고 갔다. 공항으로 가는 택시 안에서도 왕관을 썼는데 가는 내내 마치 드라마 〈섹스 앤 더 시티〉 주인공 캐리가 된 기분이었다. 나는 정신없이 돌아가는 뉴욕을 떠나며 혼자 웃음 지었다. 그런 나를 본 사람은 아이들과 택시 기사가 전부였는데 택시 기사는 신기하게도 단 한 번도 나를 이상한 눈초리로 쳐다보지 않았다. 하지만 아무래도 상관없었다. 이제는 혼자서 즐거움을 찾는 데 훨씬 빠져 있어서 다른 사람을 웃게 만드는 데에는 별 관심이 없었다.

사실 이번 달 내내 거의 혼자 웃었다. 이런 일은 거의 없었다. 보통 우리는 혼자 있을 때 잘 웃지 않는다. 사람들과 함께일 때 웃거나 다른 사람들 때문에 웃는 경우가 대부분이다. 친구와 함께 있기 때문이든 웃긴 책이나 코미디 프로그램 또는 영화를 보아서든 말이다. 가장 최근 요절복통하며 웃었던 때를 떠올려 보라. 장담컨대 결코 혼자 있는 시간은 아니었을 것이다. 분명히 어떤 무리와 함께였거나 영화나 텔레비전 프로그램을 보고 있었을 것이다.

하지만 나는 더 많이 웃기 도전을 하면서 혼자, 나 자신 때문에 웃었다. 다시 말해 오롯이 나의 자유 의지로 웃었다는 뜻이다. 가끔은 혼자서 키득거렸고 때론 거의 미친 사람처럼 정신없이 웃었다. 그럴 때면 나는 스스로의 가장 친한 친구가 되고 있음을 느낄 수 있었다. 스스로를 일으켜 세워서 언제든 원할 때마다 웃을 수 있도록 해 주는 친구 말이다. 이제는 그냥 왕관을 생각하는 것만으로도 빙그레 미소가 지어졌다. 지난 10년간을 다 합친 것보다 지난 한 달간 혼자서 웃은 양이 더 많았다.

이번 주를 마친 나는 공공장소에 왕관을 쓰고 나갈 수 있을지가 여전히 궁금했다. 왕관을 손에 쥐고 ABC 방송국에 회의하러 갔을 때 거의 그럴 뻔했다. 하지만 아직은 준비가 되지 않았음을 깨달았다. 비록 마음으로는 그렇게 하고도 남았지만 말이다. 예전에 뉴욕 마라톤 대회에서 한 참가자가 상어 옷을 입고 뛰는 걸 본 적이 있다. 아직까지도 그 생각을 하면 웃음이 난다. 만약에 사람들 앞에서 왕관을 쓴다면 내 기준에 확실히 맞게 내가 편안함을 느끼는 수준에서 실행에 옮기고 싶었다.

4 weeks •

어린아이의 눈으로 세상을 바라보기 시작할 때 생기는 일

나는 올해의 마지막 일주일을 아이들과 함께 하와이에 머무르며 마무리했다. 휴가는 이번 달 도전에 흥미로운 효과를 가져왔다. 호텔 방에서 보낸 대부분의 시간에 왕관을 쓰고 있었음에도 웃음이 터져 나오지 않았다. 전 세계에서 가장 바쁘게 돌아가는 도시에 있는 내 집에서 세상 심각한 일을 하며 왕관을 쓰고 있을 때는 단전에서부터 올라왔던 웃음이 말이다.

하와이에서는 모든 것이 편안하게 흘러가서 굳이 왕관을 쓰고 기분 전환을 할 필요가 없었다. 게다가 이미 여왕이 된 듯 천국의 구름 위를 걷는 기분이었다. 왕관은 여왕이 된 기분을 더 분명하게 해 줄 뿐 뉴욕에 사는 의사이자 TV 출연 기자, 부모로서의 역할과 대조되지 않았다. 하와이에서 휴가를 보내는 동안에는 왕관이 우스꽝스러운 일탈이 아니라 상황에 잘 맞는 액세서리처럼 보였다.

그 덕분에 나는 왕관이 내 삶에서 얼마나 가치 있는 존재인지 확실히 깨달았다. 만약 이 싸구려 장난감 왕관이 휴가지에서는 딱 맞고 원래 살던 곳에서는 우스꽝스러운 물건이라면 집에 돌아간 후에는 내 삶에 반드시 필요한 유머와 즐거움을 얻기 위해 더 자주 쓸 필요가 있었다.

주 후반 나는 호텔에서 열리는 강좌에 참여해 하와이 난초로 화관을 만들었다. 아름다운 화관을 머리에 쓰자마자 방에서 나를 기다리고 있는 왕관이 떠올랐다. 이 둘은 얼마나 다른가! 난초로 만든 화관

을 쓰고 있으면 마치 이 섬의 진정한 여왕이 된 듯한 느낌이 들었다. 반짝거리는 플라스틱 왕관을 쓰고 있으면 재미난 비밀을 간직한 장난기 넘치는 공주가 된 듯했다. 두 장식 모두 각자의 위치와 역할이 있었다. 두 가지 모두 자기애와 안정감을 전해 주고 그래서 나를 포함한 우리 모두에게 도움이 되었다.

이번 주 내내 계속 왕관을 쓰고 사람들 앞에 나설 배짱이 생길지 고민했다. 나는 이국적인 장소에서 휴가를 보내고 있었고 두 아이는 왕관을 쓰고 나가라고 재촉했다. 하지만 그렇게 할 수가 없었다. 나의 개인적 한계 때문이었다. 이번 도전을 통해 한계를 깨달으리라고는 예상하지 못했다. 하지만 내가 편안함을 느끼는 수준에 대해 더 정확하게 이해할 기회를 얻을 수 있어서 기뻤다.

공공장소에 왕관을 쓰고 나가기를 포기했다고 해서 왕관이 주는 효과가 사라진 것은 절대로 아니었다. 나는 지난 일주일 동안 전보다 훨씬 더 많이 웃었다. 왕관을 쓰고 있을 때뿐만 아니라 모든 상황에서 모든 것을 대하며 그렇게 했다. 나는 하와이에서 아이들의 보호자로 있었을 뿐이다. 어른들끼리 할 만한 농담을 나눌 동기들과 함께한 것이 아니었다. 하지만 왕관은 그저 스스로 웃고 더 많은 즐거움을 느낄 수 있도록 내 마음을 열어 주었다. 다른 모든 행동과 마찬가지로 웃음도 조건 형성이 가능하다. 즉 더 많이 웃을 수 있는 상황이라면 더 많이 웃게 된다.

왕관을 쓰는 것에는 또 다른 놀라운 효과가 있었다. 순간에 오롯이 몰입하게 해 준다는 것이다. 하와이에서 나는 예전과 달리 무엇을 하든 바로 그 순간에 굉장히 몰입한다는 것을 깨달았다. 지난 4주간 규칙적으로 장난감 왕관을 머리에 썼을 뿐인데도 이러한 변화가 일어났다. 왕관을 쓰면 어른의 세계에서 한 발짝 떨어졌다. 다음엔 뭘 해야 할지, 방송 코너 내용은 뭘로 준비해야 할지, 어떤 환자 혹은 어떤 개인적 문제에 주의를 기울여야 할지, 절대로 없어지지 않을 머릿속 할 일 목록에서 어떤 집안일부터 해치워야 할지 등을 생각하지 않을 수 있었다. 그 대신 왕관을 쓰고 있으면 오직 머리 위에 놓여 있는 이 유쾌한 물건과 이걸 쓰고 뭘 할 수 있고 뭘 해야 할지에 온 신경이 다 집중되었다. 왕관을 쓰고 지내는 것은 이제 일상의 일부로 자리 잡았다. 나는 왕관을 쓰고 있지 않을 때조차도 순간에 온전히 몰입할 수 있었다.

아마도 이번 주 그리고 이번 달의 가장 큰 깨달음은 하와이에서 승마 체험을 하는 동안 얻은 것 같다. 말을 타는 동안 나는 마부와 함께 ABC 뉴스의 모회사이기도 한 디즈니의 놀이동산을 주제로 수다를 떨었다. 마부는 디즈니 월드에 한 번도 가 본 적이 없다고 했다. 나도 성인이 된 뒤 딱 한 번 방문한 것이 전부였다. 처음으로 승마 체험을 하는 동안 나는 마부에게 디즈니 월드는 아이들보다 어른들에게 더 좋다는 점을 깨달았다고 말해 주었다. 아이들은 누가 도와주지 않아도 디즈니가 추구하는 삶의 기쁨이나 즐거움을 아무 어려움 없이 찾기 때문이다. 대부분의 아이들은 그저 집에서 담요로 요새를 만들거나 뒷마당 나무 위 오두막에서 놀거나 동네 놀이터에 가기만 해도 얼마든지 기쁨과 즐거움을 누린다. 하지만 어른이 되어 버린 우리는 어린이였을 때 놀이를 하면서 거의 모든 것으로부터 즐거움을 찾아냈던 그 천진난만한 능력을 잃어버렸다. 그래서 디즈니 월드가 다 자란 '어른이'들이 내면의 즐거움을 되찾는 데 결정적인 도움을 주는 것이다.

나는 마부에게 이 이야기를 하면서 스스로 깨달았다. 이 왕관이 바로 수년 전 디즈니 방문 때 얻었던 바로 그 경험을 선사한다는 사실을 말이다. 왕관 덕분에 나는 아이의 관점으로 세상을 바라보게 되었고 이전과는 달라진 시선으로 눈길 닿는 모든 곳에서 기쁨과 웃음을 더 많이 찾아냈다. 이번 도전이 이토록 엄청난 영향을 가져다주리라고는 전혀 기대하지 않았다. 하지만 이것이야말로 올해 들었던 모든 생각을 통틀어 가장 소중한 깨달음 중 하나라는 점을 알 수 있었다. 기쁨과 웃음이 없다면 그 누가 행복하고 건강해질 수 있단 말인가? 설령 이미 건강하다 한들 일련의 도전을 통해 그토록 힘겹게 지키려 하는 나의 삶과 활기를 온전히 경험할 수 없다면 다 무슨 소용일까?

더 많이 웃기 뒤에 숨겨진 과학적 사실들

'웃음이야말로 최고의 만병통치약이다.' 당신도 이 격언을 들어 본 적이 있을 것이다. 상당 부분 과학적 근거가 있는 말이다. 유머가 여러 질환과 질병을 예방하고 치료하는 데 도움을 줄 수 있다는 생각은

1960년대 이후 의학계에서 진행된 광범위한 연구로 진실임이 밝혀졌다. 그 후로 연구진은 크게 웃는 것이 전반적인 신체적·정신적·정서적 건강에 얼마나 유익한지를 꾸준히 확인했다. 웃음이 스트레스를 날려 버리는 데 도움이 된다는 사실은 별로 놀랍지 않을 수도 있다. 하지만 이로 인해 불안감과 긴장감이 얼마나 많이 줄어들고 그 외에 놀라운 효과가 얼마나 많은지 알고 나면 아마 입이 떡 벌어질 것이다.

• 웃음은 스트레스에 대항하는 가장 빠르고 효과적인 방법이다

유머는 즉각 행복한 기분이 들게 해 주고 일이나 돈이나 개인적인 문제로 인한 걱정을 잠시나마 잊을 수 있도록 도와준다. 하지만 유쾌하고 떠들썩한 웃음소리의 힘은 일시적인 스트레스 감소 효과 그 이상이다. 연구에 따르면 웃음은 아드레날린뿐 아니라 거의 모든 건강 상태에 영향을 미치는 스트레스 호르몬인 코르티솔 수치를 낮춘다. 그 때문에 웃음이 체중 증가, 피부 노화, 당뇨, 알츠하이머, 암, 심장 질환에까지 모두 영향을 미치는 것이다. 스트레스를 날려 버리는 웃음의 효과는 실제로 엄청나서 진짜 웃길 것 같다고 생각하는 것만으로 코르티솔이 감소한다는 연구 결과도 있다.

웃음이 나쁜 요소들을 막기만 하는 것은 아니다. 웃으면 우리에게 이로운 화학 물질들의 분비가 촉진되는데 엔도르핀을 포함해 운동으로 땀을 흠뻑 흘리고 난 후 평온해질 때 분비되는 호르몬 등이 더 많이 분비된다. 또한 유머는 뇌에서 도파민이 더욱 많이 생성되도록 자

극한다. 도파민은 설탕, 알코올, 마약, 스트레스 이완제 등을 섭취할 때 증가하는 강력한 쾌락 물질이지만 웃음은 중독성 물질이 끼치는 해로운 영향과 전혀 관계가 없다.

웃으면 신체적으로도 스트레스가 풀린다. 근육이 이완되고 혈압이 낮아지며 산소 흡수율이 상승한다. 2003년 〈여가 연구 저널〉(Journal of Leisure Research)에 게재된 한 연구에 따르면 대학생들을 대상으로 연구한 결과 운동보다 유머의 불안 감소 효과가 더 크다고 한다.

• 더 많이 웃으면 덜 아프고 빨리 낫는다

코미디야말로 사람들이 고통에서 주의를 돌리게 만드는 가장 오래된 방법 중 하나다. 그래서 어떤 의사들은 수술을 앞두고 마취에 들어가기 전 환자에게 농담을 하기도 한다. 실제로 이렇게 케케묵은 방법에도 과학적 근거가 있음이 밝혀졌다. 웃거나 운동을 할 때 급증하는 엔도르핀은 아주 확실하게 통증을 줄여 준다. 1996년 〈응용 사회심리학 저널〉(Journal of Applied Social Psychology)에 발표된 연구는 입원 환자 중 코미디 영화를 시청한 그룹이 다른 종류의 텔레비전 프로그램을 본 그룹보다 진통제 처방을 더 적게 받았다는 점을 밝혀냈다. 2011년 〈영국 왕립 학회지〉(Proceedings of the Royal Society)에 게재된 한 연구에 따르면 사람들은 웃지 않을 때보다 웃을 때 얼음물이 주는 고통을 더 잘 견뎠다고 한다. 이들이 고통을 견디는 능력은 웃음이 잦아든 뒤에도 20분이나 더 지속됐다. 미국 암 치료 센터는 만성 질환으로 극심한 통증을 겪는 환자들에게 강력한 임시 처방으로써 웃음 치료를 권하기도 한다.

• 웃으면 살이 빠지고 복근이 생기고 몸이 더 탄탄해진다

웃기를 짧은 유산소 운동이라고 생각하라. 웃음은 체내 칼로리 소모를 돕고 복근을 강화하고 혈액 순환을 활성화하고 산소 공급을 증가시키고 혈압과 나쁜 콜레스테롤 수치를 낮춰 주며 심혈관을 전체적으로 튼튼하게 만든다. 스탠퍼드 대학교 연구진에 따르면 하루에 백 번 웃는 것이 심신에 미치는 영향은 10분간 유산소 운동을 한 것과 동일하다고 한다. 물론 그렇다 하더라도 코미디 프로그램 시청으로 헬스장에 가는 것을 대신할 수는 없다. 유산소 운동만이 낼 수 있는 효과가 분명히 있기 때문이다. 하지만 매일 일상에 유머를 더하면 건강하고 날씬한 상태를 유지하는 데 도움이 된다. 웃었다고 해서 크리스마스 쿠키 한 접시를 통째로 다 먹은 것이 없던 일이 되지는 않겠지만 10분 동안 키득거리고 깔깔거리다 보면 50칼로리 정도는 태울 수 있을 것이다.

• 웃으면 더 오래 더 건강하게 살 수 있다

연구에 따르면 웃음은 면역 체계에 굉장히 기특한 효과를 선사한다. 면역 세포를 활성화하고 감염에 대항하는 항체의 효과를 높여 준다. 연구에 따르면 특히 코미디는 체내의 T세포, 즉 질병을 유발하는

모든 종류의 병원체를 공략하는 가장 핵심적인 질병 대항 세포 생성을 촉진한다. 바이러스 및 종양 세포를 공격하는 내추럴 킬러 세포가 웃음 덕분에 늘어나는 것이다. 웃음이 체내 면역 글로불린 항체 A를 더욱 많이 생성하도록 도와줘 상기도(上氣道, 기도에서 기관지, 후두, 인두, 코안이 있는 부위—편집자) 관련 문제를 막아 준다는 연구 결과도 있다. 그뿐만 아니라 유머를 통해 스트레스를 해소하고 기분을 전환하면 면역력이 두 배나 높아진다. 웃음은 불안감, 긴장감, 분노, 우울, 전반적인 불행에 대항해 이로 인한 질환이나 질병이 생기는 것을 막아 준다.

• 막힌 감정을 풀고 기분을 전환하는 데에는 웃음이 최고다

유머가 최소한 일시적으로라도 사람을 행복하게 만든다는 사실은 이미 알고 있을 것이다. 기분을 전환하는 웃음의 능력은 잠깐의 즐거움보다 훨씬 더 강력하다. 연이은 연구에 따르면 꾸준히 웃을 경우 전반적인 불안, 분노, 슬픔, 기타 부정적인 감정이 가라앉을 뿐만 아니라 자존감과 자신감, 타인과의 사회적 연대감, 전반적인 즐거움의 수준이 높아진다. 흐뭇한 미소를 짓는 데 걸리는 시간은 단 몇 초에 지나지 않지만 효과는 그 이상 길게 지속된다고 한다. 메이요 클리닉 소속 전문가들 역시 웃음의 기분 전환 효과는 무척 강력해서 우울증을 예방하고 치료하는 데 활용할 수 있을 정도라고 한다.

웃음이 심리적 건강을 향상하는 가장 흥미로운 방법 중 하나는 막혀 있는 감정이 뚫리도록 돕는다는 것이다. 웃으면 억제감이 일시적으

로 낮아지면서 억눌렸던 감정이 표면으로 드러난다. 한바탕 웃고 난 뒤 서글픔과 고민이 밀려드는 것은 바로 이 때문이다.

• 웃으면 성공적이고 매력적인 호감형 인간이 된다

더 많이 웃는 것은 그저 건강에만 좋은 일이 아니다. 직업, 대인 관계, 애정 전선에도 큰 도움이 된다. 만약 다른 사람을 웃기거나 상대방의 농담에 웃었다면 이로 인해 유대감이 생길 수 있다. 그 사람 혹은 그 사람이 속한 집단을 더 잘 이해하게 되고 함께라는 연대 의식이 생성된다. 연구에 의하면 우리는 우리를 웃게 만들어 주는 사람이나 우리 농담에 웃어 주는 사람을 더 좋아한다고 한다.

이런 이유로 유머는 당신을 호감형 인간으로 만든다. 그리고 상사, 직원, 고객, 잠재적 클라이언트와의 관계도 개선한다. 웃음은 첫 만남의 어색함을 깨 주는 효과적인 네트워킹 방법이기도 하다. 연구에 따르면 유머가 업무적 신뢰감, 생산성, 창의력, 직원들의 사기 진작에도 도움을 준다고 한다.

웃는 사람은 더욱 매력적으로 인식된다. 신체적으로나 정신적으로 모두 말이다. 연구에 따르면 여성과 남성 모두 웃고 있거나 그들을 웃게 만드는 사람이 유머 감각이 없는 사람에 비해 훨씬 매력적이라고 생각한다. 또한 심리학자들은 웃음이 애정 문제를 더욱 잘 해결하도록 도와줌으로써 연인 관계 및 결혼 생활을 성공적으로 오래 지속하게 해 준다고 말한다.

• 웃으면 기억력이 좋아지고 똑똑해진다

단지 웃었을 뿐인데 뇌 기능이 향상될 거라고는 기대하지 않았을지도 모르겠다. 하지만 이는 여러 흥미로운 연구가 제시한 놀라운 결론이다. 2014년 로마 린다 대학교 연구진이 수행한 연구에 따르면 유머는 기억 회상 능력, 학습 능력, 시각 인지 능력을 향상한다. 부분적으로 뇌세포 손상을 유발하는 코르티솔의 감소로 인한 결과라고 한다. 2010년 웨스턴 온타리오 대학교 연구진이 수행한 연구에 따르면 뉴스나 리얼리티 프로그램을 본 사람들보다 개그 프로그램을 시청한 사람들이 영화를 본 사람들 다음으로 인지력 테스트에서 높은 점수를 기록했다. 이뿐만이 아니다. 유머는 창의력과 문제 해결 능력을 담당하는 뇌 영역을 활성화하는 것으로 밝혀졌다.

당신의 이야기

오늘날 세계는 우리가 지난 몇십 년간 지켜본 것보다 훨씬 더 적개심이 고조된 상태다. 곳곳에 긴장감이 가득하고 분열 또한 심각하다. 나는 지금이야말로 그 어느 때보다 웃음이 필요한 시기라고 믿는다. 매일같이 우스꽝스러운 왕관을 써야 할 필요는 없지만 어떤 방식으로든 할 수 있는 한 많이 웃으려고 노력하면 심리적·정서적 건강은 물론 신체 건강 면에서도 놀라운 효과를 얻을 수 있다. 더 많이 웃기 도전을 당신의 것으로 만들고 당신의 삶에 더 많은 기쁨과 웃음을 선사할 열 가지 방법을 소개한다.

1. 규칙적으로 웃을 수 있는 새로운 방법을 발견하라

이번 달의 도전 목표는 언제, 어떻게든, 가능한 한 많이 웃는 것이다. 이번 달을 시작하기 전에 약간의 시간을 투자해 무엇이 당신을 웃게 만드는지, 어떻게 하면 삶에 가벼움을 더할 시간을 확보할 수 있을지 고민하라. 이번 달을 성공적으로 보내기 위해 꼭 우스꽝스러운 왕관이나 망토, 기타 아이템을 착용해야 하는 것은 아니다. 그 대신 아침부터 재미있는 만화책을 볼 수도 있고 웃기는 영화나 텔레비전 프로그램을 시청할 수도 있다. 꾸준히 스트리밍할 만한 웃기는 유튜브 스타를 찾는 것도 좋다. 코미디 쇼를 예매하거나 볼 때마다 웃게 되는 트위터 혹은 인스타그램 계정을 찾거나 온라인으로든 오프라인으로든 웃음 명상이나 요가 프로그램에 참여할 수도 있다. 당신 안의 웃음 본능을 찾아 나설 시간이다.

2. 원한다면 웃음 기폭제를 찾아 활용하라

내가 왕관을 활용했듯이 당신도 실제로 손에 잡히는 물건을 더 많이 웃기 도전에 활용하고 싶을 수 있다. 자녀가 있는 경우에는 아이들의 장난감 상자나 놀이방에서 유치한 튜튜 치마나 엄청 큰 장난감 총, 웃기게 생긴 봉제 인형 같은 물건을 찾아본다. 아이가 없을 경우에는 천원 마트 같은 곳에 가 볼 수 있겠다. 예전에 입었던 핼러윈 코스튬을 생각해 보자. 망토나 가면, 싸구려 가짜 보석이나 안경, 가짜 코, 머리 장식 등 당신을 웃게 만드는 어떤 액세서리라도 활용해 보라. 웃음 기폭제가 당장 폭소를 유발하지 않는다고 걱정할 필요는 없다. 그러면 물론 좋기야 하겠지만 그 물건으로 기분이 좋아진다면 그것만으로도 제 역할을 충분히 다하는 것이다. 이제 그 물건을 잘 보이는 곳에 두고 가능한 한 자주 사용하라.

3. 규칙이나 목표 달성량 같은 것은 잊어버리라

이번 달 목표는 더 많이 웃는 것이지 하고 싶지 않은 것을 억지로 하는 것이 아니다. 얼마나 많이 혹은 얼마나 자주 웃었는지 또는 도전이 얼마나 성공적이었는지 생각하지 말라. 매일 어떻게 하면 더 가벼워지고 즐거움을 느낄 수 있을까 생각한다면 그것만으로도 이번 달 도전에 성공하고 있는 셈이다.

4. 스트레스 때문에 슬프고 화나고 엉망진창일 때 웃으라

이번 달에 깨달은 점 가운데 하나는 스트레스를 받아 마음이 가라앉았을 때나 출근 준비 혹은 강아지 산책같이 웃을 여지가 전혀 없는 일을 할 때 왕관의 효과가 가장 컸다는 점이다. 그야말로 배꼽을 잡고 웃었다. 너무 지쳤거나 정신이 딴 데 팔려 있거나 그저 '현실적인 삶'의 문제를 해결해야 할 때 큰 소리로 웃으면 기분이 순식간에 전환

된다. 동시에 바로 신체적·정서적 효과를 느낄 가능성이 높다. 우울해지고 스트레스를 받을 때마다 재미난 영화를 보거나 재치 넘치는 인스타그램 계정을 보거나 볼 때마다 확실히 웃게 되는 책을 골라 읽으라.

5. 다른 사람을 웃기라

이번 달에 즐거움은 물론 그 뒤에 딸려 오는 만족감까지 선사해 준 가장 큰 원천 중 하나는 왕관을 활용해 아이들, 친구들, 동료들을 웃겨 주겠다는 마음이었다. 도전을 하는 동안 당신을 웃게 만들거나 당신의 농담을 좋아하고 함께 게임을 즐기며 당신이 좋아하는 영화나 TV 프로그램을 같이 볼 수 있는 가족 또는 친구들과 함께 많은 시간을 보내라.

6. 지금 하는 도전이 건강에 아주 중요하다는 사실을 명심하라

만약 당신이 목표 지향적이고 납득하기 어려운 상황을 견디지 못하는 A타입이라면 이번 달 도전이 측정 불가능한 것에 집중한다는 점 때문에 어려움을 느낄 수도 있다. 술을 자제하거나 더 많이 걷거나 혹은 시간을 투자해 유산소 운동을 하는 것의 즉각적인 효과는 이해하기 쉽다. 그러나 더 많이 웃겠다는 목표는 측정이 불가능하고 진척 상황이나 결과 역시도 계산이 불가능하다. 하지만 연구가 입증하듯 웃음은 전반적인 신체적·정서적 건강을 지켜 주는 중요한 활동임에 틀

림없다. 심각한 태도로 더 많이 웃기 도전을 폄하하는 사람이야말로 이번 한 달 동안 삶의 무게를 덜어 내는 데 집중함으로써 가장 큰 효과를 누릴 사람들이다.

7. 아이들과 어울려 놀라

모든 것에 "우와!"를 연발하는 아이들과 그 타고난 능력에 둘러싸이는 것만큼 당신을 웃고 미소 짓게 만들 방법은 없을 것이다. 만약 자녀가 있다면 놀이터, 파티장, 놀이공원처럼 아이들이 좋아하는 곳에 함께 가 더 많은 시간을 보내라. 만약 아이가 없다면 친구와 함께 놀이공원에 가거나 지역 축제에 참여하거나 어린이 극장 등 아이들을 위해 마련된 여러 장소에 가 보자. 당신 내면의 아이와 즐거운 느낌을 재발견하는 데 도움이 될 것이다.

8. 더 많이 미소 지으라

미소를 지으면 뇌에서 기분이 좋아지는 화학 물질이 분비되고 심신이 더 안정된다. 더 열린 마음으로 많이 웃으며 가벼움을 만끽할 수 있다. 하루를 미소로 시작하라. 낯선 사람이든 직장 동료든 가족이든 마주치는 모든 사람을 미소로 대하기 시작하면 사람들은 당신을 더 호감 가고 진정성 있는 사람이라 여겨 편안하게 대해 줄 것이다. 기분 좋은 감정은 전염되므로 당신의 미소 덕에 당신과 주변 사람들의 하루는 더욱 즐거워질 것이 분명하다.

9. 스스로에게 느슨해질 기회를 선사하라

내가 생각한 이번 달 더 많이 웃기 도전의 핵심 목표는 좀 바보 같아져도 아무 문제가 없고 심지어 그 상태에 유익한 점이 있다는 사실을 인식하는 것이었다. 삶의 모든 것이 심각하게 느껴지는 바로 그때에도 말이다. 스스로 웃음거리가 될 만한 시공간을 허용하면 자신감과 자기 존중감이 향상된다. 그로 인해 더 가벼운 마음과 더 많은 웃음을 포용할 심리적·정서적 공간을 얻을 수 있게 될 것이다.

10. 긍정적으로 생각하고 너무 심각하게 받아들이지 말라

스트레스가 극심할 때도 긍정적인 관점을 유지하는 태도는 정신건강을 개선하고 내면과 외면이 모두 더 행복한 사람으로 거듭나는 데 큰 도움이 된다. 우리에게는 모두 문제가 있다. 이를 한 걸음 물러서서 바라보는 시각이 필요하다. 당신은 얼마든지 장애물을 넘어설 수 있고 실제로 해낼 것이다. 개인적·직업적·경제적 고민을 너무 심각하게 받아들이지 않는 마음가짐은 건강하고 행복한 모습으로 인생의 난관들을 극복하는 데 도움이 될 것이다.

결국 한 번 사는 인생이다. 여러분 모두에게 말해 주고 싶다. 한 번뿐인 이 인생을 최대한 가장 즐겁고 재미있고 밝게 보내라.

도전 과제를 삶의 변화로 만들기

2018년 한 해 동안 내가 도전 과제로 선택한 것들은 각각 나름의 목표와 의미가 있고 실천 가능하며 내 건강과 전반적인 삶에 영향을 줄 수 있는 활동이었다. 나는 도전을 위한 도전에는 한 번도 흥미를 느낀 적이 없다. 그 대신 매달 임무를 통해 정확히 어떻게 그리고 왜 내 삶에서 이 부분을 연습해야 하는지를 물었다. 그래야 30일 동안 잠깐 집중하는 데 그치지 않고 앞으로 다가올 미래를 위한 습관을 몸에 깊이 새길 수 있을 테니까 말이다.

나를 위해 전심전력을 다한 한 해를 보내기 전에는 건강이나 웰빙을 위한 어떤 종류의 도전도 완수해 본 적이 없었다. 1월을 시작할 당시에는 그저 30일 동안만 술을 포기하는 것, 그것만 하면 된다고 생각했다. 하지만 1월을 마치면서 믿기 힘들 정도로 뿌듯함을 느꼈고 또 의욕에 불탔다. 한 달이 두 달로, 두 달이 세 달로 늘어나 지금까지 이 습관을 이어 오게 되었다. 나는 여전히 얼마나 많은 술을 마셨는지 점검해서 부엌에 붙여 놓은 달력에 적어 두고 한 달에 일곱 잔 이상은 마시지 않도록 주의한다.

올해 시도했던 모든 건강 목표에 도전할 때마다 똑같은 일을 겪었다. 각각의 달을 보내면서 습관의 효과를 경험할 수 있을 정도로 충분히 훈련하는 한편 어떻게 해야 이 습관을 일상 속에서 그리고 앞으로 살아가면서 계속 유지할 수 있을지 배워 나갔다. 그 결과 매달 목표를 달성할 때마다 이 습관을 어떻게 그리고 왜 매일, 매주, 매달 유지해야 하는지 정확히 알 수 있었다.

그렇게 한 해를 마치고 나니 내가 심혈을 기울였던 대부분의 도전 과제를 조합해 한꺼번에 해내는 경우가 많아졌다. 아침에 일어나 명상을 하고 샤워를 하기 전에 플랭크와 팔 굽혀 펴기를 한 뒤 대문을 나서면서 물통을 챙기고 점심으로는 까르네 아사다 대신 채소를 더 풍성하게 먹고 하루 종일 내 걸음 수를 확인하며 퇴근 후 유산소 운동을 하러 소울사이클 스튜디오까지 걸어가고…… 등등. 일부러 이렇게 하려고 일정을 억지로 만들지 않았다. 이 과정은 매우 자연스럽고 유기적으로 진행되고 있다. 가끔은 룰렛 게임 참가자가 된 듯한 느낌이 든다. 12개 도전 과제 중에서 하나가 나오면 오늘은 이 도전에 성공할 수 있을지 혹은 이 도전이 내 몸과 마음과 기분에 얼마나 도움이 될지 생각해 보는 것이다.

여러 도전을 조합해서 실행하니 과거 그 어느 때보다 스스로 건강을 통제하고 있다는 생각이 든다. 1년간의 도전 이전에는 기분을 바꿔 주거나 건강에 도움을 주는 습관이 무엇인지 알고 있어도 그저 걱정만 했을 뿐이다. 어떤 습관을 어떻게 일상에 녹여 낼 수 있을지 고민하는 데 그쳤다. 하지만 이제는 다르다. 나는 아주 쉽고 자연스럽게 내가 원할 때마다 필요한 습관을 꺼내 쓸 수 있다. 일과를 뒤엎거나 엄청난 노력을 억지로 기울이지 않고도 얼마든지 가능하다.

만약 당신이 나와 함께 의식적으로 당신만의 한 해를 만들어 간다면 장담컨대 도전 전부는 아닐지언정 일부라도 쉽고 자연스럽게 인생 습관으로 만들 수 있을 것이다. 각각의 달 모두가 스스로에 대한 실험 기간이라 생각하고 최고의 내 모습을 달성하기 위해 매일 어떻게 해야 할지 탐색하는 기회로 삼으라. 한 해를 마친 뒤 당신이 발견한 것들과 앞으로 소개할 열두 가지 팁을 조합하면 모든 도전 과제를 일생 동안 지속될 변화로 탈바꿈할 수 있을 것이다.

1. 벽걸이 달력을 활용해 알코올 섭취량, 유산소 운동, 명상, 걸음 수, 그 밖의 다른 도전 결과들을 모두 기록하라

달성 과정을 시각화하면 지속할 의욕이 생긴다. 이 간단하고 사소한 요령 덕분에 그토록 많은 도전에 성공할 수 있었다. 특히 금주와 유산소 운동과 명상 습관을 유지하는 데 톡톡히 도움을 받았다. 방법은 이렇다. 커다란 벽걸이 달력을 집에서 가장 눈에 잘 띄는 곳인 부엌에 걸어 둔다. 그리고 매주 여기에 그동안 마신 술의 양, 명상을 한 날, 실제로 한 유산소 운동의 종류와 기록을 적는다. 이를 통해 술을 얼마나 마셨는지, 어떤 운동을 얼마나 했는지, 마지막으로 명상을 한 뒤로 며칠이 지났는지 쉽게 계산할 수 있다. 눈에 띄는 곳에 자신의 행동을 기록하면 매일 하는 활동에 더욱 책임감이 생긴다. 달력에 빈칸이 생기지 않도록 습관을 꾸준히 유지하기 위해 노력하게 된다.

핸드폰 캘린더 앱을 활용하지 않는 이유가 뭐냐고? 앱을 사용하면 일단 무언가를 기억하기 위해 앱을 작동시켜야 한다. 이는 앱을 켜지 않는 이상 우연히 보게 되는 시각적 알림이나 동기 부여 요소로 작용하지 않는다는 의미다. 그리고 어찌 됐든 내가 마신 알코올의 양 혹은 도전한 내용을 작은 스크린에 입력하는 정도로는 부엌에 들락거릴 때마다 커다란 달력에 밝은 색깔 펜으로 적은 메모를 마주하거나 날짜를 직접 지울 때 느끼는 만족감을 얻을 수 없다.

2. 아침에 눈뜨자마자 하라

지난 한 해 내가 거듭 배운 사실이 있다. 플랭크와 팔 굽혀 펴기든 명상이든 스트레칭이든 유산소 운동이든 혹은 단순히 좀 더 걷기 위해 호텔에 있는 러닝 머신을 이용하든 일단 아침에 눈뜨자마자 바로 해야 성공할 확률이 확실히 높아진다는 점이다. 건강 습관을 아침에 한다는 것은 곧 하루가 미친 듯이 바빠지거나 갑자기 약속 또는 가족 관련 일이 생기거나 혹은 너무 심한 스트레스를 받아서 뭔가를 해야겠다는 생각조차 할 수 없을 때라도 이를 걱정할 필요가 없다는 의미다. 왜냐하면 튼튼하고 건강하고 행복해지기 위해 필요한 일을 이미 끝냈기 때문이다. 단순히 개인적으로 이 방식을 좋아하기 때문에 이렇게 말하는 것은 아니다. 여러 연구에서도 아침에 가장 먼저 운동 혹은 명상을 하거나 유사한 건강 습관을 실천하는 사람일수록 이러한 행위를 오후나 저녁에 하는 사람들보다 오래 유지할 확률이 높다는 것을 밝히고 있다.

3. 평소 기상 시간보다 30분에서 45분 정도 일찍 알람을 맞추라

명상을 수행하는 동안 나는 30분에서 45분 정도 일찍 일어나는 것이야말로 긍정적이고 집중력 높은 하루를 시작할 수 있는 방법이자 낮 동안 산만해지고 불안해지고 세상과 분리된 듯한 기분에 빠지는 불상사를 막는 비법임을 발견했다. 이 깨달음 뒤에 내가 기상 알람을 몇 시에 지정했는지는 불 보듯 뻔한 일이었다!

알람 시간을 당겨야 하는 이유는 명상 외에도 많다. 만약 스트레칭이나 운동, 플랭크나 팔 굽혀 펴기, 집 근처 산책 등 건강과 기분에 도움이 될 것 같은 일을 하고 싶은데 시간이 없어서 고민하고 있다면 매일 30분에서 한 시간 정도 일찍 일어날 것을 권한다. 이것은 나 혼자만의 의견이 아니다. 수많은 연구들이 일찍 일어나는 사람들이 밤에 일을 해치우려 하는 사람들보다 훨씬 더 능동적이고 생산적이며 끈기 있고 성공적이고 심지어 더 행복하다고 밝히고 있다. 세계적으로 가장 성공한 사람들을 대상으로 한 연구들 역시 이들 대부분이 이른 아침에 일어난다는 점을 보여 준다. 이들이 일찍 일어나는 것을 특별히 좋아하기 때문이 아니라 일찍 일어나야 성공에 도움이 되는 일들을 성취할 수 있다는 점을 잘 알기 때문이다. 개인적인 것이든 직업적인 것이든 말이다.

4. 운동 같은 건강 습관을 양치처럼 반드시 해야 할 일이라고 생각하라

나는 담당 환자들에게 운동을 이 닦기처럼 생각하라고 말한다. 양치는 하루 중 타협 가능한 부분이 아닌 건강을 위해서 기본적으로 꼭 해야 하는 단순한 일이다. 똑같은 사고방식을 수분 섭취, 수면, 채식 위주의 식단에도 적용할 수 있다. 이 습관들은 샤워를 하거나 옷을 입는 것처럼 하루를 살아가는 데 꼭 필요한 일이다. 그 누구도 씻지도 않고 적절한 옷을 입지도 않은 채 밖을 나서지는 않을 것이다. 마찬가지로 우리는 단 하루라도 몸을 적절히 움직이지도 않고, 물도 충분히 마시지 않으며, 충분히 자지 않고, 채소를 먹지 않고 보내서는 안 된다. 물론 살다 보면 미칠 듯이 정신이 없어서 운동을 하지도, 여덟 시간 수면을 취하지도, 브로콜리나 시금치를 입에 대지도 못하는 날들이 있기 마련이다. 하지만 이런 습관을 당신의 하루에서 절대 타협 불가능한 요소로 여긴다면 각 습관을 더욱 잘 지키게 될 것이다. 그리하여 건강한 생활을 위한 일부로 확고히 자리 잡을 것이다.

5. 팔 굽혀 펴기 딱 하나, 걸어서 딱 50걸음, 유산소 운동 딱 5분만 하자고 생각하라

예전에는 한 시간 동안 운동하지 못할 거라면 아예 헬스장에 가지 않는 편이 낫다고 생각했다. 하지만 지난 한 해를 지나면서 단 20분 동안 몸을 쓰기만 해도 많은 것을 이룰 수 있음을 배웠다. 이제 나는 단 5분이라도 유산소 운동을 하는 것이 안 하는 것보다 낫다는 것을 잘 알고 있다.

운동을 할 시간이 없든 혹은 단순히 운동할 기분이 아니든 간에 딱 5분만 러닝 머신을 걷거나 실내 자전거를 타도 굉장한 효과가 있다. 그리고 이것이 당신의 마음과 기분을 전환시켜서 더 오래 운동을 할 수 있도록 박차를 가해 줄 것이다. 비슷한 의미에서 만약 플랭크나 팔 굽혀 펴기를 할 기분이 전혀 들지 않는다 하더라도 플랭크 딱 10초 혹은 팔 굽혀 펴기 딱 1개만 하겠다고 생각해 보자. 둘 중 무엇을 하더라도 아무것도 안 하는 것보단 훨씬 낫다. 일단 바닥에서 자세를 잡고 나면 더 오래 운동하려 하는 스스로를 발견할 것이다. 걷기든 어떤 종류의 신체 활동이든 다 마찬가지다. 시간이 부족하거나 혹은 의욕이 생기지 않을 때는 아주 낮은 목표를 설정해 보자. 간단한 목표 설정은 당신을 움직이게 하고 그 움직임을 계속하게 만들어 주는 가장 쉽고 효과가 확실한 방법이다.

6. 어떤 음식을 자제하거나 줄일 땐 항상 이를 대체할 최고로 좋은 것에 집중하라

육식보다 채식 위주의 식단, 당 섭취 줄이기 도전을 하는 동안 나는 아주 맛있는 대체 음식을 준비해 두어서 붉은 고기나 설탕을 먹고 싶다는 생각에 사로잡히지 않는 것이 각 도전의 핵심임을 깨달았다. 예를 들어 붉은 고기를 절제할 때 훈제 연어를 크림치즈와 함께 먹는 것과 데일리 하비스트 제품을 배달받을 수 있다는 것을 알고 나니 고기를 먹고 싶은 생각이 훨씬 줄어들었다. 비슷한 의미에서 만약 내가 자크 토레스 쿠키가 갑자기 등장했던 그 순간 발사믹 식초를 곁들인 딸기를 손 닿는 곳에 두었더라면 당 섭취 줄이기 도전을 훨씬 성공적으로 마무리할 수 있었을 것이다. 또한 당신이 줄이려고 하는 음식만큼 좋아하게 될 새로운 음식을 찾는 과정 자체에서 즐거움을 발견할 수도 있다. 음식을 고를 때는 예산 범위 안에서 매일 편하게 들고 다니며 먹을 수 있는, 당신이 좋아하는 대체 음식에 집중해야 함을 명심하라. 예컨대 훈제 연어나 콜리플라워 김치를 좋아하지도 않는데 억지로 먹는 것은 도전 성공에 아무런 도움이 되지 않을 뿐 아니라 오히려 박탈감만 더 부추길지도 모른다.

7. 물병을 냉장고, 차, 사무실 등에 항상 구비하라

대부분의 사람들은 만성 탈수 상태에 놓여 있다. 여기에는 어떤 변명의 여지도 없다! 이 단순한 팁은 실천하기가 너무 쉬운 데다 전반적인 건강 상태에 미칠 영향도 어마어마하다. 지금까지도 나는 냉장고에 최소 물병 2개를 상시 구비해 둔다. 언제든 냉장고 문을 열어 물병을 꺼내 들고 집 안에서 마시거나 밖으로 가지고 나갈 수 있다. 물컵에 따라 마실 때와는 달리 물병에 넣어 두면 얼마나 마셨는지 쉽게 계산할 수 있고 한 병을 다 마시겠다는 의욕이 생겨 물 섭취를 늘리기가 쉬워진다.

8. 앱을 활용해 걸음 수, 수면 시간, 설탕 섭취량, 물 섭취량 등 모든 기록을 남기라

스마트폰 앱을 찾아 수면 시간과 걸음 수를 기록한 것은 각 도전에서 성공을 위한 신의 한 수였다. 그 덕분에 이 도전을 실질적인 변화로 이끌어 내는 데 필요한 두 가지, 확실한 기록과 의욕을 가질 수 있었기 때문이다. 내 경우 앱을 통한 기록은 크게 두 가지 효과가 있었다. ①나에게 필요한 정보를 실시간으로 확인함으로써 목표를 달성하기 위해 즉각 행동을 수정할 수 있었고 ②좋지 않은 기록을 확인한 뒤에는 더 노력하도록 동기를 부여했으며 그 반대로 좋은 기록을 확인한 뒤에는 이를 유지하기 위해 더 애쓰게 되었다.

9. 퍼빙은 피하고 매일 규칙적으로 핸드폰 없는 시간을 즐기라! 그리고 모든 문자에 바로 답하지 말라

디지털 기기 사용을 절제하는 습관은 유지하기가 쉽지 않지만 몇 가지 기본적이면서도 사회적 예절의 범주에 포함되는 규칙을 따른다면 이 역시 가능하다. 일단 가장 중요한 것은 사람들이 모인 상황에서는 주변 사람들보다 핸드폰에 더 집중해서 친구와 가족을 무시하는 '퍼빙'을 멈춰야 한다는 것이다. 이는 무례한 행동일 뿐만 아니라 당신의 인간관계를 무너뜨리는 행위다.

둘째로, 모든 사람은 매일 하루 단 몇 분이라도 디지털 기기에서 벗어나는 자유 시간을 가져야 한다. 그래서 나는 걸어야 할 때는 언제나 핸드폰을 가방 속에 넣어 둔다. 이렇게 하면 그 소중한 시간 덕분에 심리적·정서적으로 또렷해질 뿐만 아니라 훨씬 더 안전해질 수 있다. 만약 핸드폰 없이 걸을 수 없거나 이 도전에 그리 끌리지 않는다면 침실을 핸드폰 금지 공간으로 지정하는 것도 고려해 보라. 여러 연구 결과에서도 이러한 방식이 더 나은 숙면에도 도움이 된다는 사실을 여러 번 밝힌 바 있다.

마지막으로 나는 문자를 받는 즉시 상대방에게 답변을 하지 않아도 된다는 것을 배웠다. 누군가 특정 시간대에 어떤 메시지를 보냈다고 해서 그 사람이 나에게 즉각 대답을 요구하는 것은 아니다. 나는 거의 자동 반사적으로 대답을 하거나 혹은 다른 일을 하고 있는 도중에도 허둥지둥 답을 보내곤 했다. 하지만 이제는 시간을 두고 메시지에 대답하는 것이 상대방에게 더 예의를 갖추는 행동이라는 것을 안다. 그뿐만 아니라 더 나은 커뮤니케이션으로 이어지는 발판이라는 사실도 배웠다.

10. 설탕은 마약이라고 생각하라

모 아니면 도 전략을 취하라. 당 섭취 줄이기라는 끔찍했던 도전을 통해 나 역시도 엄청난 수준의 자기 절제력 없이는 달달한 음식을 맛본 뒤에 스스로 멈추기 어렵다는 것을 배웠다. 아마 당신 역시 나와 비슷할 것이다. 유력한 연구에 따르면 설탕이 우리 몸에 미치는 영향은 마치 마약과 비슷해서 저항하기 힘든 감정의 기복, 갈망과 금단 현상의 중독 순환을 일으킨다고 한다. 즉 더 많이 먹을수록 더 먹고 싶어지는 것이다. 몇몇 사람에게는 세 입만 먹는 전략 등이 먹힐 수 있지만 대부분의 사람들에게는 특별한 상황이 아니라면 정제 설탕이나 디저트 종류를 일절 금지하는 편이 훨씬 낫다. 그리고 이는 **첨가당**에 제한된 이야기라는 점을 명심하라.

11. 소품을 시각적으로 활용해 습관을 확고하게 굳히라

내 옷장에는 옷과 액세서리가 엄청나게 많고 나는 계절별로 혹은 유행에 맞춰 이를 돌려 입는다. 하지만 딱 하나 언제나 자리를 지키는 것이 있다. 바로 밝은 오렌지색 폼 롤러다. 이걸 특별히 옷장에 두는 이유는 스트레칭을 자주 생각하기 위해서다. 폼 롤러를 볼 때마다 스트레칭을 했을 때의 좋은 느낌이 떠올라 규칙적으로 폼 롤러를 꺼내 사용하게 된다. 장난감 왕관 역시 마찬가지다. 나는 여전히 이 왕관을 부엌 식탁이나 화장실에 둔다. 하루 중 언제든 무심코 왕관을 보기만 해도 기분이 좋아지는 효과를 누릴 수 있다. 또 원할 때는 언제든 혹은 피로 회복제가 필요하다는 생각이 들 때마다 왕관을 써야겠다는 의욕이 생긴다.

12. 계속 웃으라. 늘, 언제까지나!

내 여정에 동행하면서 당신이 무언가 배운 것이 있다면 나는 그것이 언제, 어디서, 무엇을 하든 삶의 기쁨과 신체의 기적을 발견할 수 있다는 것이길 바란다. 행복은 건강을 보장하는 가장 확실한 약속이자 처방이다. 돈이나 인간관계 혹은 성공적인 커리어 같은 외부 요소에 의한 것이 아닌 내면에서 우러난 행복 말이다. 하루의 시작과 끝에 이르기까지 당신이 몸으로 무엇을 하는지에 집중하라. 몸은 정말 놀라운 기구다! 그리고 이 몸을 통해 당신이 지금 그 자리에 존재한다는 점에 감사하라. 몸을 개선하기 위한 노력도 기쁨의 원천이 될 수 있다. 장담컨대 당신 주변에서, 그리고 그보다 더 중요하게는 당신의 내면에서 기쁨을 찾을 수 있을 것이다. 시간을 들여 이 기쁨을 찾고 매일 이를 축하하라. 이것이 행복을 위한 나의 처방이자 이번 한 해를 통해 내가 마침내 따르기 시작한 격언을 통해 배운 것이다. "의사여, 먼저 자기 자신부터 치료하라."

감사의 말

하퍼콜린스 출판사의 리사 샤키(Lisa Sharkey)와 그의 멋진 팀이 없었다면 이 책은 세상에 나올 수 없었을 것이다. 리사는 ABC 뉴스의 전 프로듀서로 1월 금주의 달 도전부터 내내 함께 하면서 〈굿 모닝 아메리카〉 시청자와 공감대를 이뤘다. 맷 하퍼(Matt Harper)와 하퍼콜린스 전체 직원들 역시 1일 차 도전부터 기쁜 마음으로 함께 참여해 주었다.

ABC 뉴스의 동료들은 많은 대중이 정신적·신체적·영양적 측면뿐만 아니라 사회적 건강에 대해 어마어마한 관심이 있음을 알아차렸다. 그리고 세계에서 가장 강력한 미디어 회사만이 할 수 있는 방법으로 나의 월별 도전과 이 책을 지원해 주었다. 마이클 콘(Michael Corn), 시몬 스윙크(Simone Swink), 록사나 셔우드(Roxanna

Sherwood), 모건 잘킨(Morgan Zalkin), 알베르토 오르소(Alberto Orso), 샌드라 에이켄(Sandra Aiken), 그렉 투파로(Greg Tufaro), 마거릿 퍼글러(Margaret Pergler), 그리고 〈굿 모닝 아메리카〉 팀 전체에 감사를 전한다. 건강 도전에 늘 기꺼이 함께해 준 로빈 로버츠(Robin Roberts)에게도 고맙고 수분 보충부터 명상에 이르기까지 거의 모든 것에 대한 대화에 기꺼이 귀 기울여 준 조지 스테파노풀로스, 마이클 스트라한(Michael Strahan), 데이비드 뮤어(David Muir), 댄 해리스(Dan Harris), 세실리아 베가(Cecilia Vega), 레베카 자비스(Rebecca Jarvis), 진저 지(Ginger Zee), 지오 베니테스(Gio Benitez), 에바 필그림(Eva Pilgrim)에게도 고맙다. ABC에서 일하면서 나는 전국 네트워크 뉴스를 이끄는 최고 능력자들과 함께 일할 수 있는 영광을 누렸다. 제임스 골드스턴(James Goldston), 바버라 페디다(Barbara Fedida), 케리 스미스(Kerry Smith), 테렌스 누난(Terence Noonan), 데브라 오코넬(Debra O'Connell), 그리고 줄리 타운센드(Julie Townsend)와 그녀의 독보적인 홍보 팀과 함께 말이다. 〈굿 모닝 아메리카〉의 라디오 방송 및 디지털 부문도 이 책에 처음부터 도움을 주었다.

ABC 뉴스 의학 팀을 이끌고 있는 에릭 스트라우스(Eric Strauss)에게도 감사를 전한다. 에릭은 내가 의료, 영양, 건강 관련 정보를 수백만 명에게 전할 수 있도록 도와준 가장 특별한 파트너다. 노련한 제작자로서의 전문성을 갖고 참여해 준 덕분에 이 책이 더욱 귀해질 수 있었다. "감사하다."라는 말로 어찌 이 고마움을 다 전할 수 있을까.

에이브럼스 아티스트 에이전시(Abrams Artists Agency)에서 나를 담당하는 알렉 샨크만(Alec Shankman)과 마크 터너(Mark Turner), 개인 저작권 대리 및 홍보 담당자인 하이디 크럽(Heidi Krupp)에게도 감사하다. 내가 진료를 보는 히게이아 부인과 의원(Hygeia Gynecology)에서 함께 일하는 사람들, 총무 캐럴 기틀먼(Carole Gittleman)과 간호사 아나 올리베라(Ana Olivera) 그리고 내 환자들 모두 건강을 위한 노력의 열정적인 참여자가 되어 주었다. 여러분 모두 크나큰 지지와 격려를 보내 주었고 나 자신에 대한 실험에 재미를 더해 주었어요. 함께 일하는 전문가로서 보내 준 우정에 감사를 전합니다.

이 책은 공동 저자인 세라 톨런드(Sarah Toland)의 놀라운 글솜씨가 아니었다면 태어날 수조차 없었을 것이다. 첫 통화에서부터 세라는 "알아차렸다." 건강에 미쳐 있는 동료로서 세라는 개인적인 경험을 공유해 주었을 뿐 아니라 셀프 케어에 대한 1년간의 여정에 호기심 가득한 마음가짐을 더해 주었다. 세라, 당신은 존재만으로도 대박이에요. 촉박한 스케줄을 잘 소화하고 내 경험과 생각을 글로 옮길 수 있도록 도와줘서 고마워요. 우리가 각자의 차를 타고 종종 나눴던 긴 대화들을 떠올리면 항상 웃음이 나올 거예요. 극강의 멀티태스킹 능력자, 그 자체!

내가 **셀프 케어**를 잘할 수 있도록 도와준 사람들에게 감사를 전한다. 리사 헤이스(Lisa Hayes), 디애나 랜드로(Deanna Landro), 도라 스매글러(Dora Smagler), 로저 몰리나(Roger Molina)와 얼루어 살롱(Allure Salon)의 모든 직원, 제프리 라파포트 박사(Dr. Jeffrey Rapaport), ABC 뉴스에서 헤어와 메이크업을 담당하는 모든 스타일리스트 및 메이크업 아티스트, 내 개인 트레이너이자 PRX 관장인 클리프 랜들, 소울사이클, 룰루레몬(Lululemon), APL 스니커즈(APL Sneakers), 클린 마켓 NYC, 메르세데스 클럽 피트니스 센터(Mercedes Club Fitness Center)의 모든 친구들에게도 감사를 전한다. 초월 명상을 가르쳐 주었던 밥 로스에게도, 명상이 내 마음에 어떤 영향을 줄 수 있는지 직접 보여 줘 감사하다고 전하고 싶다.

그리고 마지막으로 가족들에게 고맙다. 가족들은 내가 한껏 들떠서 새로운 건강 도전이나 셀프 케어에 관해 광적으로 이야기할 때마다 잘 받아 주었고 때론 도전에 함께해 주었다! 메흐메트 오즈 박사(Dr. Mehmet Oz)와 리사 오즈(Lisa Oz). 25년 가까이 두 분의 사랑과 우정, 영감과 동기 부여 덕분에 건강한 습관에 우선순위를 둘 수 있었다는 점에 감사를 표한다. 토드(Todd), 심적으로, 신체적으로, 지적으로, 과학적으로, 그리고 연인으로서도 나를 지지해 줘서 고마워요. 매달 도전에 혼자서 그리고 커플로서 함께 참여해 준 것도 고마워요. 내 아이들 알렉스와 클로이는 이 도전에 함께 참여해 줬을 뿐만 아니라 학생으로서의 본분만으로 바쁠 텐데도 자신들만의 자기 관리 실험을 해 나가기 시작했다. 둘 다 정말 고마워. 전인적으로 건강한 삶이 중요하다는 엄마의 가르침을 받아 주고 작은 건강 습관을 10대 시절부터 지금까지 계속 유지해 준 것, 그리고 우리가 매일 건강을 위해 하는 일들이 얼마나 중요한지 이해해 준 것까지 모두 말이야. 너희 엄마라는 역할이 내 인생 최고의 선물이란다.

여러분 모두 건강하고 기쁘고 즐겁게 끝없는 호기심을 유지하길 기원한다. 이 책을 읽는 동안 당신이 즐거웠기를 바란다.

THE
SELF-CARE
SOLUTION